PROBLEME DER FETALEN ENDOKRINOLOGIE

DRITTES SYMPOSION
DER DEUTSCHEN GESELLSCHAFT FÜR ENDOKRINOLOGIE
BONN, DEN 4. UND 5. MÄRZ 1955

SCHRIFTLEITUNG

DOZENT DR. H. NOWAKOWSKI
II. MED. UNIV.-KLINIK HAMBURG-EPPENDORF

MIT 137 ABBILDUNGEN

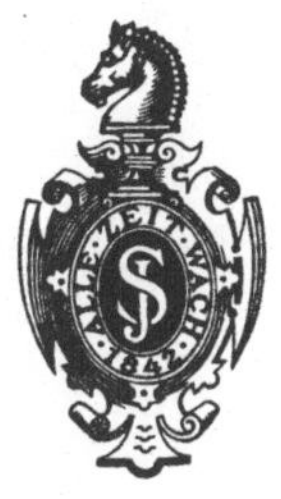

SPRINGER-VERLAG BERLIN HEIDELBERG GMBH
1956

ISBN 978-3-662-12791-9   ISBN 978-3-662-12790-2 (eBook)
DOI 10.1007/978-3-662-12790-2

BRÜHLSCHE UNIVERSITÄTSDRUCKEREI GIESSEN

Inhaltsverzeichnis

Probleme der fetalen Endokrinologie

Kurzvorträge

Alphabetisches Verzeichnis der Referenten und Diskussionsredner

Ammon, R., Prof. Dr. Homburg/Saar, Physiologisch-Chemisches Institut d. Univ. d. Saarlandes.

Bahner, F., Prof. Dr. med., Heidelberg, Med. Univ.-Poliklinik.

van Beek, C., Frau Dr. med., Leiden/Holland, Breestraat 3 B.

Bierich, J. R., Dr. med., Hamburg-Eppendorf, Univ.-Kinderklinik.

Diczfalusy, E., Dozent Dr. med., Stockholm/Schweden, Karolinska Sjukhuset.

Dirscherl, W., Prof. Dr. Dr., Bonn, Physiologisch-Chemisches Institut d. Universität.

Drescher, J., Dr. med., Kiel, Univ.-Frauenklinik.

Ehrengut, W., Dr. med., München, Univ.-Kinderklinik.

Elert, R., Prof. Dr. med., Freiburg/Br., Univ.-Frauenklinik.

Ferner, H., Prof. Dr. med., Hamburg, Anatomisches Institut d. Universität.

Fetzer, S., Gießen, Anatomisches Institut d. Akademie f. Medizin. Forschung u. Fortbildung.

Gemzell, C. A., Dr. med., Stockholm/Schweden, Karolinska Sjukhuset.

Höpker, W., Dozent Dr. med., Lüdenscheid, Städt. Krankenhaus.

Hoffmann, Fr., Prof. Dr., Essen-Werden, Evangel. Krankenhaus.

Jores, A., Prof. Dr. med., Hamburg-Eppendorf, II. Med. Univ.-Klinik u. Poliklinik.

Jost, A., Prof. Dr., Paris, Laboratoire de Biologie animale P. C. B., Faculté des Sciences.

Kloos, K., Prof. Dr. med., Kiel, Pathologisches Institut d. Universität.

Koch, W., Prof. Dr. med. vet., Berlin-Dahlem, Inst. für Tierzucht und Erbpathologie.

Kracht, J., Dozent Dr. med., Hamburg, Pathologisches Institut d. Universität.

Maske, H., Dr. med., München, II. Med. Univ.-Klinik.

Overzier, C., Prof. Dr. med., Mainz, Med. Univ.-Klinik.

Philipp, E., Prof. Dr. med., Kiel, Univ.-Frauenklinik.

Prader, A., Dr. med., Zürich, Univ.-Kinderklinik.

Schriefers, H., Bonn, Physiologisch-Chemisches Institut d. Universität.

Stange, H.-H., Dozent Dr. med., Kiel, Univ -Frauenklinik.

Staemmler, H.-J., Dr. med., Kiel, Univ.-Frauenklinik.

Thomsen, K., Dozent Dr. med., Hamburg-Eppendorf, Univ.-Frauenklinik.

Tonutti, E., Prof. Dr. med., Gießen, Anatomisches Institut d. Akademie f. Medizin. Forschung u. Fortbildung.

Uhde, G., Dr. med., Essen-Werden, Evangel. Krankenhaus.

Voigt, K.-D., Dozent Dr. med., Hamburg-Eppendorf, II. Med. Univ.-Klinik und Poliklinik.

Voss, H., Dr. phil. nat., Mannheim-Waldhof, Boehringer & Söhne,

Weissbecker, L., Prof. Dr. med., Freiburg/Br., Med. Univ.-Klinik.

Würterle, A., Dozent Dr. med. habil., Leipzig C 1, Univ.-Frauenklinik.

Zander, J., Dozent Dr. med., Köln, Univ.-Frauenklinik.

Zeisel, H., Dr. med., Würzburg, Univ.-Kinderklinik.

Zimmermann, W., Med.-Rat., Dozent Dr. Dr., Trier, Staatl. Medizinaluntersuchungsamt.

Aus dem Anatomischen Institut der Akademie für
Medizinische Forschung und Fortbildung Gießen

Über Entwicklung und Differenzierung der glandotrop gesteuerten inkretorischen Gewebe beim Menschen*

Von

E. Tonutti und S. Fetzer

Mit 3 Abbildungen

Die endokrinen Probleme des fetalen Organismus gruppieren sich zur Zeit vorwiegend um folgende 3 Fragen:

1. Wann sind die endokrinen Gewebe im fetalen Organismus funktionsbereit?
2. Beeinflussen sich endokrine Gewebe wechselseitig in ihrer Differenzierung?
3. Nehmen mütterliche oder placentare Hormone Einfluß auf die Differenzierung fetaler endokriner Gewebe?

Die die makroskopische und mikroskopische Formgestaltung der Organe verfolgende Embryologie kann auf diese Fragen keine direkte Antwort geben. Sie kann dagegen feststellen, wann die Differenzierung endokriner Gewebsformationen stattfindet und somit die Zeitpunkte fixieren, zu denen die funktionellen Strukturelemente endokriner Organe so weit differenziert und gereift sind, daß mit der *Möglichkeit* der Funktionsaufnahme gerechnet werden kann. Die tatsächliche Funktionsaufnahme zu beweisen, ist dagegen dem Experiment vorbehalten.

Unter diesem Blickwinkel wollen wir beim Menschen in kurzen Zügen das zeitliche Neben- und Nacheinander der Entwicklung der endokrinen Organe und der Differenzierung ihrer funktionellen Strukturelemente betrachten. Wir beschränken uns dabei in der Darstellung auf den Hypophysenvorderlappen und die von ihm glandotrop gesteuerten Organe. In den nachfolgend zu besprechenden Diagrammen sind der Vollständigkeit halber jedoch auch Epithelkörperchen und Inselapparat berücksichtigt. Die angegebenen Daten sind durchweg dem zitierten einschlägigen Schrifttum entnommen. Die Daten über die Entwicklung des Inselapparates sind bei Ferner (9) entlehnt. Alle Längenangaben im Text beziehen sich auf Scheitel-Steißlänge menschlicher Embryonen. Im einzelnen werden folgende 3 Fragen erörtert:

1. Wann treten die „Anlagen" der endokrinen Organe auf, und wann wird ihre Primitivform erreicht?

---

* Herrn Prof. Dr. W. Schoeller zum 75. Geburtstag zugeeignet.

Herrn Prof. J. Hallervorden, der das Manuskript während des Symposions verlas, sei an dieser Stelle herzlich dafür gedankt.

2. Wann beginnt die histologische Differenzierung der endokrinen Gewebsformationen, und zu welchem Zeitpunkt sind ihre funktionellen Strukturelemente
ausgebildet ?

3. Wie und wann vollzieht sich die endgültige Reifung der endokrinen Gewebe,
und welche Besonderheiten treten dabei zutage ? Die Erörterung dieser letzten
Frage wird über den Zeitraum des Fetallebens hinausführen.

I. Zur Frage der „Anlagen" der endokrinen Organe

1. Hypophyse

Die Anlage der Adenohypophyse entstammt dem Dach der ektodermalen
Mundbucht, während die Neurohypophyse aus dem Boden des Zwischenhirnes
hervorgeht. Bei 7—8 mm langen Embryonen formt sich aus dem Ektoderm der
Mundbucht die sog. Rathkesche Tasche, während bei 10 mm langen Embryonen
eine Aussackung des Zwischenhirnbodens, die Anlage der Neurohypophyse,
entsteht [Gilbert (12)]. Diese lagert sich der Rathkeschen Tasche an. Die
ursprünglich breite Verbindung der Hypophysentasche mit der Rachenhöhle
wird zu einem schmalen Gang (Hypophysengang), der in der Regel bei 20 mm
langen Embryonen obliteriert [Romeis (23)]. Der Anfangsteil des Hypophysenganges am Rachendach liefert die sog. Rachendachhypophyse.

Alle Teile der Adenohypophyse gehen aus dem sog. Hypophysensäckchen
(= Rathkesche Tasche ohne Hypophysengang) hervor. Der spätere Vorderlappen entsteht aus der *Vorderwand* des Säckchens, der Trichterlappen aus dem
oberen Teil desselben und schließlich die Pars intermedia aus der *Hinterwand* des
Säckchens. Die verhältnismäßig wenig Parenchym liefernde Hinterwand des
Säckchens liegt der Hinterlappenanlage an und verwächst mit ihr. Diese
Gliederung der Adenohypophyse vollzieht sich bei Embryonen von 40 mm Länge,
wobei gleichzeitig die charakteristische, teilweise Umschließung der Neurohypophyse durch die Seitenteile der Vorderlappenanlagen eintritt [Romeis (23)].
Damit ist die primitive Organform der Hypophyse erreicht.

2. Schilddrüse

Die Anlage der Schilddrüse entsteht in Form einer Entodermknospe, die
median zwischen I. und II. Schlundtasche gelegen ist. Dies ist schon bei 2—4 mm
langen Embryonen erkennbar [Grosser (13)]. Die von dieser Epithelverdickung
caudalwärts aussprossende Organanlage gliedert sich sodann in 2 seitlich liegende,
in der Mitte miteinander verbundene Lappen, aus denen die beiden Seitenlappen
der Schilddrüse hervorgehen. Außer der medianen Schilddrüsenanlage beteiligen
sich in geringem Maße auch 2 sog. laterale Schilddrüsenanlagen aus der IV. Schlundtasche am Aufbau der beiden Seitenlappen. Der Mittelteil der Schilddrüse bleibt
in der Entwicklung zurück und liefert den sog. Isthmus. — Zunächst ist die
mediane Schilddrüsenanlage mit ihrem Mutterboden am späteren Foramen
coecum durch einen lang ausgezogenen, teilweise mit Lichtung versehenen Gang,
den Ductus thyreoglossus, verbunden. Dieser bildet sich später zurück, jedoch
können aus isolierten Resten des Ganges Nebenschilddrüsen oder Cysten hervorgehen. Der caudale Anteil des Ganges bleibt in etwa $^1/_3$ der Fälle erhalten und
liefert dann den sog. Lobus pyramidalis. Rückbildung des Ductus thyreoglossus

und primitive Lappenbildung sind bereits bei 10—12 mm langen Embryonen erkennbar [Norris (*20*)]. Damit zeichnet sich also schon zu diesem sehr frühen Zeitpunkt die Primitivform der Schilddrüse ab.

3. Indifferente Gonade

Die Gonadenanlage entsteht bei beiden Geschlechtern im medialen, der Mesenterialwurzel zugekehrten Bereich der Urnierenfalte. Das Cölomepithel beginnt an dieser Stelle bei Embryonen von 4—5 mm Länge höher und mehrschichtig zu werden und bildet das sog. *Keimepithel* der Gonade [Fischel (*10*), Stieve (*29*)]. Gleichzeitig erfolgt unter dieser Verdickung des Cölomepithels eine Wucherung des Mesenchyms (?), wodurch der sog. *Mesenchymkern* (von manchen auch „*Mark*" genannt) der Gonadenanlage entsteht. In diesem „Mesenchymkern" formen alsbald epitheloide Zellelemente die sog. *Keimstränge*. Sowohl im Keimepithel wie besonders in den epitheloiden Zellsträngen der Keimstränge finden sich die sog. Urgeschlechtszellen. Bis zu diesem Stadium, das bei etwa 15 mm langen Embryonen erreicht wird, läßt sich nicht entscheiden, ob die Gonade zum Hoden oder Ovarium wird [Stieve (*29*)]. Aus diesem Grunde bezeichnet man die Anlage als indifferente Gonade. Alsbald vollziehen sich aber an den Keimsträngen Umwandlungen, die die sexuelle Differenzierung der Gonade, die später zu besprechen ist, einleiten.

Die Urgeschlechtszellen entstammen vermutlich nicht dem Cölomepithel, sondern stellen wahrscheinlich eine Zellart sui generis dar, die bereits frühzeitig aus dem Entwicklungsgeschehen ausgesondert wird. Ursprünglich sollen sie im Entoderm lagern und dann durch amöboide Fortbewegung in die Gonadenanlage einwandern (sog. Keimbahn) [Politzer (*22*)].

Bezüglich der Ableitung der späteren endokrin tätigen Zellen der Gonaden (Leydig-Zellen des Hodens, Theca interna-Zellen und Granulosaluteinzellen des Ovariums) herrscht noch Unklarheit. Vielfach wird angenommen, daß Leydig-Zellen und Theca interna-Zellen Abkömmlinge des Mesenchyms sind, die Granulosazellen dagegen Abkömmlinge des Cölomepithels. Auffallend ist, daß alle Zellarten, die die Potenz der Steroidhormonsynthese als spezifische Eigenschaft besitzen, also die genannten Zellarten der *männlichen* bzw. *weiblichen* Gonade und die *Nebennierenrinden*zellen, in engster Nachbarschaft entstehen. Nach einer Theorie von Witschi (*35*) entstammt das Material des „Mesenchymkernes" der Gonadenanlage (= „Mark"), aus dem später Leydig-Zellen des Hodens und Thecazellen des Ovariums hervorgehen, dem mesonephrogenen Blastem.

4. Nebenniere

Die Anlage der Nebennierenrinde wird bei 6 mm langen Embryonen in unmittelbarer Nachbarschaft der Gonadenanlage als Verdickung des Cölomepithels *(Interrenalepithel)* beiderseits zwischen Mesenterialwurzel und Urniere sichtbar [Hett (*15*), Fischel (*10*)]. Die Epithelknospen verlieren ihren Kontakt mit dem Cölomepithel bei Embryonen von 8—10 mm Länge und bilden sodann die sog. *Interrenalkörper*. Von manchen Autoren wird jedoch angenommen, daß das Material der Interrenalkörper dem unter dem Cölomepithel gelegenen Mesenchym entstammt [Lit. s. Bachmann (*3*)].

Wie bei den Keimdrüsen ist somit auch hier die Frage der Herkunft des später Steroidhormone bildenden Zellmaterials nicht restlos geklärt. Nach der Theorie von Witschi geht das Material der Rindenanlage aus dem mesonephrogenen Blastem hervor und entstammt somit dem gleichen Mutterboden wie die sog. „Markanlage" (sog. „Mesenchymkern") der Gonadenanlage.

Die Interrenalkörper stellen als Anlagen der Nebennierenrinde zunächst ungeordnete Zellhaufen dar, in die sodann von medial und dorsal her das *Anlagematerial des Markes*, die aus der Grenzstranganlage hervorgehenden *Sympathoblasten*, einwandern. Diese Einwanderung beginnt schon bei Embryonen von

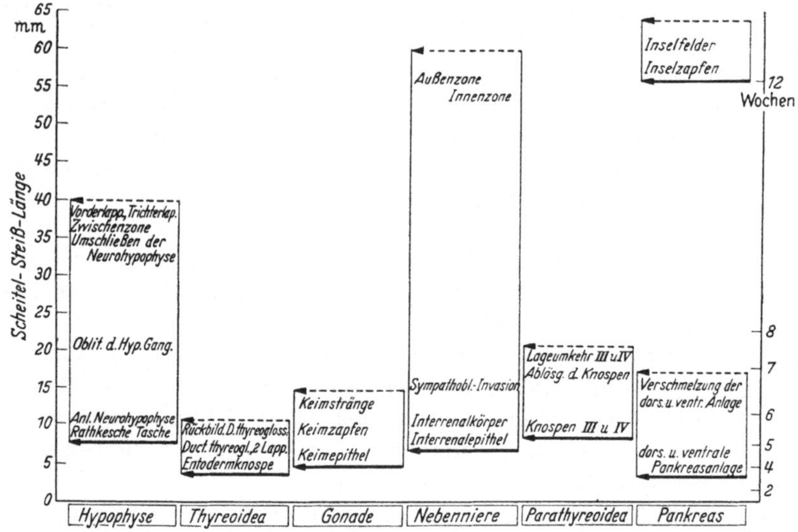

Abb. 1. Zeitliches Auftreten der „Anlagen" und der Ausbildung der primitiven Organform endokriner Organe beim Menschen. Längenmaße und Alter der Embryonen bei Arey (*2*) entnommen

15 mm Länge [Hett (*15*)] und hört erst gegen Ende der Fetalzeit auf. Die typische Mark-Rindenanordnung der beiden zu einem Organ vereinigten Gewebssysteme bildet sich somit sehr allmählich in einem kontinuierlichen Vorgange während der Fetalzeit aus.

Die Anlage der Nebennierenrinde erfährt frühzeitig eine primitive Gliederung in 2 Abschnitte. Dabei wird angenommen, daß Zellen, die einer 2. Proliferation des Cölomepithels entstammen, sich auf der Oberfläche des Interrenalkörpers ansammeln. Die innengelegene ältere Zellschicht wird als sog. fetale oder primitive Rinde oder *Innenzone* bezeichnet, die außenliegende dagegen als definitive Rinde oder *Außenzone*. Die Innenzone, die sich während des fetalen Lebens mächtig entfaltet, wird nach der Geburt abgebaut. Die Außenzone stellt die Matrix für den Aufbau der bleibenden Nebennierenrinde dar. Der Zeitpunkt des Auftretens der Gliederung des Rindenorgans in Innen- und Außenzone ist offenbar recht verschieden. Hett (*15*) beobachtete die beiden Zonen schon bei einem 20 mm langen Embryo, Rotter (*24*) dagegen erst bei 60 mm Länge. Auch Frazão (*11*) fand sie neuerdings erst nach dem 3. Monat, was einer Embryolänge von 50—60 mm entspricht. Man wird daher erst bei Embryonen, die 50—60 mm Länge über-

schreiten, mit einiger Sicherheit mit dem Vorliegen der Primitivform der Nebennierenrinde rechnen können.

Einen Überblick über den zeitlichen Ablauf der Bildung der Anlagen der in
Rede stehenden Organe vermittelt das Diagramm 1. Man kann daraus entnehmen,
daß die Primitivanlagen aller endokrinen Organe zeitlich recht früh sich ab-
zeichnen, am frühesten wohl diejenige der Schilddrüse. Diese Phase der Formung
der „Anlagen" stellt wahrscheinlich ein autonomes Entwicklungsgeschehen dar,
das sich vermutlich ohne wechselseitige Beeinflussung der fetalen endokrinen
Organe und ohne Einfluß mütterlicher oder placentarer Hormone abspielt.

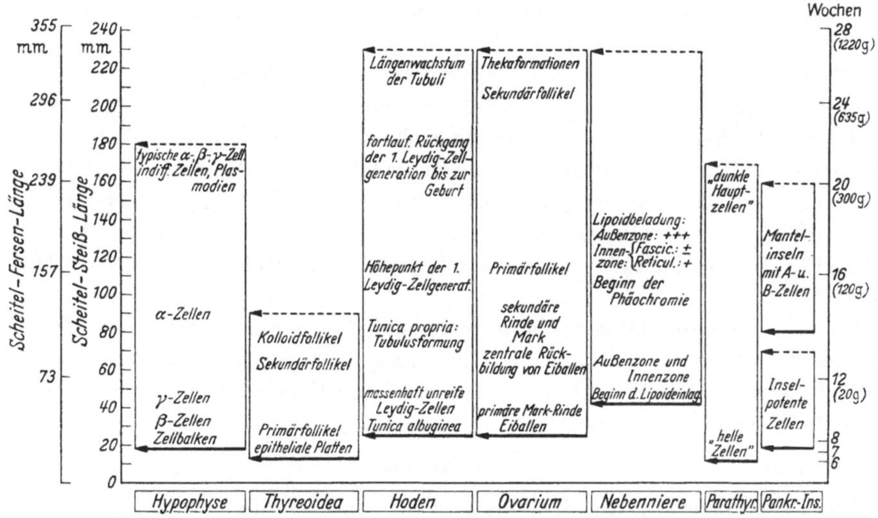

Abb. 2. Zeitlicher Beginn der „Differenzierung" und des Auftretens typischer funktionaler Strukturelemente der
endokrinen Organe beim Menschen. Längenmaße und Alter der Embryonen bei AREY (2) entnommen

II. Zur Frage der Differenzierung endokriner Gewebsformationen

Das Diagramm 2 zeigt in einer Nebeneinanderstellung die wichtigsten Etappen
der Ausbildung der für einzelne endokrine Organe typischen funktionellen
Strukturelemente.

1. Adenohypophyse

Das Parenchym der Adenohypophyse besteht bei 18 mm langen Embryonen
aus Zellbalken, die sich in ein gleichzeitig entstehendes Capillarnetz „hinein"-
entwickeln. Schon bei 30 mm Embryolänge beobachtete ROMEIS (23) das Auftreten von β-Zellen, bei 40 mm Länge das von γ-Zellen, während α-Zellen erst bei
88 mm langen Embryonen nachweisbar waren. β- und γ-Zellen treten somit zu
einem ungewöhnlich frühen Zeitpunkt zutage. ROMEIS betont jedoch, daß die
fetalen α- und β-Zellen durchweg kleiner und spärlicher granuliert sind als die der
reifen Hypophyse. Das typische Gefüge des adenohypophysären Parenchyms
mit Plasmodien der verschiedensten Art, indifferenten Zellen und reichlichen
α-, β- und γ-Zellen findet sich bei 160—180 mm langen Embryonen [ROMEIS (23)].

Bemerkenswert ist, daß die charakteristischen Gefäßschlingen [Spezialgefäße
nach SPATZ (28)] der Pars infundibularis, die möglicherweise große Bedeutung

für die Regulation der Funktion der Adenohypophyse besitzen, erst in der 2. Hälfte der Fetalzeit ausgebildet werden [Niemineva (*19*)]. Schließlich bedarf noch der Erwähnung, daß es für die Differenzierung der α- und β-Zellen offenbar recht frühzeitig prädestinierte Bereiche der primitiven Anlage der Adenohypophyse gibt. So entstehen nach Rouvière u. Mitarb. (*25*) aus dem sog. Mittelwulst Hochstaetters des Hypophysensäckchens vorwiegend β-Zellen, während aus den Seitenteilen des Hypophysensäckchens überwiegend α-Zellen hervorgehen.

2. Schilddrüse

Aus den schon bei 12 mm langen Embryonen erkennbaren epithelialen Platten der Schilddrüsenanlage formen sich frühzeitig (bei etwa 25 mm langen Embryonen) sog. Primärfollikel [Norris (*20*)], aus denen bei 60—80 mm langen Embryonen durch Sprossung und Teilung sog. Sekundärfollikel [Norris (*20*), Keene u. Mitarb. (*16*)] hervorgehen, die alsbald Kolloideinlagerung zeigen [Windle (*34*)]. Diese *Kolloidfollikel*, vornehmlich randständig gelegen, stellen bereits das definitive funktionelle Strukturelement der Schilddrüse dar. Sie zeigen bereits zu dieser frühen Zeit das charakteristische selektive Jodaufnahmevermögen [Chapman u. Mitarb. (*4*)], ebenso läßt sich bereits Thyroxin nachweisen [Palmer u. Mitarb. (*21*)].

Bei etwa 160 mm langen Embryonen soll die Neuentstehung von Follikeln allmählich aufhören. Die weitere Entfaltung der Schilddrüse soll von da an lediglich durch Größenzunahme und Ausdifferenzierung der bereits angelegten Follikel erfolgen [Norris (*20*)].

3. Hoden

Die Differenzierung des Hodens aus der indifferenten Gonadenanlage wird durch 2 Veränderungen kenntlich, nämlich durch die radiäre Anordnung der bis dahin ungeordneten Keimstränge zu den sog. *Hodensträngen* und ferner durch die Ausbildung der das Keimepithel von der Unterlage abgrenzenden *Tunica albuginea*. Diese beiden Vorgänge werden bei 15—22 mm langen Embryonen deutlich erkennbar [Stieve (*29*)]. In der weiteren Entwicklung liefert dann jeder Hodenstrang durch Aufspaltung einige Hodenkanälchen und damit den Tubulusbestand eines späteren Hodenläppchens. Die ersten eigentlichen Tubuli formen sich mit der Ausbildung der *Tunica propria* etwa bei 70—80 mm langen Embryonen [Stieve (*29*)]. Die Tubuli bleiben während der ganzen Fetalzeit lumenlos, eine Differenzierung des Tubulusepithels tritt, abgesehen vom Auftreten einzelner „Spermatogonien-ähnlicher" Zellformen, nicht ein. Dagegen zeigen die Tubuli während der ganzen Fetalzeit ausgiebiges Längenwachstum. Der Tubulusdurchmesser ändert sich wesentlich erst mit den ersten Anzeichen der Differenzierung der inaktiven Epithelmatrix der Tubuli, was jedoch erst im postfetalen Leben stattfindet.

Das beherrschende Kennzeichen der Differenzierung des fetalen Hodens ist die *frühzeitige* und *massenhafte* Ausdifferenzierung der wesentlichsten endokrinen Gewebsformation des Hodens, nämlich der Leydigschen *Zwischenzellen*. Nach Stieve (*29*), dem wir sehr gründliche und exakte morphologische Angaben hierüber verdanken, tritt die sog. 1. Zwischenzellgeneration des Hodens schon bei 30—40 mm langen Embryonen auf. Zunächst stellen die Leydig-Zellen relativ kleine, epitheloide Elemente zwischen den primitiven Tubuli dar, alsbald aber entfalten sie sich zu großen epitheloiden Zellen, die mengenmäßig ganz das Bild des Hodens beherrschen. Ihren *Höhepunkt* erreicht die 1. Zwischenzellgeneration bei Embryonen von 80—120 mm Länge, was etwa der 16. Schwangerschaftswoche entspricht.

Mit dem Auftreten und der Entfaltung der 1. Zwischenzellgeneration fällt *zeitlich* ein wichtiges Ereignis zusammen, nämlich die *Differenzierung* des *Genitalapparates* aus den bisexuellen Genitalanlagen in *männlicher* Richtung: Die WOLFFschen Gänge entwickeln sich weiter, die MÜLLERschen Gänge bilden sich zurück. Bei der Besprechung des Ovariums wird sich zeigen, daß die erste Differenzierung seiner endokrinen Gewebsformationen viel später erfolgt als die Differenzierung des weiblichen Genitalapparates aus der indifferenten oder bisexuellen Genitalanlage.

In der 2. Hälfte der Fetalzeit treten die LEYDIGschen Zwischenzellen mehr und mehr gegenüber den in den Vordergrund tretenden Tubuli zurück. STIEVE glaubt, daß nicht nur ein relativer Rückgang, sondern auch eine *echte Rückbildung* vorliegt. Immerhin fallen auch noch im Hoden des Neugeborenen die gut entfalteten LEYDIG-Zellen durch ihre Zahl und Größe auf. Beachtenswert ist, daß nach LYNCH u. Mitarb. (*18*) die fetalen LEYDIG-Zellen keine Lipoideinschlüsse aufweisen.

4. Ovarium

Die Differenzierung des Ovariums aus der indifferenten Gonadenanlage wird bei 20—25 mm langen Embryonen an den durch Abschnürung aus den Keimsträngen hervorgehenden *Eiballen* kenntlich. Diese stellen rundliche Zellhaufen dar, in welchen eine oder mehrere sog. Oogonien von epitheloiden Zellen umgeben werden. Die Eiballen entstehen in sehr großer Zahl und durchsetzen die ganze Ovarialanlage mit Ausnahme der dem späteren Mesovarium nahegelegenen Zone. Bei 60—80 mm langen Embryonen setzt dann von *zentral* her eine *Rückbildung* der *Eiballen* ein, während sie in der Peripherie erhalten bleiben. Mit dem Auftreten von Bindegewebe und Gefäßen im zentralen Rückbildungsbereich der Eiballen entsteht die erste Andeutung der bleibenden Architektur des Ovariums mit seiner Gliederung in das zentralgelegene *Mark* (Zona vasculosa) und eine periphere *Rindenschicht*, die weiterhin Eiballen und später die daraus sich ableitenden funktionellen Strukturen des Ovariums birgt [s. FISCHEL (*10*), HAMILTON u. Mitarb. (*14*)].

Etwa bei 100—120 mm langen Embryonen beginnt die Entwicklung von sog. *Primärfollikeln* aus den Eiballen [s. SCHRÖDER (*26*)]. Einzelne Oogonien der Eiballen stellen dabei ihre bis dahin lebhafte Vermehrung ein und werden von einer einschichtigen Lage von epitheloiden Zellen, den *Follikelzellen*, umgeben. Aus der Oogonie wird damit die *Ovocyte* des Primärfollikels. Die Entstehung von Primärfollikeln aus Eiballen kommt wahrscheinlich erst kurz nach der Geburt zum Abschluß. Der damit erreichte *Bestand* an *Primärfollikeln* dient sodann als *Matrix* der *Ovarialfunktion* bis zu deren Erlöschen. Sowohl die Entstehung von befruchtungsfähigen Eizellen, also die generative Ovarialfunktion, wie die Ausdifferenzierung der endokrinen Gewebsformationen des Ovariums, nämlich der verschiedenen Thecaformationen sowie des Granulosaluteingewebes sind an die Weiterentwicklung von Primärfollikeln gebunden.

Im fetalen Ovarium entstehen kleine *Sekundärfollikel,* die gelegentlich einen Durchmesser bis zu 5 mm erreichen können, aus den zahllos vorhandenen Primärfollikeln relativ *spät,* nämlich erst bei Embryonen von 200—220 mm Länge, also nach dem 6. Monat des Fetallebens [Schröder *(26)*]. Erst zu diesem späten Zeitpunkt tritt somit im Ovarium die *1. endokrine Gewebsformation,* nämlich *Theca interna-Gewebe* auf. Keiner dieser Follikel erreicht die Sprungreife, vielmehr vollzieht sich nach und nach bei allen Sekundärfollikeln der Prozeß der Follikelatresie. Dabei sterben Eizelle und Granulosagewebe ab, während das Theca-Gewebe in Form der Theca-Organe und der beim Menschen allerdings nur schwach ausgeprägten interstitiellen Zellen temporär erhalten bleibt. Im reifen Ovarium erfährt das Theca interna-Gewebe mit dem Vorgang der Follikelatresie sogar erst seine volle Entfaltung. Ob dies auch für die Follikelatresie im fetalen Ovarium zutrifft, ist ungeklärt. Während somit die 1. endokrine Gewebsformation des Ovariums, das Theca interna-Gewebe und dessen etwaige Abkömmlinge ungewöhnlich spät, nämlich erst nach dem 6. Monat auftritt, tritt die 2. endokrine Gewebsformation, das Granulosaluteingewebe, im fetalen Ovarium überhaupt nicht in Erscheinung, da keine sprungreifen Follikel heranreifen.

In völliger *Unabhängigkeit* von der späten Entstehung von Theca interna-Formationen, denen wir die Potenz der Oestrogenbildung zuschreiben, erfolgt zeitlich weit *vorauseilend* die Ausbildung des *weiblichen Genitalapparates* aus den *bisexuellen Genitalanlagen.* So beginnt die Rückbildung der Wolffschen Gänge bereits bei Embryonen von 30 mm Länge, während sich zur gleichen Zeit die Müllerschen Gänge fortentwickeln und der Uterovaginalkanal schon bei 56 mm langen Embryonen erkennbar ist. Das schon betonte unterschiedliche Verhalten in der zeitlichen Ausbildung der endokrinen Formationen des Hodens und des Ovariums steht in schöner Übereinstimmung mit den experimentellen Befunden von Jost über die Entwicklung des männlichen und weiblichen Genitalapparates aus den bisexuellen Genitalanlagen.

5. Nebenniere

Die schon erwähnte Zweiteilung der Rindenanlage in *Innen-* und *Außen*zone bleibt bis zur Geburt erkennbar. Strukturell gliedern sich die von der Kapsel bis zum Mark reichenden Zellsäulen der Rinde im Laufe der weiteren Fetalentwicklung in eine *Zona fasciculo-arcuata,* die der Außenzone entspricht und in eine deutliche *Zona fasciculata* und *Zona reticularis,* die den Bereich der Innenzone einnehmen [Rotter *(24)*]. Die Zellen der Außenzone setzen sich dabei kontinuierlich in die Zellreihen der Innenzone fort. Eine Zona glomerulosa läßt sich in der Fetalzeit nicht oder jedenfalls nicht klar abgrenzen.

Die cytologische Differenzierung der Rindenzellen beginnt frühzeitig. Hett *(15)* beschreibt bereits bei 23 mm langen Embryonen die ersten, allerdings nur spärlichen Lipoideinlagerungen in vereinzelten Rindenzellen und bei 43—44 mm langen Embryonen eine feintropfige Verfettung der Zellen der Außenzone. Typische, lipoidbeladene Spongiocyten, in denen wir mit Da Costa *(6)* die voll differenzierte Form der Nebennierenrindenzelle betrachten [Tonutti *(31)*], treten von da an allmählich zutage.

Nach dem 4. Monat [Frazão *(11)*] bildet sich ein für die fetale Nebennierenrinde typisches Bild der Lipoidbeladung aus: Reichliche, sudanophile Lipoide in der Außenzone, besonders reichlich an der Grenze gegen die Innenzone zu, spärliche oder fehlende Lipoideinlagerung in der zur Innenzone gehörigen Fasciculata und schließlich Lipoidbeladung der innersten, an die V. centralis grenzenden Zellschicht der gleichfalls zur Innenzone gehörigen Reticularis [HETT (*15*), ROTTER (*24*), FRAZÃO (*11*)]. Im ganzen ist somit die Innenzone im Gegensatz zur Außenzone arm an Lipoideinschlüssen. Die Zellen der Innenzone zeichnen sich ferner durch Einlagerung fuchsinophiler Tröpfchen, Tannophilie (Tannin-Eisen-Reaktion) und Eosinophilie aus [FRAZÃO (*11*)].

Während die schmale, lipoidhaltige Außenzone sich aus kleinzelligen Elementen zusammensetzt, besteht die breite, lipoidarme Innenzone aus großen Zellen. Nach KLOOS u. Mitarb. (*17*) erfährt die Außenzone ihre vorläufige Reifung etwa im 8. Lunarmonat. Ihre Strukturierung in der späten Fetalzeit, kurz vor der Geburt, ist beträchtlichen Variationen unterworfen, so daß sich 5 verschiedene Strukturtypen unterscheiden lassen [KLOOS u. Mitarb. (*17*)].

Im Markorgan tritt die erste Differenzierung von Sympathoblasten in phäochrome Zellen bei Embryonen von 100 mm Länge ein [DIETRICH u. Mitarb. (*7*)].

Zusammenfassend ergibt sich somit bezüglich der Differenzierung der Adenohypophyse und der von ihr glandotrop gesteuerten Organe folgendes:

Auffallend *frühzeitig* treten in der Adenohypophyse *β-Zellen* auf. Zeitlich etwa gleichzeitig erscheint die *1. Zwischenzellgeneration* im Hoden. Nur wenig später folgt die Ausbildung reifer *Kolloidfollikel* in der Schilddrüse. Wieder etwas später liegt das Auftreten der *α-Zellen* in der Adenohypophyse und der deutliche *Beginn der cytologischen Differenzierung* der Nebennierenrinde. Im Gegensatz zu diesen Organen tritt im *Ovarium* die erste endokrine Gewebsformation in Form von *Theca interna-Gewebe* ungewöhnlich *spät* auf.

III. Zur Frage der „Reifung" endokriner Gewebsformationen

Unter „Reifung" der endokrinen Gewebsformationen verstehen wir den Ablauf jener weiteren Wachstums- und Differenzierungsvorgänge an den endokrinen Organen, die sich über die Fetalzeit hinaus bis zum Abschluß des Wachstums des Organismus vollziehen. Soweit es sich dabei lediglich um die stetige Weiterführung von Prozessen handelt, die im Fetalleben bereits eingeleitet wurden, bieten diese Vorgänge der Reifung nichts Besonderes dar.

Bei den glandotrop gesteuerten Organen spielen sich jedoch postnatal einschneidende Umbauvorgänge ab, die von größter Wichtigkeit sind. Diese Verhältnisse sollen daher anhand des Diagrammes 3 kurz erörtert werden.

Kurz vor und nach der Geburt erfahren die in der *Schilddrüse* vorhandenen kolloidhaltigen Follikel typische Veränderungen: Das Kolloid wird ausgeschwemmt, das Epithel wird höher [WATZKA (*32*)], kurz, die Follikel zeigen ein Bild wie nach thyreotroper Stimulierung. Im Laufe der ersten Lebenswochen und -monate ändert sich dann das Bild erneut, indem das Epithel flach wird und im Follikelraum Kolloid deponiert wird [WETZEL (*33*)].

Hoden, Ovarium und *Nebennierenrinde* erfahren kurz nach der Geburt Veränderungen gänzlich anderer Art, indem ihre endokrinen Gewebsformationen ganz oder partiell der Involution verfallen.

Im *Hoden* verschwinden die in der Fetalzeit wohl differenzierten und reichlich vorhandenen Leydig-Zellen innerhalb weniger Wochen gänzlich [Stieve (*29*), Sniffen (*27*), Charny u. Mitarb. (*5*)]. Keineswegs gehen die Leydig-Zellen dabei restlos zugrunde, denn es zeigt sich, daß sie im kindlichen Hoden jederzeit bei adäquater hormonaler Stimulierung wieder zu sichtbarer Entfaltung gebracht werden können. Es ist ferner unwahrscheinlich, daß die Leydig-Zellen zu gewöhnlichen Bindegewebszellen oder Histiocyten rückgebildet werden und später aus solchen Zellen beliebig wieder entstehen. Ein solches Verhalten würde das Vorkommen eines angeborenen Fehlens von Leydig-Zellen und das Nichtauftreten von Leydig-Zellen in solchen Fällen nach adäquater hormonaler Stimulierung unverständlich machen. Wir glauben daher, daß im Zuge der postnatalen Involution der Leydig-Zellen nur ein Teil derselben zugrunde geht, und ein Teil dieser mit ganz spezifischen Fähigkeiten ausgestatteten Zellart sich zu „bindegewebsähnlichen" Zellelementen zurückbildet, die zwar Leydig-Zellen bleiben, aber morphologisch als solche nicht mehr kenntlich sind.

Im *Ovarium* verfallen nach der Geburt die in der Fetalzeit aus Primärfollikeln entstandenen kleinen Sekundärfollikel, die vereinzelt bis 5 mm Durchmesser aufweisen, der Involution. Die letzten Eiballen verschwinden allmählich und das beherrschende Element des Ovariums der ersten Lebenszeit stellen nunmehr die dicht gepackt liegenden, massenhaften Primärfollikel dar [s. Schröder (*26*)].

In der *Nebennierenrinde* wird die sog. Innenzone in den ersten Lebenswochen und -monaten abgebaut. Der Involutionsprozeß scheint schon vor der Geburt einzusetzen. Er beginnt im innersten Rindenbereich und schreitet nach außen fort. Das Tempo des Abbaues scheint erheblichen Schwankungen zu unterliegen. Im Bereiche des Abbauherdes tritt Bindegewebe auf, das eine Zeitlang als sog. Markkapsel das Markorgan umgibt.

Im gleichen Maße, in dem sich der Abbau der Innenzone von innen nach außen vollzieht, erfolgt von der Außenzone her der Aufbau der bleibenden Nebennierenrinde nach innen zu. Dieser Vorgang ist etwa mit dem 1. Lebensjahr abgeschlossen. Jedoch zeigt die neu entstandene, bleibende Nebennierenrinde noch keine Zonierung. Vielmehr besteht das ganze Rindengewebe zunächst aus säulenartig angeordneten Zellbalken, die von der Kapsel bis zu den Markgefäßen reichen [Erbslöh (*8*), Rotter (*24*)]. Erst mit Ende des 1. Lebensjahres oder auch später entsteht durch Segmentierung des peripheren Endes der Zellbalken eine Zona glomerulosa und in gleicher Weise am marknahen Ende der Zellbalken eine zunächst nur angedeutete Zona reticularis. Die definitive Reifung der Nebennierenrinde dauert bis nach der Pubertät, denn eine typische breite Zona reticularis wird erst vom 15./16. Lebensjahr an gefunden [Rotter (*24*), Frazão (*11*)]. Erst damit ist die charakteristische Architektur des Organes ausgeprägt.

Während *Schilddrüse* und *Nebennierenrinde* nach diesen einschneidenden postnatalen Vorgängen sich stetig im Zuge des allgemeinen Körperwachstums entfalten, ruht die weitere Entwicklung der *Gonaden* bis zur Pubertät weitgehend.

Im *Hoden* fehlen differenzierte Leydig-Zellen bis zur Pubertät völlig. Der Tubulusapparat zeigt etwa nach dem 6. Lebensjahre 2 charakteristische Ansätze zur Weiterdifferenzierung, nämlich *Dickenzunahme der Tubuli* und *Anordnung des Tubulusepithels in 2 Schichten* [Sniffen (*27*), Albert u. Mitarb. (*1*)]. Erst um das 11.—12. Jahr beginnt dann die mehrere Jahre beanspruchende endgültige

Differenzierung des Tubulus und seines Epithels unter Aufnahme der Spermiogenese. Gleichzeitig tritt die *2. Leydig-Zellgeneration* im intertubulären Gewebe
auf. Auch die endgültige Reifung dieser endokrinen Gewebsformation des Hodens
beansprucht mehrere Jahre [SNIFFEN (*27*)].

Im *Ovarium* vollziehen sich bis zur Pubertät 2 wesentliche Vorgänge:

1. Eine laufende *Verminderung* des Bestandes an *Primärfollikeln* durch
Absterben von solchen und

2. die *Bildung kleiner Sekundärfollikel*, die 0,1—2,0 mm Durchmesser nicht
überschreiten [SCHRÖDER (*26*)]. Alle diese Follikel verfallen der Atresie, wobei
zwangsläufig Thecaformationen entstehen, die, soweit bekannt, jedoch nur wenig

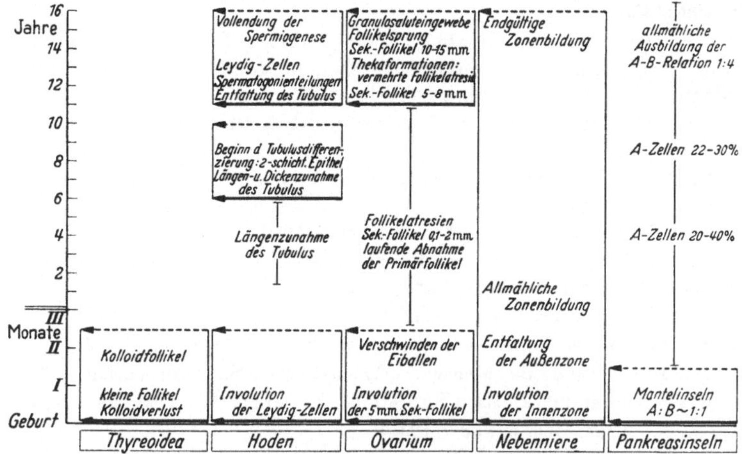

Abb. 3. „Reifung" endokriner Organe beim Menschen nach der Geburt

differenziert sind. Erst nach Beginn der Pubertät entstehen *Sekundärfollikel von
5—8 mm* Durchmesser in größerer Zahl [STIEVE (*30*)]. Auch diese Sekundärfollikel vollziehen größtenteils die Follikelatresie. Dabei entstehen aber nunmehr
die für die Pubertät besonders charakteristischen *Theca-Organe* mit *hochdifferen-
ziertem Thecagewebe* [s. SCHRÖDER (*26*)]. Erst mit dem Entstehen sprungreifer
Follikel von *10—15 mm* Durchmesser und dem schließlich erfolgenden Follikelsprung kommt es mit dem Erreichen der Geschlechtsreife erstmals zur Ausbildung
der *2. endokrinen Gewebsformation* des Ovariums, dem *Granulosaluteingewebe.*

Zusammenfassend ergibt sich somit, daß mit Beendigung des Fetallebens in
den ersten Tagen und Wochen nach der Geburt alle glandotrop gesteuerten
Organe einschneidende Veränderungen erfahren, die bei der *Schilddrüse* einer
temporären Aktivierung, bei den *Gonaden und der Nebennierenrinde* aber einem
Abbau von *in der Fetalzeit aufgebauten endokrinen Gewebsformationen* entsprechen.
Während Schilddrüse und Nebennierenrinde nach Abschluß dieser postnatalen
Vorgänge in einem stetigen Reifungsprozeß im Rahmen des Wachstums aller
übrigen Organe dem endgültigen Reifezustand des Erwachsenen zustreben, ruht
die Ausbildung endokriner Gewebsformationen im Hoden und Ovarium bis zur
Pubertät.

Die Aufgabe dieses kurzen Überblickes über das Werden des menschlichen
endokrinen Apparates bestand nicht in einer detaillierten Darstellung der

Embryologie endokriner Organe. Es kam vielmehr darauf an, markante Punkte in der zeitlichen Entstehung der „Anlagen" und der Differenzierung endokriner Organe herauszustellen und nebeneinanderzustellen und auf die merkwürdigen „Knickpunkte" hinzuweisen, die sich bei der Reifung einzelner endokriner Organe zeigen. Eine Deutung der aufgezeigten Besonderheiten des Werdeganges der einzelnen endokrinen Organe ist nur im Zusammenhang mit experimentellen Ergebnissen möglich und muß daher im Rahmen dieser Ausführungen unterbleiben.

Literatur

1. Albert, A., L. O. Underdahl, L. F. Greene and N. Lorenz: Proc. Staff. Meet. Mayo Clin. 28, 409 (1953).
2. Arey, L. B.: Developmental Anatomy. Philadelphia u. London: Saunders Comp. 1946.
3. Bachmann, R.: Handbuch der mikroskopischen Anatomie des Menschen, Bd. 6, Teil 5. Berlin-Göttingen-Heidelberg: Springer-Verlag 1954.
4. Chapman, E. M., G. W. Corner, D. Robinson and R. Devans: J. Clin. Endocrin. 8, 717 (1948).
5. Charny, C. W., A. S. Conston and D. R. Meranze: Ann. New York Acad. Sci. 55, 597 (1952).
6. Da Costa, C.: Le Cortex surrénal. Paris: Masson 1952.
7. Dietrich, A., u. H. Siegmund: Handbuch der speziellen pathologischen Anatomie und Histologie, Bd. 8. Berlin: Springer-Verlag 1926.
8. Erbslöh, F.: Klin. Wschr. 1946/47, 622.
9. Ferner, H.: Das Inselsystem des Pankreas. Stuttgart: Georg Thieme 1952.
10. Fischel, A.: Entwicklung des Menschen. Wien-Berlin: Springer-Verlag 1929.
11. Frazão, I. V.: A Glândula Cortico-Suprarenal. Lissabon: Livraria Portugalia 1954.
12. Gilbert, M. S.: Anat. Rec. 62, 337 (1935).
13. Grosser, O.: In Keibel-Mall: Handbuch der Entwicklungsgeschichte des Menschen, Bd. 2. 1911.
14. Hamilton, W. J., J. D. Boyd and H. W. Mossman: Human Embryology. Baltimore: William a. Wilkins Comp. 1947.
15. Hett, J.: Z. mikrosk.-anat. Forsch. 3, 179 (1925).
16. Keene, M. F., and E. E. Hewer: Lancet 2, 111 (1924).
17. Kloos, K., u. H. J. Staemmler: Virchows Arch. 324, 285 (1953).
18. Lynch, K. M., and W. W. Scott: Fertility a. Sterility 3, 35 (1952); J. Urol. 64, 767 (1950).
19. Niemineva, K.: Acta paediatr. (Stockh.) 39, 366 (1950).
20. Norris, E. H.: Amer. J. Anat. 20, 411 (1916).
21. Palmer, W. W., J. P. Leland and A. B. Gutman: J. of Biol. Chem. 125, 615 (1938).
22. Politzer, G.: Z. Anat. 31, 156 (1940).
23. Romeis, B.: Handbuch der mikroskopischen Anatomie des Menschen, Bd. 6, Teil 3. Berlin: Springer-Verlag 1940.
24. Rotter, W.: Virchows Arch. 316, 590 (1949); Z. Zellforsch. 34, 547 (1949).
25. Rouvière, H., A. Giroud, P. Desclaux et P. Roux: Ann. d'Anat. path. 17, 114 (1947).
26. Schröder, R.: Handbuch der mikroskopischen Anatomie des Menschen, Bd. 7, Teil 1. Berlin: Springer-Verlag 1930.
27. Sniffen, R. C.: Arch. of Path. 50, 259 (1950).
28. Spatz, H.: Acta neurovegetativa (Wien) 3, 5 (1951).
29. Stieve, H.: Handbuch der mikroskopischen Anatomie des Menschen, Bd. 7, Teil 2. Berlin: Springer-Verlag 1930.
30. Stieve, H.: Z. mikrosk.-anat. Forsch. 52, 189 (1942); 53, 467 (1943).
31. Tonutti, E.: Verh. dtsch. Ges. Path. 36, 123 (1953).
32. Watzka, M.: Z. mikrosk.-anat. Forsch. 36, 67 (1934).

33. WETZEL, G.: Handbuch der Anatomie des Kindes, Bd. 2, S. 758. München: J. F. Bergmann 1938.
34. WINDLE, W. F.: Physiology of the Fetus. Origin and Extent of Function in prenatal Life. Philadelphia: Saunders Comp. 1940.
35. WITSCHI, E.: Recent Progr. in Hormone Res. 6, 1 (1951).

Diskussion

H. FERNER (Hamburg):

Ich möchte auf eine besondere Situation in der Entwicklung der Hypophyse hinweisen, die mir wichtig erscheint. Es ist nicht so, daß bei der ersten Hypophysenentwicklung die RATHKESche Tasche sozusagen die infundibulare Ausstülpung aufsucht, vielmehr besteht die Verbindung der Wand des Neuralrohres mit der Wand der Mundbucht, die dort später RATHKESche Tasche wird, schon primär als eine Verklebungsstelle zwischen dem Ektoderm und der Wand des Neuralrohres. Die RATHKESche Tasche wird sekundär durch die Entwicklung im Mundbereich unter Festhaltung dieser Verklebung ausgezogen. Eine Erklärung dafür, warum von Anfang an eine Verbindung der Neuralrohrwand mit dem Ektoderm besteht, kann zur Zeit nicht gegeben werden, sie ist aber außerordentlich primär und frühzeitig vorhanden.

Laboratoire de Biologie animale P. C. B., Faculté des Sciences, Paris

L'analyse expérimentale de l'endocrinologie foetale

Par

Alfred Jost

Avec 12 Figures

I. Introduction

En commençant le présent exposé, il n'est pas inutile de se demander dans quelle mesure il peut être justifié de traiter de l'endocrinologie foetale comme s'il s'agissait d'un chapitre particulier de l'endocrinologie. L'analyse de l'endocrinologie foetale aurait une utilité pratique évidente, s'il était démontré que les glandes endocrines jouent un rôle crucial et indispensable dans le développement normal du foetus ou si des endocrinopathies foetales pouvaient laisser des séquelles irrémédiables dans l'organisme adulte. Bien que beaucoup de recherches soient encore nécessaires, il paraît bien en être ainsi. La naissance n'est pas l'évènement le plus important dans l'évolution des glandes endocrines, il semble même que certaines glandes aient déjà terminé leur rôle physiologique fondamental dans l'endocrinologie foetale, bien avant le terme, et qu'elles puissent passer par un stade de relative inactivité durant la fin de la grossesse. Le degré de maturité du nouveau-né est extrêmement variable (que l'on songe au petit du cobaye et à celui du rat, par exemple), et la naissance n'est pas un point de repère très utile dans la comparaison des évènements physiologiques importants se passant dans l'organisme foetal: la régression des canaux de Müller du mâle, qui marque le début d'une activité endocrine importante du testicule a lieu environ 4 jours avant le terme chez le rat et 7 mois avant chez l'Homme.

Par ailleurs, l'analyse de l'endocrinologie foetale rencontre des conditions bien particulières, liées d'une part à l'organogenèse progressive du foetus, et d'autre part aux inter-relations entre l'organisme embryonnaire et l'organisme maternel.

Les changements rapides que subit le foetus au cours de son organogenèse, ont leurs répercussions à la fois sur les glandes endocrines et sur les organes effecteurs ou récepteurs. Les glandes traversent d'abord une période de différenciation et de spécialisation fonctionnelle, avant de pouvoir libérer dans l'organisme foetal leurs hormones, selon des modalités qu'il faut préciser; certains récepteurs passent, au cours de leur évolution, par une phase de sensibilité (ou de compétence), suivie par une «détermination» irréversible pour le reste de la vie; le fait a été clairement démontré pour les récepteurs sexuels et il n'est pas impossible qu'il existe pour d'autres récepteurs. Il paraît logique a priori de supposer que c'est pendant la phase de sensibilité du récepteur à une hormone donnée, que la glande sécrétant cette hormone doit exercer son activité la plus importante.

D'autre part, l'organisme foetal n'est pas isolé ou indépendant au point de vue endocrinien: des hormones maternelles lui parviennent et il n'est pas improbable que certaines hormones foetales puissent s'échapper vers l'organisme maternel par le placenta. Le problème de la perméabilité placentaire aux hormones soulève donc une question préalable, celle de l'individualité du milieu endocrinien foetal par rapport au milieu maternel. Il convient enfin de rappeler que le placenta est, dans de nombreuses espèces animales, une source d'hormones et que certaines de ces hormones parviennent peut être au foetus (BRUNER, 1951).

II. La question préalable de la perméabilite placentaire aux hormones

A priori, l'étude de la perméabilité placentaire aux hormones pourrait être réalisée assez facilement sur des espèces animales de grande taille, dans des conditions permettant des dosages hormonaux dans le sang utérin afférent et efférent, en même temps que dans l'artère et la veine ombilicales. Une telle étude pourrait également indiquer si le placenta transforme les hormones qui le traversent. Bien que techniquement réalisable une telle étude n'a guère encore été réalisée; en général on injecte l'hormone dans l'un des compartiments (mère ou foetus) et l'on examine un récepteur adéquat dans l'autre compartiment. Souvent on s'est malheureusement contenté d'observations beaucoup moins concluantes, et le problème de la perméabilité placentaire aux hormones est encombré d'affirmations inconsistantes, mais dont certaines ont trouvé une large audience.

Le passage transplacentaire des hormones doit être examiné sous le double aspect du passage de la mère au foetus ou du foetus à la mère.

a) Passage de la mère au foetus

Dès 1924 COURRIER constatait que les oetrogènes injectés à la femelle de cobaye en fin de gestation agissent sur les foetus et reproduisent la «crise génitale du nouveau né». Par la suite les nombreuses recherches faites sur l'intersexualité expérimentale chez les foetus de Mammifères ont montré que les modifications foetales étaient les mêmes, que l'hormone soit administrée à la femelle pleine (GREENE, BURRILL et IVY, 1939, 1940; RAYNAUD, 1942; JOST, 1942, 1947a) ou quelle soit introduite directement dans le foetus (DANTCHAKOFF, 1937; RAYNAUD, 1942; JOST, 1947a, 1954b); on peut donc tenir pour vraissemblable que les androgènes et les oetrogènes traversent le placenta dans les espèces étudiées. En recherchant le stade foetal auquel apparaissent les premiers signes d'activité de l'hormone sur le foetus, on peut affirmer que l'hormone passe déjà le placenta à ce stade, sans rien savoir sur les stades antérieurs (par exemple, 22 jours de grossesse pour la méthyltestostérone chez la lapine, JOST, 1943). SKOWRON et SKARZINSKY (1933) ont mis en évidence le passage transplacentaire d'oetrogènes dès le 20e jour chez la lapine, en les dosant dans les annexes foetales, après injection à la mère.

Le passage transplacentaire de la mère au foetus de corticoïdes surrénaliens, comme la cortisone, est rendu très vraisemblable, chez le rat en fin de gestation, par la réduction des surrénales foetales, aussi bien lorsque la cortisone est injectée à la femelle pleine (COURRIER, COLONGE et BACLESSE, 1951; DAVIS et PLOTZ, 1954) que lorsqu'elle est administrée directement au foetus (JOST, 1954a).

Au contraire, d'autres observations rendent improbable le passage de certaines hormones hypophysaires chez le lapin, puisque, chez le foetus décapité, les surrénales, les testicules et la thyroïde montrent des signes d'hypofonctionnement que prévient l'administration directe d'extraits hypophysaires au foetus (JOST, 1948a, 1954a). Chez le rat décapité, il en est de même, en ce qui concerne les surrénales (WELLS, 1948; KITCHELL et WELLS, 1952; JOST, 1951b), mais selon JONES, LLOYD et WYATT (1953) l'injection de corticostimuline à la rate pleine peut stimuler les surrénales foetales à condition d'utiliser de fortes doses.

La question est plus complexe lorsque l'on considère le cas de l'insuline, puisque l'hypoglycémie constatée chez les foetus de mères injectées, pourrait être due seulement à l'hypoglycémie maternelle. Le problème du passage transplacentaire de l'insuline mérite d'être envisagé plus longuement et il le sera dans le paragraphe suivant.

Il convient enfin de signaler en terminant que, fort probablement, il existe des variations dans la perméabilité placentaire selon l'âge du foetus et selon l'espèce animale. Les généralisations hâtives sont donc dangereuses.

b) Passage du foetus a la mère; le »rôle vicariant« des glandes foetales

L'analyse du passage des hormones du foetus à la mère peut être tentée en administrant une hormone au foetus et en la dosant dans l'organisme maternel, ou en étudiant simplement son action sur un récepteur maternel. Cette méthode a cependant pour inconvénient de créer dans l'organisme foetal une surcharge hormonale anormale dont on peut craindre qu'elle ne force le seuil habituel de la perméabilité placentaire.

Les considérations les plus nombreuses, au sujet du passage des hormones du foetus à la mère, ont été déduites d'observations établissant que certaines déficiences hormonales maternelles sont moins graves durant la gestation que chez l'animal non gravide. On a alors attribué un rôle vicariant aux glandes foetales, mais l'examen des faits montre qu'on ne peut pas considérer la chose comme démontrée.

Cas de l'insuline: En 1911 CARLSON et DRENNAN constataient, par hasard. qu'une chienne dépancréatée durant la grossesse, fait moins de glycosurie qu'un animal non gravide. Sur 6 chiennes gravides dépancréatées, 4 ne font pas (ou font peu) de glycosurie durant les quelques jours de survie. Songeant aux expériences de circulation croisée entre deux animaux dont l'un est normal et l'autre dépancréaté, les auteurs ont supposé que les foetus pourraient fournir de l'insuline à la mère, ce qui expliquerait la faible glycosurie de celle-ci. CARLSON, ORR et JONES (1914) apportent de nouveaux résultats et, constatant que dans la majorité des opérations la pancréatectomie entraîne l'accouchement prématuré, l'avortement ou la mort de la mère, ils concluent que le pancréas foetal n'est pas capable de remplacer complètement le pancréas maternel. CARLSON et GINSBURG (1915) confirment les précédentes observations, en étudiant cette fois la glycémie maternelle: dans les expériences les mieux réussies, la glycémie reste basse tant que les foetus survivent; dès l'accouchement elle s'élève rapidement.

LAFON (1913), puis ARON, STULZ et SIMON (1923) confirment ces observations sur un petit nombre d'animaux, alors que d'autres auteurs ne peuvent les répéter.

Il est curieux qu'au cours de tous les travaux qui viennent d'être cités, pas un seul examen du pancréas foetal n'ait été pratiqué, alors que c'est à lui qu'est attribuée l'influence bénéfique de la grossesse. D'autre part, l'apport supposé d'insuline foetale, n'empêche pas les conséquences souvent fatales de la pancréatectomie pour la mère, malgré l'atténuation de l'hyperglycémie et elle ne permet pas la charge du foie maternel en glycogène (ARON, STULZ et SIMON, 1923). Le seul fait positif enregistré est que, chez une chienne portant des foetus vivants et assez gros, l'hyperglycémie ou la glycosurie de pancréatectomie sont atténuées. Rien ne démontre que l'insuline foetale ait le moindre rôle dans ce fait et dès 1913 LAFON émettait l'hypothèse que l'absence de glycosurie pourrait peut être s'expliquer aussi par la consommation du sucre par les tissus du foetus.

Malgré l'absence de preuve, CARLSON et DRENNAN publiaient leurs résultats en 1911 sous le titre: «The control of pancreatic diabetes in pregnancy by the passage of the internal secretion of the pancreas of the fetus to the blood of the mother». Qui sait la part qui revient, dans le succès de ce travail, à son titre audacieux.

Parmi les travaux ultérieurs sur la question, certains ont un intérêt particulier. Ainsi, au cours d'une importante série de recherches, CUTHBERT, IVY, ISAACS et GRAY (1936) accouplent des chiennes dépancréatées depuis un an et maintenues, sous un régime alimentaire constant, par de faibles doses d'insuline. Durant les 8 à 12 derniers jours de la grossesse, la quantité d'insuline nécessaire fut plus faible; après une glycosurie nettement accrue le jour de l'accouchement, une réduction de la dose d'insuline s'impose pendant l'allaitement, et la diminution du diabète est encore plus marquée chez la chienne qui allaite ses petits que chez la chienne gestante en fin de grossesse.

· SCHLOSSMANN (1931) analyse le problème dans des conditions expérimentales totalement différentes. La chienne gestante anesthésiée est placée dans un bain isotonique et les foetus sont exposés. On peut alors leur injecter de l'insuline et faire l'étude comparative des glycémies maternelle et foetale. En comparant la glycémie dans l'artère et la veine ombilicales, l'auteur constate tout d'abord que les foetus injectés d'insuline prélèvent dans l'organisme maternel bien plus de glucose que les témoins. D'autre part l'hypoglycémie maternelle, toujours assez faible (80 mg-%), ne dépend pas de la dose d'insuline, même lorsque la dose administrée au foetus atteint 260 U; enfin l'insuline injectée à certains foetus n'agit pas sur les foetus non injectés de la portée.

SCHLOSSMANN estime que l'insuline ne franchit pas la barrière placentaire et que l'appel de glucose par les foetus injectés suffit à expliquer la légère hypoglycémie de la mère, type d'explication qui pourrait également s'appliquer à l'influence de la grossesse ou de la lactation sur la chienne dépancréatée.

Il est certain que si l'on fait le bilan des recherches réalisées dans ce domaine et dont certaines seulement ont été citées ici, on ne trouve aucun argument expérimental militant en faveur d'une suppléance du pancréas maternel par le pancréas foetal. Le fait que fréquemment les enfants nés de mères diabétiques aient des îlots hypertrophiés pourrait très bien être secondaire à l'hyperglycémie; de toute manière cette hypertrophie n'est pas constante et peut se rencontrer aussi chez les enfants de femmes non diabétiques (cf. HELWIG, 1940; POTTER, SECKEL et STRYKER, 1941); enfin la grossesse n'améliore que rarement le diabète de la mère.

Cas des hormones de la corticosurrénale. Il a été nettement démontré que l'état de gravidité prolonge la survie des animaux surrénalectomisés. Au cours d'une expérimentation portant sur 17 chiennes gravides, ROGOFF et STEWARD (1927) constataient que la durée de survie des animaux peut atteindre 59 jours, alors que chez les mâles ou les femelles non gravides, elle n'atteint qu'exceptionnellement 15 jours. Les auteurs donnent dans ce mémoire quelques raisons qui leur font estimer improbable l'hypothèse du rôle vicariant des surrénales foetales. Dans un nouveau travail de 1928, ils montrent que des chiennes surrénalectomisées au moment du rut, ont également une durée de survie très prolongée, pendant la persistance de corps jaunes non gravidiques (sorte de pseudogrossesse). De nombreux travaux confirmèrent ces découvertes, chez le chien (SWINGLE et coll., 1937), le rat (FIROR et GROLLMAN, 1933; D'AMOUR et D'AMOUR, 1939; etc.), le furet (GAUNT et HAYS, 1938), le chat (COLLINGS, 1939), etc., animaux chez lesquels la grossesse ou la pseudogrossesse exercent une action protectrice à l'égard de la surrénalectomie. En 1938 GAUNT et ses collaborateurs montrent que l'injection de progestérone au rat ou furet surrénalectomisé maintient les animaux en bonne santé et le fait est confirmé de nombreuses fois (GREENE, WELLS et IVY, 1939; SCHWABE et EMERY, 1939; etc.).

On comprend mal qu'après ces recherches, dont seule une partie a été citée ici, BILLMANN et ENGEL (1939) aient pu présenter l'observation d'une chienne unique ayant survécu à la surrénalectomie pendant la durée de la grossesse, sous le titre «Vikariender Einsatz fetaler Nebennieren in die Schwangerschaft beim nebennierenlosen Hund».

Si l'on peut considérer comme établi le fait que les corps jaunes protègent l'animal surrénalectomisé, il n'en reste pas moins que les surrénales foetales pourraient peut-être également fournir une certaine quantité d'hormones corticales à la mère. Certaines observations sembleraient à première vue, plaider dans ce sens. Chez la rate pleine, surrénalectomisée durant la deuxième moitié de la grossesse, les foetus montrent au moment du terme une hypertrophie de la corticosurrénale qui suggère un hyperfonctionnement (INGLE et FISCHER, 1938; WALAAS et WALAAS, 1944; HOUSSAY, 1945; DAVIS et PLOTZ, 1954).

D'autre part l'injection de désoxycorticostérone (WALAAS et WALAAS, 1944) ou de cortisone (DAVIS et PLOTZ, 1954), aux rates pleines surrénalectomisées empêche l'hypertrophie des surrénales foetales. L'administration de cortisone (COURRIER, COLONGE et BACLESSE, 1951; DAVIS et PLOTZ, 1954) à des rates pleines normales provoque une atrophie des surrénales foetales. Il existe donc incontestablement une relation entre la teneur de l'organisme maternel en hormones corticales et l'état fonctionnel des corticales foetales, du moins durant les 2 ou 3 jours qui précèdent la naissance. L'hypertrophie des surrénales foetales chez la rate surrénalectomisée pourrait donc suggérer un rôle vicariant de ces glandes. Certains résultats placent cependant la question sur un plan différent.

Il est connu que chez les foetus privés de leur hypophyse par décapitation (JOST, 1948a; WELLS, 1948) ou par les rayons X (cf. RAYNAUD, 1950), les surrénales restent atrophiées. Elles sont au contraire bien développées si de la corticostimuline a été administrée au foetus décapité (WELLS, 1948; JOST, 1951b, 1954a). L'état de développement de la corticosurrénale semble donc bien contrôlé par l'hypophyse du foetus; d'autre part la corticostimuline hypophysaire maternelle ne parvient guère au foetus, puisqu'elle n'empêche pas l'atrophie des glandes des foetus décapités. On peut alors essayer d'interpréter les modifications des surrénales foetales produites par les variations du milieu maternel. La surcharge maternelle en corticoïdes provoque l'atrophie des surrénales foetales probablement en inhibant l'hypophyse foetale (il a été démontré qu'il en est ainsi chez l'adulte: LEWIS, ROSEMBERG et WILKINS, 1950; STEBBINS, 1951; etc.). La surrénalectomie maternelle entraîne chez le rat une hypertrophie des surrénales foetales, comme si elle levait une inhibition qu'exercent normalement sur l'hypophyse foetale les hormones corticales maternelles (ou certains métabolites liés à elles). L'intervention de l'hypophyse foetale dans le processus est démontrée par le fait que si l'on décapite certains foetus de mères surrénalectomisées, ces foetus là ont au moment du terme une surrénale atrophiée, alors que les autres montrent l'hypertrophie habituelle (expérience inédite de JOST, JACQUOT et COHEN).

Si la surrénalectomie maternelle provoque chez le foetus de rat l'hypertrophie des surrénales, rien ne démontre encore que l'hyperfonctionnement des glandes foetales puisse être suffisant pour subvenir même partiellement aux besoins maternels.

Il faut enfin rappeler que chez la chienne surrénalectomisée, STEWART et ROGOFF (1927) n'ont pas observé d'hypertrophie des surrénales foetales.

La discussion qui précède, au sujet du passage transplacentaire des hormones foetales, pourrait être répétée au sujet d'autres glandes, comme par exemple la thyroïde, à laquelle on a également attribué un rôle vicariant en cas de déficience maternelle (cf. ZONDEK, 1940; etc.). Mais il est inutile d'allonger trop cet exposé en multipliant les exemples.

Dans toute recherche sur les interrelations entre les glandes foetales et maternelles, il y a lieu de ne pas oublier que durant la gestation, toute l'endocrinologie de la femelle subit un remaniement considérable (cf. COURRIER, 1945) et que les processus physiologiques fondamentaux eux mêmes, tels que l'anabolisme protidique, revêtent des caractères particuliers (cf. ROMBAUTS et coll., 1953). Avant d'attribuer ces particularités endocriniennes ou métaboliques aux glandes foetales, une étude précise s'impose.

III. Les principales techniques d'étude de l'endocrinologie foetale

Il est évident que toute recherche sur l'endocrinologie foetale doit comporter essentiellement une analyse de l'organisme foetal lui même; mais la situation intra-utérine du foetus, ses petites dimensions aux stades jeunes, introduisent certaines limitations. De nombreuses recherches ont donc été faites sur des foetus prélevés à des stades divers et moins de travaux ont porté sur des foetus maintenus en vie pendant la durée d'une expérimentation.

Il est à peine nécessaire de signaler que si le présent exposé est limité aux Mammifères, cela tient à ce qu'il est impossible de l'allonger trop; mais dans toute discussion approfondie au sujet de l'endocrinologie foetale, il est bon de ne pas oublier les recherches faites dans les autres classes de Vertébrés. Dans les pages suivantes, nous passerons en revue les principales techniques qui ont été utilisées chez les Mammifères; le mode de groupement des techniques tel qu'il sera utilisé reste un peu artificiel, mais il suffit à rappeler les faits essentiels.

1. Examen cytologique des glandes foetales

Lorsqu'une cellule effectue un travail de sécrétion, elle présente généralement des signes morphologiques qui en témoignent. Aussi la découverte de tels signes apporte-t-elle une présomption en faveur d'une activité physiologique, et permet-elle des hypothèses intéressantes. Ainsi dès 1903 Bouin et Ancel, observant au niveau de la glande interstitielle testiculaire de foetus de porc très jeunes, les signes d'activité connus au niveau de l'interstitielle adulte, supposèrent que le testicule foetal exerce une activité endocrine durant la différenciation sexuelle de l'embryon (la démonstration de cette hypothèse ne fut apportée que bien plus tard, cf. Jost, 1947c). Mais même au sujet des glandes de l'adulte, il n'est pas toujours aisé de déduire de l'aspect cytologique une interprétation physiologique valable; cette remarque s'applique à plus forte raison aux glandes foetales qui ont souvent une affinité moindre pour les colorants.

Dans l'interprétation des préparations de glandes endocrines foetales, la plus grande circonspection est de rigueur, et deux problèmes se posent immédiatement: la qualité même de la préparation, qui dépend de la fixation et de la technique cytologique mise en oeuvre et le critère cytologique utilisé.

De nombreuses recherches ont été faites sur *l'hypophyse* par exemple, et divers auteurs ont cherché à préciser à quel stade apparaissent les premières cellules chromophiles (éosinophiles ou basophiles?). Les divergences ont été très nombreuses (bibliographie in Romeis, 1940; Racadot, 1949; Jost, 1951b; etc.).

Romeis (1940) a insisté sur l'importance de la technique dans ces résultats et Racadot (1949) a repris l'étude d'une manière systématique. En fixant les deux moitiés des mêmes hypophyses de porc, l'une dans le liquide de Helly (Zenker-formol) et l'autre dans du Bouin, cet auteur a constaté que l'on n'observe des granulations α qu'à partir du stade de 12 cm après fixation au Bouin, alors qu'il y en a déjà au stade de 4,5 cm après fixation au Helly. De toute manière à ces jeunes stades, les inclusions des cellules hypophysaires sont fines et très différentes de celles observées dans la glande adulte.

La plupart des auteurs ayant examiné l'hypophyse foetale au point de vue cytologique se sont ainsi préoccupés d'y retouver les granulations α ou β caractéristiques de la glande adulte. Doit-on considérer la présence de ces granules comme un critère indispensable de l'activité endocrine de ces cellules? Cela n'est pas évident à priori, étant donné le peu d'information que nous avons sur la signification exacte de ces formations chez l'adulte même.

Dans notre Laboratoire, nous étudions depuis plusieurs années la physiologie de l'hypophyse du foetus de lapin. Diverses expériences, qui seront évoquées plus loin, donnent à penser que cette glande est fonctionnelle, au moins à partir du stade de 22 jours environ. Or, les préparations d'hypophyses fixées au Helly et colorées à l'Azan ou selon d'autres techniques similaires, n'ont apporté que des résultats peu décisifs. R. Jacquot (1951) a suivi, par une méthode biométrique simple, l'accroissement de la masse cytoplasmique des cellules du lobe antérieur et a obtenu des résultats suggestifs. Ultérieurement l'application à l'hypophyse foetale du lapin, de la technique à l'acide périodique-Schiff, selon MacManus, apporta des données intéressantes (Jost et Gonse, 1953). Le nombre des cellules contenant des inclusions MacManus positives, de même que la taille de ces inclusions, faibles à 19 jours, croissent d'une manière considérable jusqu'au stade de 22 à 24 jours (fig. 1 et 2), pour présenter ensuite une certaine diminution. Or, entre 22 et 24 jours l'hypophyse joue un rôle particulièrement important dans le fonctionnement du testicule et de la tyroïde, comme le montrent les expériences de décapitation. Il y a donc un parallélisme suggestif entre les résultats de l'examen histochimique de l'hypophyse et ceux de l'expérimentation.

Le problème du critère histologique utilisé se présente d'une manière similaire au sujet des autres glandes endocrines du foetus. En ce qui concerne la *thyroïde*, par exemple, ARON (1931) a insisté sur la différence entre la *sécrétion* de colloïde accumulée dans les follicules et son *excrétion* dans le sang, se manifestant par l'apparition de vacuoles de résorption et qui seule correspondrait à une activité endocrine. En fait la glande synthétise de la thyroxine très précocement et il est bien difficile de savoir, autrement que par des dosages précis, à quel stade commence la sécrétion d'hormone thyroïdienne dans le sang. Dans certaines espèces, comme le lapin, la réplétion des follicules n'est d'abord que très partielle et il est impossible d'appliquer les distinctions suggérées par ARON (JOST, 1953b). L'emploi de techniques cytologiques apporterait sans doute d'utiles renseignements.

L'importance de la technique est primordiale également dans l'étude du *pancréas*. La plupart des études anciennes ont été réalisées avec des méthodes qui ne permettent pas de distinguer les cellules A et les cellules B; comme le souligne FERNER (1952) elles ont perdu beaucoup de leur intérêt histo-physiologique. Au fur et à mesure que seront mieux précisées les fonctions physiologiques de ces deux types cellulaires, la nécessité de leur distinction deviendra plus évidente.

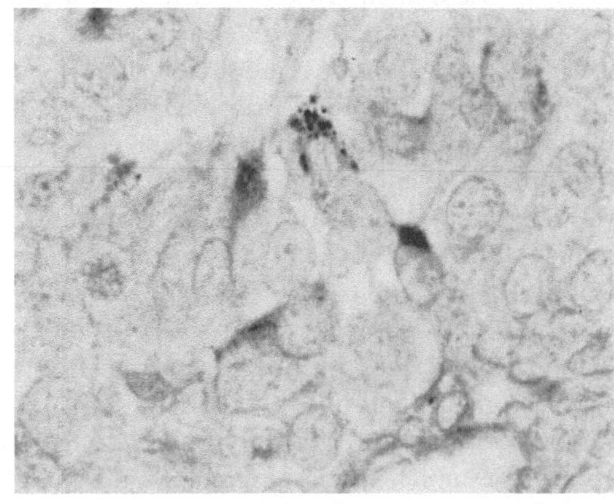

Fig. 1

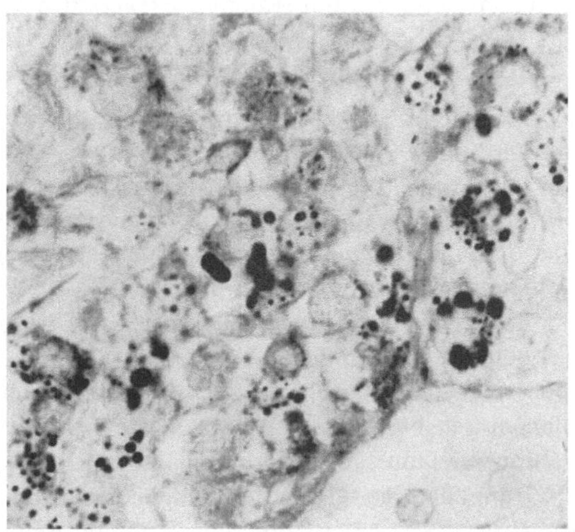

Fig. 2

Fig. 1 et 2. Hypophyses de foetus de Lapin, fixées au ROSSMAN et colorées selon MacManus (× 1100). Noter l'accroissement de la charge en matériel MacManus positif entre les stades de 20 jours 9 heures (fig. 1) et de 23 jours 2 heures (fig. 2) (d'après JOST et GONSE, 1953)

Une dernière remarque s'impose enfin, concernant le matériel expérimental utilisé. De nombreuses recherches ont été réalisées sur des pièces d'autopsie provenant d'avortement ou de mort néonatales, c'est-à-dire de toute manière sur le fruit de grossesses anormales pour une raison ou une autre. Ce ne sont pas là les meilleures conditions d'étude de la physiologie normale du développement. De plus l'histoire clinique de la mère n'est pas toujours exactement connue; des difficultés de cet ordre expliquent peut-être certaines observations contradictoires, par exemple au sujet des îlots pancréatiques. L'étude histologique des glandes foetales a cependant une importance considérable dans le cas des foetus anormaux, tels que les anencéphales. On sait que chez ces derniers, l'hypophyse, bien que rarement totalement absente, présente une réduction et des anomalies caractéristiques (cf. ANGEVINE, 1938), en même temps que le cortex surrénal est atrophié, ce qui suggère une relation de cause à effet (KOHN, 1924).

En conclusion, l'examen histologique, cytologique ou histochimique des glandes endocrines et des récepteurs du foetus est susceptible d'apporter des renseignements qui ont la valeur de *présomptions:* 1° sur la date d'entrée en fonction de la glande, dans la mesure où l'on dispose d'un critère morphologique valable; 2° sur les variations dans le taux d'activité d'une glande (par exemple, hypertrophie suivie d'une atrophie de l'interstitielle testiculaire du foetus humain, GILLMAN, 1948); 3° sur des variations concomitantes de diverses glandes endocrines ou récepteurs, qui pourraient correspondre à des relations physiologiques.

2. Dosage du contenu hormonal des glandes ou du sang

En principe, l'activité endocrine d'une glande foetale pourrait être établie en comparant le taux en hormone du sang afférent et du sang efférent de la glande. En fait, étant données les difficultés techniques rencontrées, un tel travail n'a pas été effectué, et les dosages ont généralement été pratiqués soit sur les glandes foetales elles-mêmes, soit dans le sang du foetus, soit encore dans l'urine du nouveau-né.

Le dosage d'une hormone dans le sang du foetus prend toute sa valeur seulement s'il peut être démontré que cette hormone ne peut provenir du placenta ou de la mère; ainsi, il semble assez probable que beaucoup de stéroïdes traversent le placenta et leur détection dans le sang ou l'urine du foetus ne saurait, à elle seule, démontrer l'activité des glandes foetales.

Dans certains cas particuliers, le dosage de métabolites autres que des hormones fournissent également des renseignements intéressants sur l'activité de la glande, par exemple, la teneur en acide ascorbique ou en cholestérol du cortex surrénal.

Pratiquement la plupart des hormones caractéristiques des glandes adultes ont été décelées dans les glandes foetales au moins à un stade ou à un autre du développement. Il suffit de citer quelques exemples:

Hypophyse antérieure:
— thyréostimuline: hypophyse de porc de 26 à 28 cm (RUMPF et SMITH, 1926).
— H. somatotrope: hypophyse de porc à partir de 9 à 11 cm (SMITH et DORTZBACH, 1929).
— facteur diabètogène: Veau à partir du 4e mois (HOUSSAY, 1948).
— H. gonadotrope: nombreux travaux, par exemple; hypophyse humaine à partir du 5e mois lunaire (SIEGMUND et MAHNERT, 1928; PHILIPP, 1929); hypophyse de porc à partir du stade de 18 à 20 cm (SMITH et DORTZBACH, 1929).
Lobe intermédiaire et postérieur: MacCORD, 1915; LEWIS, 1916; SNYDER, 1928.

Testicules: androgènes chez le Veau (âge non indiqué, WOMACK et KOCH, 1932; à partir du 5e mois, ATSUMI, 1939).

Corticosurrénale: minéralocorticoïdes et glucocorticoïdes chez le foetus humain à partir du 5e mois (STAEMMLER, 1953).

Médullosurrénale: nombreuses recherches; récemment il a été précisé que la noradrénaline apparaît avant l'adrénaline (SHEPHERD et WEST, 1951).

Pancréas: insuline chez le Veau du 5e mois (BANTING et BEST, 1922); facteur glycogénolytique chez le Veau du 3e et du 5e mois (SUTHERLAND et DE DUVE, 1948).

Thyroïde: très nombreux travaux (cf. RANKIN, 1941; GORBMAN et collab., 1952).

La découverte dans la glande foetale de son hormone caractéristique apporte une bonne preuve des capacités d'élaboration de la glande, mais elle ne démontre pas d'une manière irréfutable, que la glande libère cette hormone dans la circulation. Même s'il était démontré que l'hormone est effectivement secrétée dans le sang, on n'aurait encore aucun renseignement sur son rôle dans l'organisme foetal.

En outre, la limite de sensibilité des tests employés ne permet généralement pas d'étudier les stades les plus jeunes, car les glandes sont alors minuscules. Cependant, le rôle physiologique important des glandes foetales est souvent précoce (ainsi, les dosages d'androgènes dans le testicule de Veau ont été réalisés longtemps après les stades où a lieu la différenciation sexuelle du foetus). A ce point de vue, les recherches concernant la thyroïde sont plus avancées que les autres, parce que des techniques diverses et sensibles ont pu être mises en oeuvre. On peut déceler de la thyroxine dans la thyroïde du foetus de Veau très précocement avant l'apparition de follicules bien différenciés (KONEFF et coll., 1949); l'ensemble du métabolisme thyroïdien a été examiné avec des méthodes biochimiques précises chez le Veau près du terme (GORBMAN et coll., 1952). L'emploi d'iode radioactif I^{131} a d'autre part montré l'affinité précoce de la glande pour cet élément (GORBMAN et EVANS, 1943); la quantité de radio-iode fixée par la thyroïde augmente soudainement au moment ou la colloïde apparaît dans les follicules (CHAPMAN et coll., 1948, chez l'homme; JOST, MOREL et MAROIS, 1949, chez le lapin).

En conclusion, la découverte d'une hormone dans une glande endocrine du foetus constitue une indication hautement intéressante sur les capacités élaboratrices de la glande; elle ne démontre cependant pas que l'hormone est effectivement secrétée et elle laisse posée la question du rôle éventuel de cette hormone dans la physiologie du foetus.

3. Réponse des glandes ou des récepteurs du foetus à des hormones étrangères; cas des antithyroïdiens

La réponse des glandes endocrines ou des organes récepteurs aux hormones étrangères peut être analysée soit en introduisant les substances à essayer directement dans le foetus, soit en les administrant à la femelle gravide, ce qui pose à nouveau le problème de la traversée placentaire. Enfin, les progrès récents de la technique de culture *in vitro* des ébauches embryonnaires permettent d'envisager des recherches intéressantes *in vitro*.

a) Etude des glandes endocrines

Il a été démontré que divers facteurs hypophysaires peuvent stimuler les glandes endocrines du foetus (gonades, ARON, 1933b; thyroïde, ARON, 1933a; surrénales, WELLS, 1950; JOST, 1951b, 1954a). En général, ces études ont cependant été trop partielles pour apporter tous les renseignements que l'on peut en attendre: il serait en effet hautement intéressant de préciser à partir de quel stade une glande endocrine foetale est sensible à l'hormone hypophysaire et si une stimulation hypophysaire pourrait en hâter la maturation (ce qui ne paraît pas très probable).

Diverses glandes endocrines répondent par une atrophie à l'administration en excès (généralement par la voie transplacentaire) de l'hormone homologue: ainsi les surrénales des foetus de rat à terme sont déprimées par la cortisone (COURRIER, COLONGE et BACLESSE, 1951); la thyroïde du foetus de cobaye est réduite par l'injection de thyroxine à la mère (PETERSON et YOUNG, 1952). Il est très probable que l'atrophie de la glande foetale provoquée par l'hormone homologue résulte d'une inhibition de l'hypophyse foetale (cf. p. 19).

La thyroïde foetale répond au contraire par une hyperplasie à l'administration d'anti-thyroïdiens (rat, HUGHES, 1944; GOLDSMITH et coll., 1945, etc.; homme: DAVIS et FORBES, 1945, etc.; cobaye: PETERSON et YOUNG, 1952, etc.). Là encore, l'hypophyse foetale est probablement un relais nécessaire à la réaction, ce que suggère l'hypertrophie de l'hypophyse des foetus traités (cf. PETERSON et YOUNG, 1952). L'expérience inédite suivante apporte à ce sujet une indication expérimentale: des rates reçoivent pendant les derniers jours de la gestation du propylthiouracile par la voie buccale; quelques foetus de la portée sont décapités à 17 ou 18 jours: à 21 jours $^1/_2$ ils ont une glande thyroïde en état d'hypoactivité, alors que les foetus non décapités montrent la réaction habituelle.

b) Réponse des récepteurs

Parmi les recherches concernant la réponse des organes récepteurs aux hormones étrangères, les plus concluantes portent sur les *structures sexuelles*. Elles ont fait l'objet de nombreuses expériences destinées à produire l'intersexualité du foetus. L'administration d'un androgène à un foetus féminin provoque dans les meilleures conditions le développement complet de l'appareil génital mâle (épididymes, canaux déférents, vésicules séminales, prostate, enfin urètre et organes génitaux externes masculins), par contre les ovaires et les canaux de MÜLLER sont peu modifiés (DANTCHAKOFF, 1937; GREENE et coll., 1939; RAYNAUD, 1942; JOST, 1947b, etc.). Ces observations montrent que divers récepteurs du foetus sont sensibles à l'hormone mâle, qui peut orienter leur histogenèse.

Mais les ébauches embryonnaires ne sont capables de répondre de cette manière que pendant une durée de temps limitée. Si l'on considère le sinus urogénital, par exemple, il ne peut différencier une prostate sous l'influence d'une hormone mâle qu'à partir d'un certain âge, qui correspond au stade auquel la prostate apparaît normalement chez le mâle. Ultérieurement, à partir d'une date déterminée, il perd la possibilité de répondre à l'hormone mâle par la formation d'une prostate: le fait a été clairement établi par MOORE (1945) sur l'opossum; il est bien connu que chez les femelles de rat, par exemple, non pourvues d'ébauches prostatiques à la naissance, l'administration postnatale d'androgène ne provoque plus d'histogenèse prostatique. Il existe d'autre part des différences quantitatives dans la sensibilité aux hormones des divers recepteurs, le sinus uro-génital, par exemple, répondant à des doses plus faibles que les canaux de WOLFF.

La stimulation de structures mâles par les androgènes constitue une réaction conforme aux prévisions, que l'on pourrait qualifier d'«orthodoxe», par opposition à l'action inattendue, qualifiée de «paradoxale» observée dans d'autres conditions. Ainsi les oetrogènes féminisent partiellement les mâles, mais, fait inattendu, ces substances provoquent également une très légère masculinisation des femelles, caractérisée, entre autre, par la poussée de petits bourgeons prostatiques (GREENE et coll., 1940; RAYNAUD, 1942). De telles actions «paradoxales», connues aussi chez les Batraciens, restent encore mal comprises.

Enfin il convient de signaler qu'à côté d'effets plus ou moins prévisibles et compréhensibles, si l'on admet l'existence de corrélations endocrines chez le foetus, les hormones administrées au foetus produisent parfois des résultats absolument anormaux. Ainsi FRASER et FAINSTAT (1951) administrant de la cortisone à certaines races de souris, obtinrent des fissures palatines. Au cours d'expériences personnelles, j'ai observé des malformations ou des amputations congénitales des extrémités (pattes, queue, langue) à la suite d'injection de vasopressine au foetus (JOST, 1950b, 1951a) (fig.3). La série des processus qui est à leur origine comporte de l'oedème, des extravasations sanguines, la formation d'ampoules et enfin la nécrose; l'étendue de la lésion augmente avec la dose et il existe une phase limitée de sensibilité (après 18 jours, ces lésions ne se produisent plus). Le même type de lésions a également été obtenu après administration d'adrénaline. Ces anomalies que j'ai groupées sous le nom d'«acroblapsie» (JOST, 1953c), réalisent une sorte de phénocopie d'anomalies héréditaires qui ont été étudiées en détail chez la souris (gène my) et chez le lapin (gène br) (cf. JOST, 1953c).

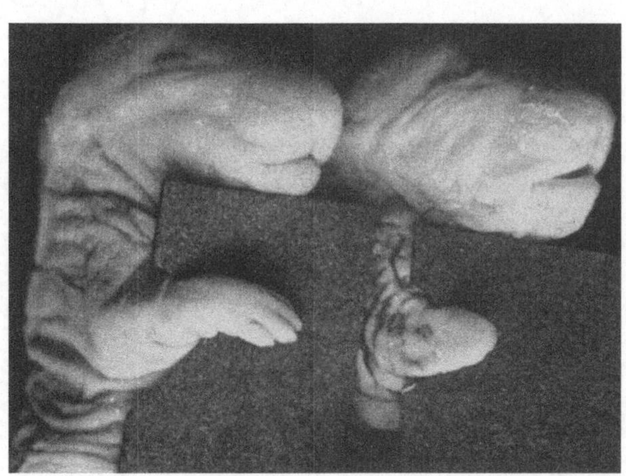

Fig. 3. Foetus de RAT de 21 jours. A gauche témoin, à droite foetus traité par un implant de poudre acétonique de posthypophyse de boeuf et montrant une amputation congénitale des mains («acroblapsie»)

En conclusion, ces derniers exemples montrent que si la réponse de récepteurs embryonnaires à l'injection de certaines hormones apporte des documents importants sur les potentialités de ces structures et sur leur sensibilité, il est difficile de préciser si la réaction rentre dans le cadre de la physiologie normale du foetus ou si elle constitue plutôt une réponse d'ordre pharmacologique. L'action des hormones sur les glandes endocrines peut donner quelques indications sur les corrélations endocriniennes du foetus.

4. Greffe d'une glande foetale sur un récepteur d'adulte

A supposer qu'une glande endocrine secrète, chez le foetus, une hormone comparable à celle existant chez l'adulte, en principe on peut s'attendre à ce qu'elle soit capable d'agir sur le récepteur correspondant de l'adulte. J'ai utilisé cette technique dans le cas du testicule foetal de rat greffé sur la vésicule séminale de rats adultes castrés (Jost, 1948b). Le testicule prélevé sur des foetus de 15 ou 16 jours, à l'époque ou normalement il contrôle la différenciation sexuelle du tractus génital, est laissé sur l'adulte pendant 5 ou 6 jours, c'est-à-dire jusqu'à ce qu'il parvienne à un âge foetal de 21 jours. A la fin de l'expérience, le greffon a

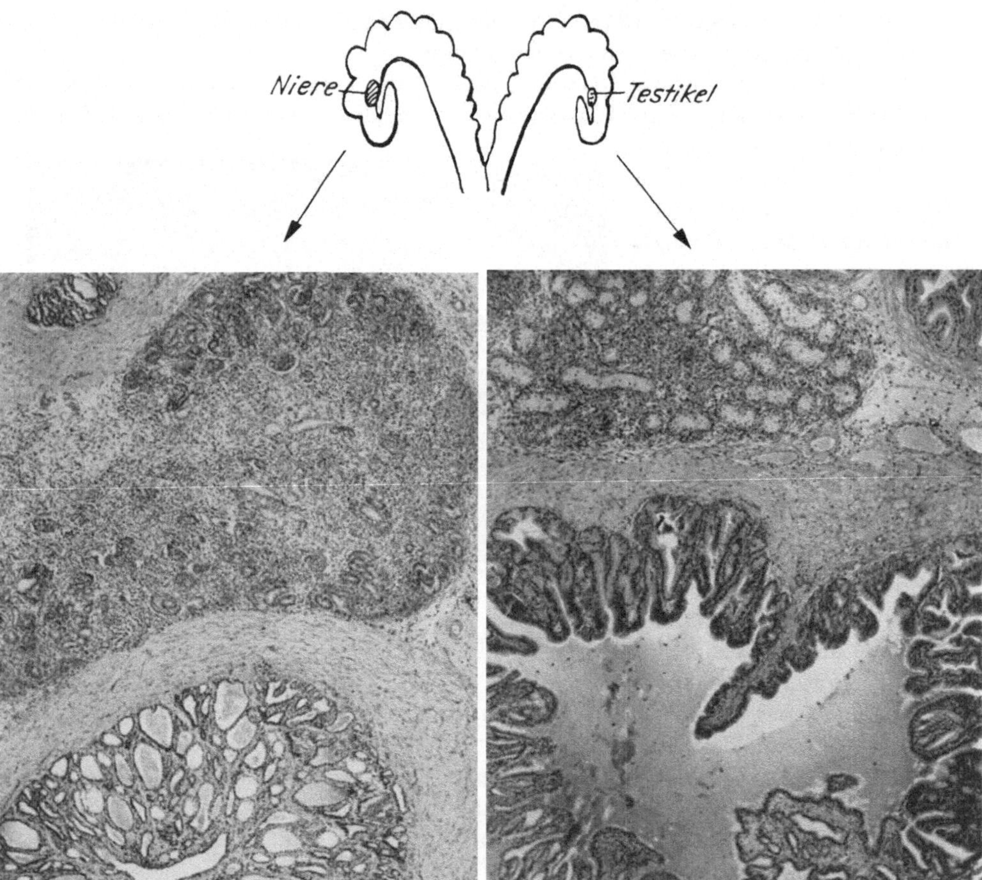

Fig. 4. En haut schéma montrant comment a été greffé sur les vésicules séminales d'un rat adulte castré, d'un côté un rein et de l'autre un testicule prélevés sur un foetus de 16 jours. En dessous, les coupes des deux vésicules séminales 5 jours après: le testicule exerce une stimulation localisée de l'épithélium de l'annexe (à droite), alors que la greffe rénale (à gauche) est sans action (d'après, Jost, 1951 b)

exercé une stimulation intense mais très localisée de l'épithélium de la vésicule séminale (fig. 4). Dans ces conditions, la glande foetale s'est donc montrée capable de libérer une secrétion active sur le caractère sexuel de l'adulte.

Cette observation à elle seule ne permet pas cependant de tenir pour démontré que cette même secrétion est normalement produite par la glande *in situ* dans l'embryon. L'interstitielle testiculaire est en effet considérablement hypertrophiée dans les greffons, qui ont subi une stimulation évidente; l'interstitielle du greffon est au contraire très atrophiée et son action presque nulle, si la greffe est effectuée sur un rat adulte castré et hypophysectomisé (JOST et COLONGE, 1949). La richesse du milieu en hormone gonadotrope contrôle donc le taux de sécrétion du testicule foetal greffé sur l'adulte.

5. Ablation des glandes endocrines et techniques substitutives

La technique biologique susceptible d'apporter les résultats les plus clairs dans une étude endocrinologique, est basée sur l'ablation de la glande étudiée, l'analyse des variations consécutives des récepteurs et la possibilité de pallier l'absence de la glande par l'administration d'extraits ou par la greffe.

De telles techniques ont été mises en oeuvre il y a fort longtemps dans l'étude des larves des Batraciens (hypophysectomie, thyroïdectomie, etc.); elles ont été ensuite étendues à l'embryon des Oiseaux (destruction de la région hypophysaire par les rayons X, WOLFF et STOLL, 1937; ou hypophysectomie chirurgicale, FUGO, 1940). Elles n'ont été appliquées d'une manière systématique à l'embryon des Mammifères qu'au cours des années récentes. En 1939 TOBIN tenta, avec un succès limité, la destruction de la surrénale du foetus de rat par cautérisation. MOORE (1941—1943) réalisa la castration de jeunes opossums contenus dans la poche marsupiale. RAYNAUD et FRILLEY tentèrent à partir de 1943 la destruction de l'hypophyse en adaptant au cas de l'embryon de Souris intra-utérin la technique des faisceaux localisés de rayons X, utilisée par WOLFF pour l'embryon de poulet; dans le cas de la souris, le faisceau est appliqué à travers la paroi utérine (technique in RAYNAUD et FRILLEY, 1948). A partir de 1946, JOST et WELLS publient les résultats de la castration chirurgicale de l'embryon de rat et de lapin; le premier opère sur des foetus qui, après l'opération continuent leur développement dans l'utérus (technique in JOST, 1947c), alors que le second ne laisse en place dans l'utérus que le placenta; le foetus lui-même, relié à son placenta par le cordon ombilical, continue son développement dans la cavité abdominale de la mère (technique in WELLS, 1950a); dans ce dernier cas l'opération n'est possible que durant les tout derniers jours de la gestation. En 1947, RAYNAUD et FRILLEY (1947b) réussissent la destruction totale des glandes génitales de l'embryon de souris par les faisceaux de rayons X; malheureusement, le faisceau, bien que très étroit, détruit également les organes avoisinants (par exemple, les canaux de MÜLLER); la technique n'est applicable qu'aux stades jeunes.

A partir de 1947, les mêmes auteurs rapportent les conséquences de la privation de l'embryon de son hypophyse, soit par la décapitation (JOST, 1947d, sur le lapin; WELLS, 1947, sur le rat), soit par la destruction totale de l'ébauche par les rayons X (RAYNAUD et FRILLEY, 1947a).

La technique qui jusqu'à présent s'est avérée la plus souple car elle a permis des interventions variées à divers stade du développement, est celle qui a été utilisée sur le foetus de lapin intra-utérin et que je résume succintement.

Au cours d'une laparotomie aseptique, une boucle de fil à cornée est placée sur la chambre utérine à points espacés sous la séreuse et un noeud est préparé (fig. 5), destiné à resserrer ensuite cette boucle et à refermer l'utérus en fin d'opération. Une petite incision est alors pratiquée dans la paroi utérine à l'intérieur de la boucle de fil (fig. 6 et 7) et une partie du foetus est extériorisée par une pression latérale. Lorsque l'intervention porte sur un organe intra-abdominal c'est la partie postérieure du foetus qui est extraite; l'abdomen du foetus est

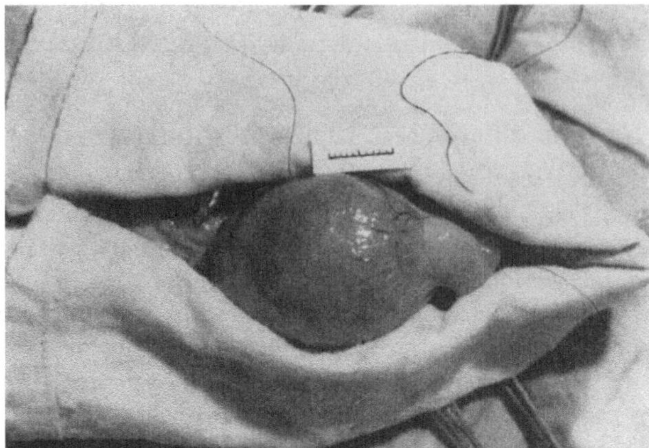

Fig. 5

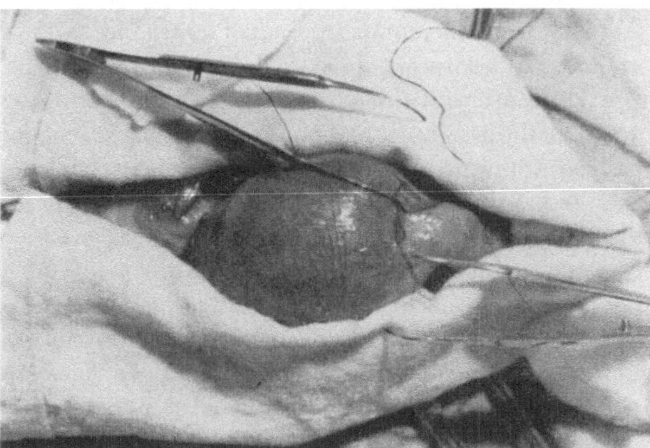

Fig. 6

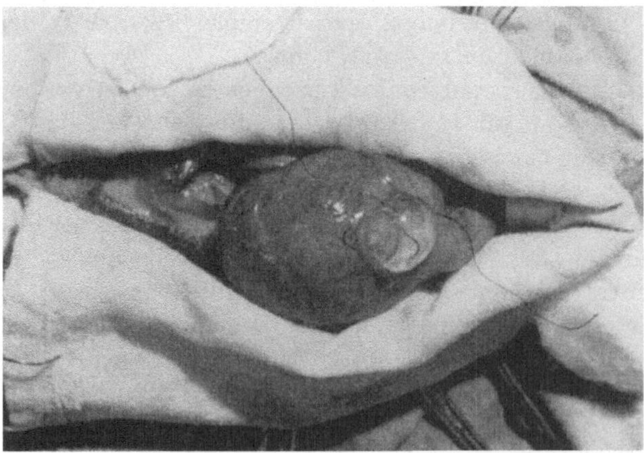

Fig. 7

Fig. 5—9. Photographies prises au cours de la décapitation d'un foetus de
Lapin; voir le texte (d'après JOST, 1951 c)

ouvert et l'opération réalisée (castration, greffe, introduction d'un implant hormonal, pancréatectomie partielle) (fig. 10). Le foetus suturé est ensuite remis en place dans l'utérus (JOST, 1947 c). Pour la décapitation du foetus, seule la tête est extraite (fig. 8) et réséquée (fig. 9) (JOST, 1951 c). Dans tous les cas, l'utérus est refermé grâce à la boucle de fil qui avait été préparée dès le début de l'intervention. L'administration d'antispasmodiques à la mère avant l'opération diminue la réaction utérine et augmente les chances de survie des foetus. Si les lapines sont en bonne santé, ce qui est essentiel, le pourcentage de succès varie de 50 à 70 ou 80% des cas, selon le stade.

Lorsque l'intervention chirurgicale est réussie et que l'on obtient finalement des foetus qui ont été privés d'une glande endocrine à un stade connu de la gestation, deux possibilités se présentent: ou bien l'ablation n'a aucun retentissement sur les récepteurs, ou bien elle modifie un ou plusieurs récepteurs d'une manière nette et reproductible. Le mode d'interprétation de ces deux types de résultats est très différent.

Dans le cas où l'intervention n'est suivie d'aucun effet, on peut logiquement en déduire que la présence de la glande endocrine supprimée n'est pas indispensable au foetus pendant la période de temps considérée, mais l'expérience n'apporte pas de renseignement sur le besoin hormonal des récepteurs. Le placenta est en effet perméable à certaines hormones maternelles, il est d'autre part une source d'hormones dans diverses espèces; la glande foetale pourrait donc avoir été suppléée par des hormones étrangères. Ainsi certains foetus de lapin décapités largement à 19 jours sont privés à la fois d'hypophyse et de thyroïde (JOST, 1953 b) et continuent leur croissance d'une manière sensiblement normale; l'hormone thyroïdienne maternelle, par exemple, a-t-elle pu suppléer la thyroïde foetale ou cette hormone est-elle inutile à la croissance du foetus, la question n'est pas résolue. D'autre part, certaines glandes endocrines foetales exercent sur les récepteurs une action précoce et durable; leur ablation un peu trop tardive ne se manifeste

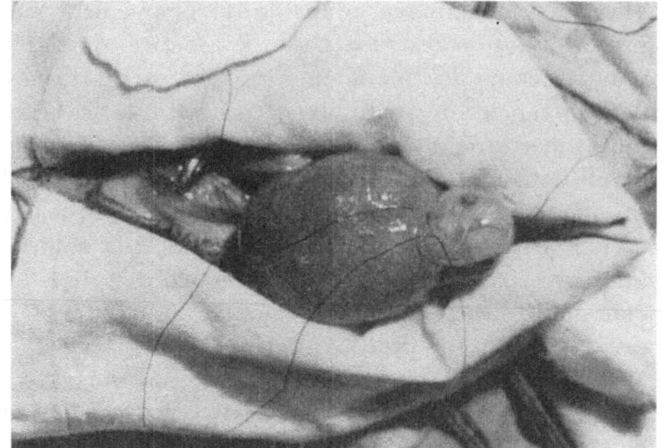

Fig. 8

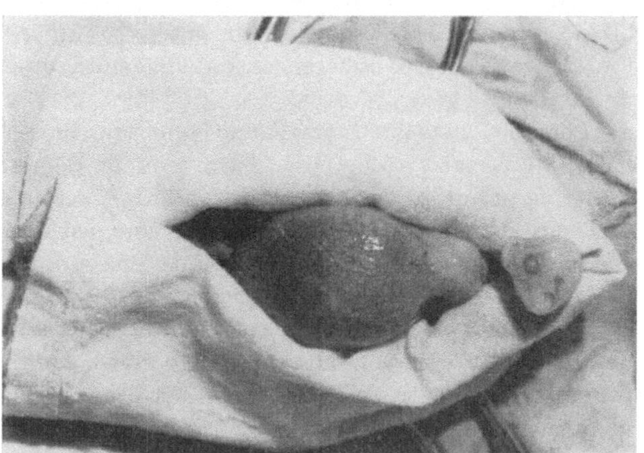

Fig. 9

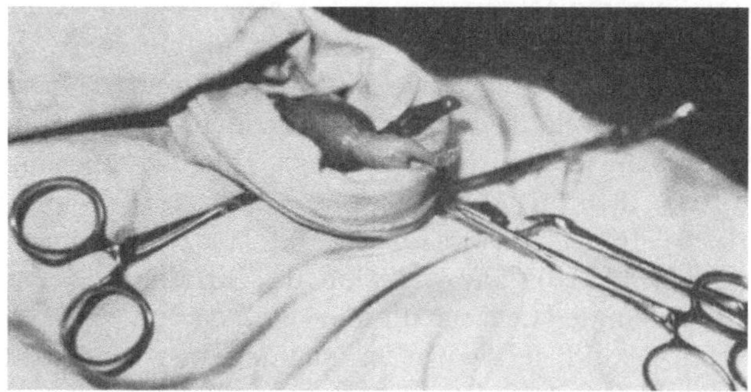

Fig. 10

Fig. 10. Photographie prise au cours de la castration d'un foetus de Lapin de 23 jours: la partie postérieure du foetus a été extraite de l'utérus (d'après JOST, 1947 c)

plus que modérément dans le développement du récepteur. Ainsi l'ablation précoce des testicules chez le foetus de lapin (à 19 jours, avant que n'apparaissent les premiers bourgeons prostatiques), empêche complètement le développement de toute glande prostatique; si la castration est réalisée quelques jours plus tard, alors que seules de minuscules ébauches prostatiques existent (stade de 23 jours), celles-ci continuent à s'allonger et à se ramifier, d'une manière presque égale à la normale (JOST, 1947 *b*). La castration la plus tardive, si elle était pratiquée seule, pourrait conduire à la conclusion manifestement inexacte, que le testicule foetal ne joue guère de rôle dans le développement prostatique; l'ensemble des observations montre au contraire, que la sécrétion testiculaire exerce une activité précoce qui entraîne une sorte de «détermination» de l'ébauche. MOORE (1943) ayant castré de jeunes opossums à l'âge de 20 jours (ou plus) de vie dans la poche marsupiale, a constaté que leurs minuscules ébauches prostatiques ne sont pas stoppées dans leur croissance et a supposé que le testicule ne joue pas de rôle dans le développement prostatique; exprimée de la sorte, la conclusion dépasse les faits, car il n'est pas encore possible de savoir si le testicule n'exerce pas sur la région prostatique des petits opossums, une action antérieure à la date de la castration. Ce sont des difficultés techniques considérables, en particulier l'influence fatale des adhérences, qui ont rendu impossible à l'auteur la réalisation de castrations plus précoces.

Lorsque l'ablation d'une glande endocrine du foetus entraîne des modifications nettes de certains récepteurs, il convient de démontrer que ce résultat est bien dû à une privation hormonale et non à des facteurs traumatiques ou autres. La meilleure démonstration, à ce point de vue, est apportée par le résultat positif de greffe de la glande. Le nombre d'expériences de ce genre est encore très limité: par exemple, la greffe d'un testicule foetal de lapin sur le tractus génital d'un foetus femelle provoque une masculinisation de la femelle (JOST, 1947 c, 1954 b); des essais de greffes souscutanées sont restés négatifs (JOST, 1947 c). Chez le mâle, la comparaison entre les effets de la castration unilatérale et bilatérale sont également-ment instructifs (JOST, 1947 c).

Le problème est particulièrement important lorsqu'on étudie le rôle de l'hypophyse foetale par la décapitation, car c'est toute la tête et tout l'encéphale qui sont supprimés, et il y a lieu de préciser si seule l'absence de l'hypophyse doit être incriminée dans les modifications notées au niveau des récepteurs. Chez le foetus de lapin décapité à 19 jours, on note à 28 jours une affinité moins grande de la thyroïde pour l'iode I^{131} (JOST, MOREL et MAROIS, 1949, 1952), des anomalies dans le développement morphologique de la thyroïde (JOST, 1953 b) (fig. 11), une réduction des surrénales (JOST, 1948 a), une insuffisance testiculaire (fig. 12) (JOST, 1948 a, 1951 c), l'absence de la charge du foie en glycogène (JOST et HATEY, 1949; JOST, 1954 a). Chez le rat la décapitation entraîne un retard thyroïdien (JOST, 1953 b), une atrophie des surrénales (WELLS, 1948; JOST, 1951), une réduction de la charge du foie en glycogène (JOST, 1954; JOST et JACQUOT, 1954), mais pas d'insuffisance fonctionnelle nette des testicules (WELLS, 1947, 1950 b; JOST et COLONGE, 1949; JOST, 1953a).

La meilleure preuve que seule l'absence de l'hypophyse doit être incriminée dans ces changements, serait apportée par la suppléance de la tête du foetus décapité par la greffe de son hypophyse ou de l'hypophyse d'un autre foetus de même âge. Un petit nombre d'essais seulement ont été faits dans ce sens, au sujet de l'influence de la décapitation sur le fonctionnement testiculaire: sur 4 essais, un seul a été complètement positif (JOST, 1951 c); on ne peut donc considérer le problème comme résolu de ce point de vue. Mais l'administration au moment de la décapitation, d'hormone gonadotrope sérique prévient l'insuffisance testiculaire du foetus de lapin (JOST, 1948 a, 1951 c), l'administration de cortico-stimuline prévient l'atrophie surrénalienne du foetus de rat ou de lapin (WELLS, 1948; JOST, 1951 b, 1954 a) et permet une charge du foie en glycogène chez le

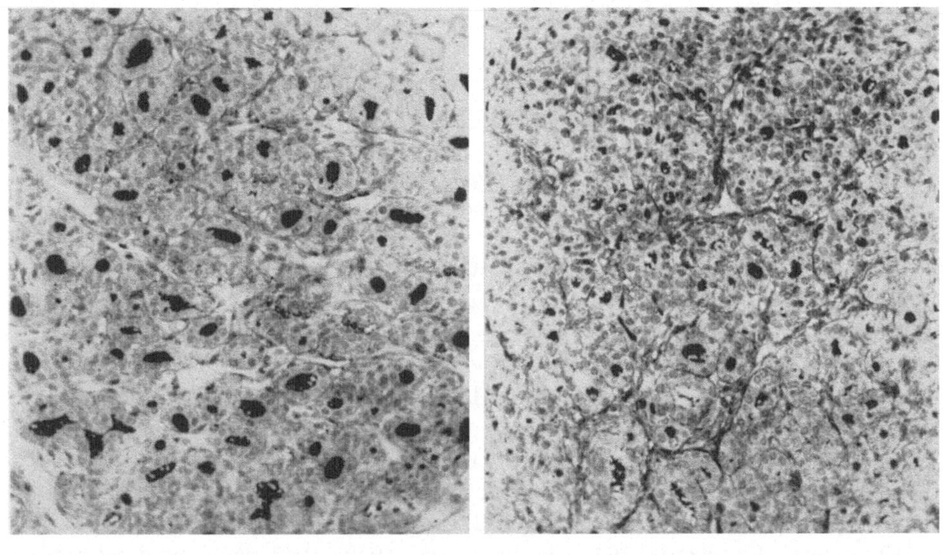

a   b

Fig. 11a et b. Coupes de thyroïdes colorées selon MacManus. Il s'agit de 2 foetus de Lapin de 23 jours, de la même portée dont l'un sert de témoin (*a*) et dont l'autre (*b*) a été décapité 4 jours auparavant; noter la faible charge en colloïde de ce dernier (d'après JOST, 1953 b)

lapin (JOST, 1954 a; JOST et JACQUOT, 1954). On peut donc estimer que, même si des lésions nerveuses intervenaient dans les signes d'hypofonctionnement notés au niveau des récepteurs, l'intégrité nerveuse n'est pas nécessaire pour que les extraits hypophysaires puissent ramener à la normale l'état de ces glandes. Il est d'autre part, très suggestif de constater que l'on peut relever, dans l'hypophyse même, des changements histochimiques correspondant aux phases d'activité probable, mises en évidence par la décapitation. Ainsi en étudiant des foetus de lapin décapités à 19 jours et sacrifiés à des dates ultérieures variables, ou bien des foetus décapités à des dates variables et sacrifiés tous au même stade final de 28 jours, on constate que c'est entre 22 et 24 jours que la glande semble exercer son influence la plus importante sur le testicule (JOST, 1951 c) ou sur la thyroïde (JOST, 1953 b). Or, c'est à ce moment que l'on observe la richesse maximum de la glande en matériel coloré par la technique de MacManus (cf. fig. 2).

En conclusion, il est sûr que l'intervention directe sur le foetus *in utero*, constitue la méthode de choix pour l'analyse de l'endocrinologie foetale; corroborée par les autres types d'examen résumés précédemment, elle est susceptible de permettre une analyse précise de l'endocrinologie foetale.

IV. Application à un exemple:
Le contrôle hormonal de la différenciation du sexe;
interprétation des anomalies sexuelles humaines

Dans le cadre de cet exposé consacré aux méthodes d'analyse de l'endocrinologie foetale, il est impossible de passer en revue d'une manière systématique les résultats obtenus pour les diverses glandes endocrines, de nombreux faits ont d'ailleurs été évoqués ou discutés dans les pages précédentes (voir aussi, Jost, 1954a). A titre d'exemple, je résumerai schématiquement les données expérimentales concernant la différenciation du sexe et leur incidence dans l'interprétation des anomalies sexuelles humaines. Une discussion plus précise des résultats expérimentaux a été présentée antérieurement (Jost, 1953a), ainsi qu'une vue générale du problème du contrôle hormonal de la différenciation sexuelle (Jost, 1948c).

Le cas des free-martins avait suggéré depuis longtemps, l'existence d'un contrôle hormonal de la différenciation sexuelle. L'étude histologique du développement du tractus génital montre par ailleurs, que les structures sexuelles se différencient au cours d'étapes successives: l'établissement du sexe de la gonade a lieu au cours d'une étape qui précède celle de l'organogenèse masculine ou féminine des voies génitales. Lorsque commencent à apparaître les premiers caractères sexuels mâles du tractus, le testicule renferme des cellules interstitielles volumineuses qui donnent à penser qu'il fonctionne déjà comme glande endocrine (Bouin et Ancel, 1903).

Dès que les hormones sexuelles commencèrent à devenir disponibles, de nombreux auteurs réussirent à modifier l'organogenèse sexuelle de l'embryon par l'administration d'androgènes (cobaye: Dantchakoff, 1937; rat: Greene et coll., 1939; souris: Raynaud, 1942; lapin: Jost, 1942, 1947 etc.) ou d'oestrogènes (rat: Greene et coll., 1940; souris: Raynaud, 1942, etc.). Ces expériences parlaient également en faveur d'un contrôle hormonal de la différenciation sexuelle, mais elles ne permettaient guère d'en préciser le mécanisme exact.

Ultérieurement la question fut soumise à l'expérimentation en utilisant la technique de la castration du foetus. Le premier essai, réalisé par Moore (1943) sur l'opossum, conduisit son auteur a mettre en doute l'existence d'un contrôle hormonal de la différenciation de l'appareil génital (voir p. 30).

A la fin de 1946, presque simultanément, Jost sur le lapin et Wells sur le rat, réalisèrent la castration du foetus chez les Placentaires. La technique utilisée par Wells ne permet guère que des interventions relativement tardives, au plus tôt entre 18 j. 2 h. et 18 j. 16 h. (Wells et coll., 1954). Les résultats démontrent qu'à la fin de la vie embryonnaire le testicule sécrète un androgène qui stimule la croissance des structures sexuelles, mais ils ne permettent pas de préciser si le testicule joue un rôle dans la formation initiale de ces annexes ou dans la régression des canaux de Müller (Wells, Cavanaugh et Maxwell, 1954).

Les expériences de castration de l'embryon de lapin apportèrent la preuve de l'intervention du testicule dans l'édification de l'appareil sexuel masculin et dans la régression des canaux de Müller. Il est inutile de rapporter ici le détail des observations (que l'on trouvera dans Jost, 1947c); seuls les résultats essentiels seront résumés.

La castration précoce des deux sexes conduit au développement de castrats qui ont tous la même structure féminine, caractérisée par la différenciation féminines des voies génitales (oviducte, utérus, vagin) et des organes génitaux externes; les caractères masculins font complètement défaut. Ces résultats montraient donc que le type sexuel se développant en l'absence de toute gonade est le type femelle, et que c'est *le testicule qui empêche le mâle génétique d'acquérir une conformation femelle.*

Au cours du développement normal de l'appareil génital mâle, le testicule exerce deux sortes d'activités: d'une part, il fait régresser les canaux de MÜLLER qui sans cela persisteraient; d'autre part, il provoque la persistance des canaux de WOLFF et l'évolution dans le sens mâle des diverses parties du tractus génital. Cette double activité testiculaire a été observée également dans des cas de greffe de testicule sur la femelle (JOST, 1947b, 1954b): le greffon supprime localement le canal de MÜLLER et provoque le développement plus ou moins localisé du canal de WOLFF, comme cela s'observe chez certains hermaphrodites vrais unilatéraux.

Quelques mois après la publication des recherches effectuées sur le lapin, RAYNAUD et FRILLEY (1947) réussissaient à détruire par les rayons X, d'une manière totale ou subtotale, les testicules d'embryons de souris au 13e jour de la gestation. Dans les embryons ainsi castrés le sinus uro-génital, les organes génitaux externes et les glandes mammaires acquièrent le type féminin, observations qui sont en complet accord avec celles relevées chez le lapin; malheureusement les expériences sur la souris n'apportent pas de renseignement sur le sort des canaux de MÜLLER après castration, puisque ces canaux sont complètement détruits au moment de l'irradiation.

Mais, chez le foetus de lapin, le testicule ne virilise complètement la partie postérieure du tractus génital, en particulier les organes génitaux externes, qu'en présence de l'hypophyse, ou bien d'hormone gonadotrope chez les foetus décapités (JOST, 1948a, 1951c). La décapitation entraîne en effet une conformation totalement féminine des organes génitaux externes (fig 12), ou seulement l'hypospadias si elle est un peu plus tardive; trop tardive (après 24 jours) elle n'affecte plus la différenciation des organes génitaux externes puisqu'à cette date, les testicules ont déjà imprimé leur sceau masculin sur ces structures. *Une insuffisance testiculaire survenant à un moment critique du développement s'accompagne donc d'une féminisation plus ou moins profonde des organes génitaux externes.*

L'analyse de détail des effets de la castration et de la décapitation, en fonction de la date à laquelle elles sont pratiquées, de même que l'étude de l'évolution concomitante du contenu de l'hypophyse en matériel MacMANUS positif, suggère qu'entre 22 et 24 jours le testicule traverse une sorte de crise d'activité intense (JOST et GONSE, 1953; JOST, 1954a). C'est durant cette période cruciale que sont établies pour la vie toutes les caractéristiques masculines du tractus génital, et la moindre déficience testiculaire survenant à ce moment laisse des séquelles indélébiles.

Les faits observés chez le foetus humain plaident également en faveur de l'existence d'une phase limitée d'intense activité testiculaire, puisque selon GILLMAN (1948) les cellules interstitielles commencent à proliférer au stade de 30 mm, qu'elles sont relativement énormes à 54 mm, et que leur dégénérescence survient vers le stade de 150 mm. Rappelons que d'après Wilson (1926) le sexe des organes génitaux externes du foetus humain devient reconnaissable vers le stade de 50 mm.

En tenant compte des données expérimentales, j'ai proposé au Premier Congrès de Gynécologie et d'Obstétrique de Mexico en 1949 (Jost, 1950a, 1952) une nouvelle interprétation de certaines anomalies de l'appareil génital humain (pseudohermaphrodisme, «agénésie ovarienne»), dont je rappellerai certaines grandes lignes ici.

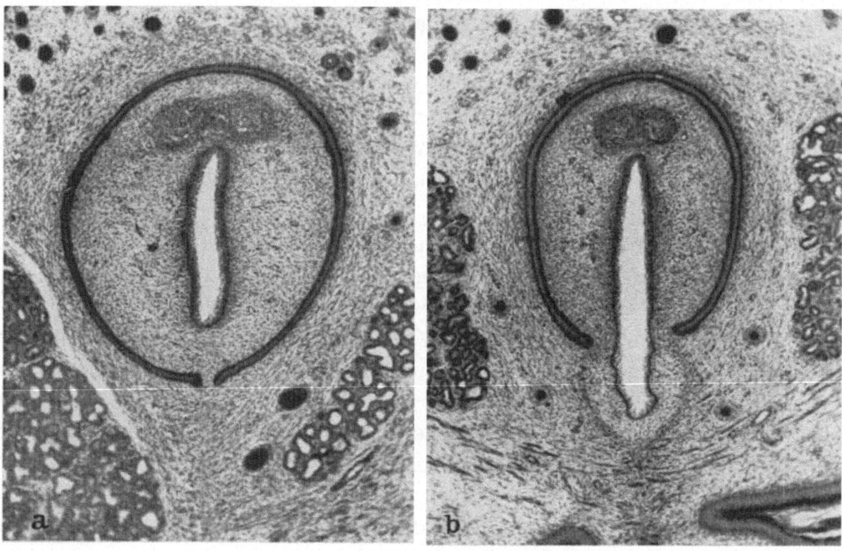

Fig. 12a et b. Coupes des organes génitaux externes de deux foetus mâles de Lapin de 28 jours, de la même portée. L'un sert de témoin (*a*) et montre un pénis typique dans lequel le repli balanopréputial entoure complètement l'urètre pénien; l'autre (*b*) a été décapité 9 jours avant et montre des organes génitaux externes de type tout à fait féminin (d'après Jost, 1951c)

Les anomalies les plus fréquentes sont constituées par les cas de pseudo-hermaphrodisme masculin (tendance féminine du tractus en présence de testicules). La plus légère et la plus fréquente des anomalies de ce type est l'hypospadias; une conformation externe totalement féminine associée à un tractus interne masculin est moins fréquente, mais donne lieu périodiquement à ces retentissants «changements de sexe» survenant à l'époque qui suit la puberté; enfin les cas extrêmes sont représentés par les sujets qui possèdent un appareil génital féminin complet, auquel sont annexées de petites glandes minuscules qui, à l'histologie, s'avèrent être des testicules. Tous ces cas peuvent s'interpréter aisément comme résultant d'une déficience testiculaire plus ou moins profonde à l'époque de la différenciation sexuelle du tractus génital[1], ce qui ne préjuge pas des capacités fonctionnelles ultérieures des testicules.

---

[1] Chez le foetus de lapin on produit facilement ces trois types d'anomalies en pratiquant les opérations suivantes: 1) décapitation à 22 ou 23 jours (hypospadias), 2) décapitation avant 21 jours (organes génitaux externes féminins), 3) castration à 19 jours (tractus entièrement féminin).

Le cas extrême de déficience testiculaire correspond à l'agénésie complète des testicules. Au début de 1947, dans un premier mémoire sur les effets de la castration de l'embryon de lapin, j'indiquais que si «les résultats observés sur le lapin sont valables pour l'Homme, il semble que le soma d'un être humain génétiquement masculin mais agonadique, devrait présenter une morphologie féminine» (JOST, 1947a). Or on décrit généralement sous le nom «d'agénésie ovarienne» le cas de sujets ayant une conformation entièrement féminine, mais qui ne possèdent aucune glande génitale; par contre, il n'existe pas de cas certain d'agénésie testiculaire (cf. ALTMANN, 1930). On comprend la chose si l'on admet que le soma acquiert la structure féminine en l'absence de gonade; on ne devrait donc pas parler «d'agénésie ovarienne» mais d'agénésie des gonades, puisque le seul examen morphologique ne permet pas de préciser si l'agénésie a frappé un mâle ou une femelle génétique.

Cette conception vient d'être étayée par des travaux récents. Il a été constaté que le sexe chromosomique peut être diagnostiqué dans l'espèce humaine par l'examen de la chromatine des noyaux de l'épiderme (cf. MOORE, GRAHAM et BARR, 1953); ce test a été appliqué à la détermination du sexe chromosomique dans un certain nombre de cas anormaux et en particulier dans l'étude de ces cas dits «d'agénésie ovarienne»: or le test indique que la plupart des patients considérés jusque là comme des femmes présentant une «agénésie ovarienne» ont le type nucléaire masculin et sont probablement des mâles chromosomiques (POLANI et coll., 1954; WILKINS et coll., 1954; BARR, 1955). Une telle découverte aura probablement des conséquences cliniques pratiques, si comme cela semble probable, le sexe chromosomique intervient dans la sensibilité des récepteurs aux hormones. Elle montre en outre comment, dans un tel domaine, l'observation clinique peut utiliser et corroborer les résultats de l'expérimentation animale.

Conclusions

La seule constatation des modifications endocriniennes de l'organisme maternel qu'entraîne la grossesse, ne permet en aucune manière d'attribuer ces modifications aux glandes endocrines foetales tant qu'une démonstration n'en aura pas été donnée; or, aucune démonstration de ce genre n'a été obtenue jusqu'à présent. Par contre on sait que certaines hormones circulant dans le sang maternel, peuvent agir sur le foetus.

L'application à l'étude de l'endocrinologie foetale des méthodes (ablation d'organes, greffes ou injections d'hormones) qui ont fait leur preuve dans l'examen de l'endocrinologie de l'adulte est réalisable, même chez les petits animaux de Laboratoire. Elle se complique du problème de la traversée placentaire des hormones, et peut être de l'endocrinologie placentaire elle-meme; d'autre part, le développement intra-utérin, du foetus apporte certaines limitations à l'expérimentation. Cependant, les recherches déjà faites dans ce domaine, établissent nettement que diverses glandes endocrines sont non seulement fonctionnelles avant la naissance, mais qu'elles jouent à un stade donné du développement un rôle indispensable à la constitution d'un nouveau-né normal.

Références

ALTMANN, F.: Virchows Arch. **276**, 455 (1930).
ANGEVINE, P.: Arch. of Path. **26**, 507, 518 (1938).
ARON, M.: Bull. Biol. France et Belg. **65**, 438, 521 (1931).
— C. r. Soc. Biol. (Paris) **113**, 446, 448 (1933a).
— C. r. Soc. Biol. (Paris) **113**, 1069, 1071 (1933b).
— E. STULZ et R. SIMON: C. r. Soc. Biol. (Paris) **89**, 571 (1923).
ATSUMI, J.: J. Chosen Med. Assoc. **29**, 251 (1939).
BANTING, F. G., and C. H. BEST: J. Labor. a. Clin. Med. **7**, 464, 472 (1922).
BARR, M. L.: Anat. Rec. (1955) (sous presse).
BILLMANN, F., u. R. ENGEL: Klin. Wschr. **1939**, 599, 600.
BOUIN, P., et P. ANCEL: C. r. Soc. Biol. (Paris) **55**, 1682, 1684 (1903).
BRUNER, J. A.: J. Clin. Endocrin. **11**, 360, 374 (1951).
BURNS, R. K.: Cold Spring Harbor Symp. Quant. Biol. **10**, 27, 33 (1942).
CARLSON, A. J., and F. M. DRENNAN: Amer. J. Physiol. **28**, 391 (1911).
— and H. GINSBURG: Amer. J. Physiol. **36**, 217, 222 (1915).
— J. S. ORR et W. S. JONES: J. of Biol. Chem. **17**, 19, 22 (1914).
CHAPMAN, E. M., G. W. CORNER, D. ROBINSON et R. D. EVANS: J. Clin. Endocrin. **8**, 717, 720 (1948).
COLLINGS, W. D.: Proc. Soc. Exper. Biol. a. Med. **40**, 679, 681 (1939).
COURRIER, R.: C. r. Acad. Sci. (Paris) **178**, 2192, 2193 (1924).
— Endocrinologie de la Gestation. Paris: Masson et Cie. 1945.
— R. M. COLONGE et M. BACLESSE: C. r. Acad. Sci. (Paris) **233**, 333, 336 (1951).
CUTHBERT, E. P., A. C. IVY, B. L. ISAACS et J. GRAY: Amer. J. Physiol. **115**, 480, 496 (1936).
D'AMOUR, M. C., and F. E. D'AMOUR: Proc. Soc. Exper. Biol. a. Med. **40**, 417, 418 (1939).
DANTCHAKOFF, V.: Bull. Biol. France et Belg. **71**, 269, 321 (1937).
DAVIS, L. J., and W. FORBES: Lancet **249**, 740, 742 (1945).
DAVIS, M. E., and E. J. PLOTZ: Endocrinology (Springfield, Ill.) **54**, 384, 395 (1954).
FERNER, H.: Das Inselsystem des Pankreas. Stuttgart: Georg Thieme 1952.
FIROR, W. M., and A. GROLLMANN: Amer. J. Physiol. **103**, 686, 698 (1933).
FRASER, F. C., and T. D. FAINSTAT: Pediatrics 8, 527, 533 (1951).
FUGO, N. W.: J. of Exper. Zool. **85**, 271, 298 (1940).
GAUNT, R., and H. W. HAYS: Science (Lancaster, Pa.) 88, 576 (1938).
— W. O. NELSON and E. LOOMIS: Proc. Soc. Exper. Biol. a. Med. **39**, 319 (1938).
GILLMANN, J.: Carnegie Inst. Contrib. Embryol. **32**, 81, 127 (1948).
GOLDSMITH, E. D., A. S. GORDON and N. A. CHARRIPPER: Amer. J. Obstetr. **49**, 197, 206 (1945).
GORBMAN, A., and H. M. EVANS: Endocrinology (Springfield, Ill.) **32**, 113 (1943).
— S. LISSITZKY, O. MICHEL, R. MICHEL and J. ROCHE: Endocrinology (Springfield, Ill.) **51**, 546, 561 (1952).
GREENE, R. R., M. W. BURRILL and A. C. IVY: Amer. J. Anat. **65**, 415, 456 (1939).
— — — Amer. J. Anat. **67**, 305, 338 (1940).
— J. A. WELLS and A. C. IVY: Proc. Soc. Exper. Biol. a. Med. **40**, 83, 86 (1939).
HELWIG, E. B.: Arch. Int. Med. **65**, 221, 239 (1940).
HOUSSAY, B. A.: Rev. Soc. Argent. Biol. **21**, 316 (1945).
— C. r. Soc. Biol. (Paris) **142**, 1160 (1948).
HUGHES, A. M.: Endocrinology (Springfield, Ill.) **34**, 69 (1945).
INGLE, D. I., and G. T. FISHER: Proc. Soc. Exper. Biol. a. Med. **39**, 149, 150 (1938).
JACQUOT, R.: Arch. d'Anat. microsc. **40**, 282, 297 (1951).
JONES, J. M., C. W. LLOYD and T. C. WYATT: Endocrinology (Springfield, Ill.) **53**, 182 (1953).
JOST, A.: Ann. d'Endocrin. **3**, 121, 124 (1942).
— C. r. Soc. Biol. (Paris) **137**, 586 (1943).
— C. r. Soc. Biol. (Paris) **140**, 774, 938 (1946).
— (a) C. r. Assoc. Anat. 34ème Réunion, Paris, mars-avril, 1947; pp. 255, 262 (1947).
— (b) Arch. d'Anat. microsc. **36**, 242, 270 (1947).
— (c) Arch. d'Anat. microsc. **36**, 271, 315 (1947).
— (d) C. r. Acad. Sci. (Paris) **225**, 322 (1947).

JOST, A.: (a) C. r. Soc. Biol. (Paris) **142**, 273 (1948).
— (b) C. r. Soc. Biol. (Paris) **142**, 196, 198 (1948).
— (c) Biol. Rev. Cambridge Philos. Sec. **23**, 201, 236 (1948).
— (a) Gynéc. et Obstétr. **49**, 44, 60 (1950).
— (b) C. r. Soc. Biol. (Paris) **144**, 1324 (1950).
— (a) C. r. Soc. Biol. (Paris) **145**, 1805 (1951).
— (b) Biol. Méd. **40**, 205, 229 (1951).
— (c) Arch. d'Anat. microsc. **40**, 247, 281 (1951).
— Ginec. y obstetr. de Mexico **7**, 477, 492 (1952).
— (a) Recent Progr. in Hormone Res. **8**, 379, 413 (1953).
— (b) Arch. d'Anat. microsc. **42**, 168, 181 (1953).
— (c) Arch. franc. Pédiatr. **10**, 855, 860 (1953).
— (a) Cold Spring Harbor Symp. Quant. Biol. **19**, 167, 180 (1954).
— (b) Symposium on comparative endocrinology of Vertebrates, Liverpool. Memoirs Soc. for Endocrinol. No. 4, 237, 247 (1955).
— et R. A. COLONGE: C. r. Soc. Biol. (Paris) **143**, 140 (1949).
— et P. GONSE: Arch. d'Anat. microsc. **42**, 243, 271 (1953).
— et J. HATEY: C. r. Soc. Biol. (Paris) **143**, 146 (1949).
— et R. JACQUOT: C. r. Acad. Sci. (Paris) **239**, 98, 100 (1954).
— F. F. MOREL et M. MAROIS: C. r. Soc. Biol. (Paris) **143**, 142, 145 (1949).
— — — C. r. Soc. Biol. (Paris) **146**, 1066, 1070 (1952).
KITCHELL, R. L., and L. J. WELLS: Anat. Rec. **112**, 561, 591 (1952).
KOHN, A.: Arch. mikrosk. Anat. u. Entw.mechan. **102**, 113, 129 (1924).
KONEFF, A. A., C. W. NICHOLS, J. WOLFF and I. L. CHAIKOFF: Endocrinology (Springfield, Ill.) **45**, 242, 249 (1949).
LAFON, G.: C. r. Soc. Biol. (Paris) **75**, 266 (1913).
LEWIS, D.: J. of Exper. Med. **23**, 677 (1916).
LEWIS, R. A., E. ROSENBERG and L. WILKINS: Endocrinology (Springfield, Ill.) **47**, 414, 417 (1950).
MACCORD, C. P.: J. of Biol. Chem. **23**, 435, 437 (1915).
MOORE, C. R.: J. of Exper. Zool. **94**, 415, 461 (1943).
— Amer. J. Anat. **76**, 1, 31 (1945).
MOORE, K. L., M. A. GRAHAM and M. L. BARR: Surgery etc. **96**, 641, 648 (1953).
PETERSON, R. R., and W. C. YOUNG: Endocrinology (Springfield, Ill.) **50**, 218, 225 (1952).
PHILIPP, E.: Zbl. Gynäk. **53**, 2386 (1929).
POLANI, P. E., W. F. HUNTER and B. LENNOX: Lancet 1, 120, 121 (1954).
POTTER, E. L., H. P. G. SECKEL and W. A. STRYKER: Arch. of Path. **31**, 467, 482 (1941).
RACADOT, J.: Arch. d'Anat. microsc. **38**, 318 (1949).
RANKIN, R. M.: Anat. Rec. **80**, 123, 136 (1941).
RAYNAUD, A.: Modification expérimentale de la différenciation sexuelle des embryons de Souris par action des hormones androgènes et oestrogènes. Actual. Scient. et Ind. n° 925 et 926. Paris: Hermann 1942.
— Arch. d'Anat. microsc. **39**, 518, 576 (1950).
— et M. FRILLEY: (a) C. r. Acad. Sci. (Paris) **225**, 596 (1947).
— — (b) Ann. d'Endocrin. **8**, 400 (1947).
— — Bull. Soc. zool. France **73**, 186 (1948).
ROGOFF, J. M., and G. N. STEWART: Amer. J. Physiol. **79**, 508, 535 (1927).
— — Amer. J. Physiol. **86**, 20, 24 (1928).
ROMBAUTS, P., G. BOURDEL et R. JACQUOT: C. r. Acad. Sci. (Paris) **236**, 2543, 2545 (1953).
ROMEIS, B.: Hypophyse, in Handbuch der mikroskopischen Anatomie (V. MÖLLENDORFF). Bd. VI, 3 Teil. Berlin: Julius Springer 1940.
RUMPF, P., and P. E. SMITH: Anat. Rec. **33**, 289 (1926).
SHEPHERD, D. M., and G. B. WEST: Brit. J. Pharmacol. **6**, 665 (1951).
SIEGMUND, H., and A. MAHNERT: Münch. med. Wschr. **1928**, 1835.
SMITH, P. E., and C. DORTZBACH: Anat. Rec. **43**, 277, 297 (1929).
SNYDER, F. F.: Amer. J. Anat. **41**, 399 (1928).
STAEMMLER, H. J.: Arch. Gynäk. **182**, 521, 528 (1953).

Stebbins, R. B. Endocrinology (Springfield, Ill.) **49**, 671 (1951).
Sutherland, E. W., and Ch. De Duve: J. of Biol. Chem. **175**, 663 (1948).
Swingle, W. W., M. M. Parkins, A. R. Taylor, H. W. Hays and J. A. Morrell: Amer. J. Physiol. **119**, 675, 683 (1937).
Schlossmann, H.: Arch. exper. Path. u. Pharmakol. **159**, 213, 222 (1931).
Schwabe, E. L., and F. E. Emery: Proc. Soc. Exper. Biol. a. Med. **40**, 383, 385 (1939).
Skowron, S., et B. Skarzinski: C. r. Soc. Biol. (Paris) **112**, 1604, 1606 (1933).
Tobin, C. E.: Amer. J. Anat. **65**, 151, 177 (1939).
Walaas, Ev., u. O. Walaas: Acta path. scand. (Copenh.) **21**, 640, 672 (1944).
Wells, L. J.: Proc. Soc. Exper. Biol. a. Med. **63**, 417, 419 (1946).
— Anat. Rec. **97**, 409 (abstract.) (1947).
— Proc. Soc. Exper. Biol. a. Med. **68**, 487 (1948).
— (a) Anat. Rec. **108**, 309 (1950).
— (b) Arch. d'Anat. microsc. **39**, 499, 517 (1950).
— M. W. Cavanaugh and E. L. Maxwell: Anat. Rec. **118**, 109, 127 (1954).
Wilkins, L., M. M. Grumbach and J. J. van Wyck: J. Clin. Endocrin. **14**, 1270 (1954).
Wilson, K. M.: Contrib. Embryol. Carnegie Inst. Wash. **18**, 23 (1926).
Wolff, Et., et R. Stoll: C. r. Soc. Biol. (Paris) **126**, 1215, 1217 (1937).
Womack, E. B., and F. C. Koch: Endocrinology (Springfield, Ill.) **16**, 267 (1932).
Young, H.: Genital abnormalities, hermaphroditism and related adrenal diseases. Baltimore: Williams and Wilkins 1937.
Zondek, H.: Acta med. scand. (Stockh.) **103**, 251, 258 (1940).

Institut für Tierzucht und Erbpathologie der Freien Universität Berlin
Berlin-Dahlem

Fetale hormonale Störungen bei Tieren

Von

WALTER KOCH

Wir kennen eine große Reihe von embryonalen Störungen bei Haustieren,
bei denen hormonale Einflüsse m. o. W. deutlich beteiligt sind. Da aber vieles
auf diesem Gebiet noch nicht genügend geklärt oder auch mit modernen Untersuchungsmethoden noch nicht geprüft ist, dürfte mit einer vollständigen Auf-
stellung nicht gedient sein. Der Aufgabe unseres Symposions dürfte es entsprechen, wenn ich einerseits *Modelle* demonstriere, die bei Tieren relativ klar
sind, wenigstens deutlicher übersehbar als beim Menschen, weil es auf diese
Weise vielleicht möglich ist, ordnende Wege zu finden. Zum anderen ergibt sich
vielleicht die Möglichkeit, bei Haustieren *Material* oder gar eine *Versuchsanordnung*
für klärende experimentelle Untersuchungen zu finden. Es ist der Vorzug meiner
Arbeitsrichtung, daß die Beobachtung verschiedener Arten unterschiedliche
Häufigkeit bestimmter Krankheiten und Anomalien bei den einzelnen Arten zeigt.
Endokrine Krankheiten, die beim Menschen sporadisch vorkommen, treten bei
Tieren bevorzugt an einzelnen Arten auf, ja, sie erscheinen mitunter sogar als
Rasseneigentümlichkeit. Das gilt auch für fetale hormonale Störungen.

In der Haustierzucht und Veterinärwissenschaft werden endokrinologische
Fragen regelmäßig zunächst als *genetische* Probleme gesehen. Hier kann als Regel
gelten: Hormonale Regelungen erweisen sich bei sorgfältiger Untersuchung als
erblich variierend. Das ist einmal dadurch bedingt, daß unsere Haustiere in vielen
Fällen als Rassen im Sinne der Genetik anzusehen sind, daher als Inzuchtstämme;
das läßt erbliche Eigentümlichkeiten deutlicher hervortreten. Zum anderen
züchten wir unsere Haustiere auf bestimmte physiologische Leistungen. Milch-
leistung, Schnellwüchsigkeit, Mast, hohe Nachkommenzahl, Legeleistung sind
nichts anderes als quantitativ modifizierter Nucleoproteidstoffwechsel, Amino-
säurestoffwechsel, Kohlehydratstoffwechsel usw. Was dabei unterschiedlich zu
züchten, also erblich ist, sind rein oder wenigstens überwiegend quantitative
Unterschiede der hormonalen Leistungsfähigkeit. Es ist deshalb nicht erstaunlich,
daß auch im Bereiche der hormonalen Regulierung pathologische Erscheinungen
erblicher Natur verhältnismäßig häufig beobachtet werden. Aus diesen Gründen
ist die Haustierzucht vielleicht geeignet, für einige der in diesem Symposion auf-
tauchenden Teilfragen Modelle von Störungen, die gezüchtet werden können, zu
liefern.

1. Kongenitale Struma. In allen Kropfgebieten gibt es auch bei Tieren Strumen.
Sie sind vielgestaltig und schwer übersehbar, andererseits praktisch und klinisch

von geringer Bedeutung. Eine Ausnahme machen die Strumen der *neugeborenen Ziegen.* Diese Strumen sind häufig von monströser Größe. Jede der beiden Schilddrüsen kann die Größe des Kopfes des Neugeborenen erreichen. In den schwereren Fällen sind daher diese Kröpfe letal: Die Neugeborenen ersticken infolge Kompression der Trachea. Der Neugeborenenkropf der Ziegen ist streng dominant erblich. Ausnahmslos läßt sich nachweisen, daß entweder der Vater oder die Mutter oder beide Eltern von Kropflämmern auch Kröpfe hatten. Aufspaltung nach den MENDELschen Regeln wird innerhalb der Wurfgeschwister beobachtet. Tiere, die selbst keinen Kropf haben, bekommen niemals kropfige Nachkommen. In einigen Kropfgegenden von Oberbayern fanden sich in den 30er Jahren die Mehrzahl der Ziegenlämmer kropfig, die Verluste bei der Geburt betrugen bis zu 30% der Neugeborenen. Die Erbträger sind erkennbar, da sich die nicht letalen Kröpfe derart rückbilden, daß ein palpierbares Rudiment der Struma zeitlebens nachweisbar ist. Durch Ausschaltung der Erbträger habe ich in Oberbayern innerhalb von 2 Jahren die Krankheit praktisch beseitigt. Auch das kann als Beweis für die Erblichkeit gelten.

Wie gesagt, treten aber auch in erblich belasteten Familien die Kröpfe nur in Kropfgegenden auf. Daß dabei Jodmangel eine Rolle spielt, konnte ich experimentell beweisen. 25 Mutterziegen, die nachweisbar Kropflämmer geboren hatten, erhielten in der 2. Hälfte der Gravidität Jodsalz zugefüttert; sie brachten ausnahmslos nur kropffreie Lämmer. Sicher ist aber der Jodmangel nicht der einzige Faktor, dafür spricht die merkwürdige Verbreitung des Kropfes, die auch in geologisch ganz einheitlichen Gebieten lokal begrenzt ist. So fand ich in einem von einem Bach durchzogenen, langgestreckten Dorf die Ziegen an der einen Seite des Baches verkropft, an der anderen Seite des Baches kropffrei. Auf Grund der klaren Verhältnisse der Struma der neugeborenen Ziegen möchte ich vorschlagen, Ziegen als Versuchstiere der Prüfung der Ursachen der Struma zu wählen.

2. Das angeborene Myxödem kommt bei fast allen Tieren vor. Auffallend war eine Epidemie bei *Schweinen,* die in Süddeutschland, insbesondere im Donaugebiet, in den Jahren 1945—1948 aufgetreten ist. Die befallenen Ferkel werden als „Speckferkel" bezeichnet. Diese Tiere sind meist nicht lebensfähig. In manchen Fällen werden die Ferkel zunächst wenig verändert geboren, das Myxödem entwickelt sich erst in der 2.—3. Woche nach der Geburt, und zwar vorwiegend in der Hals- und Schulterregion („Dickhalsferkel"). Bei manchen Dickhalsferkeln ist auch Kretinismus festzustellen. Das Myxödem tritt in der Nachkommenschaft bestimmter Tiere auf, auch Aufspaltung innerhalb der Würfe ist häufig, eine erbliche Disposition kann deshalb angenommen werden. Es hat sich aber nachweisen lassen, daß das epidemische Auftreten fütterungsbedingt ist. In der Schweinezucht ist in der Kriegs- und Nachkriegszeit im Futter an Eiweiß gespart worden, Eiweißmangel ist also eine gewisse Voraussetzung der Krankheit. Eiweißmangel hat aber in dieser Zeit in ganz Deutschland bestanden; das Myxödem ist jedoch sehr viel häufiger in Süddeutschland vorgekommen. Es hat sich gezeigt, daß wesentlich der Mangel an Verfütterung von Fischmehl schuld war. Fischmehl ist in der Schweinefütterung gebräuchlich; es wird aus Abfällen von Seefischen hergestellt und ist jodhaltig. In der Kriegs- und Nachkriegszeit stand Fischmehl nicht zur Verfügung, in dieser Zeit ist das Myxödem bei Schweinen epidemisch aufgetreten. Von dem Zeitpunkt an, zu dem das Fischmehl zur Verfügung stand, ist die Krankheit wesentlich zurückgegangen.

3. Die angeborene Chondrodystrophie kommt bei allen Haustierarten vor. Für die meisten Tierarten ist Erblichkeit nachgewiesen; es gibt eine Reihe von chondrodystrophischen Rassen. Durch gründliche Untersuchungen, insbesondere von LANDAUER, ist nachgewiesen, daß Veränderungen der Thyreoidea im Zusammenhang mit der Chondrodystrophie stehen. Deshalb erscheint aber das Wesen der hormonalen Regulierung der Chondrodystrophie nicht geklärt; insbesondere ist nicht genügend klar, ob hier ein Gen vorliegt, das primär wachstumshemmend wirkt und dabei auch die Entwicklung von Endokrindrüsen beeinflußt, oder ob es sich um eine primäre embryonale endokrine Krankheit handelt. Obwohl also bei Haustieren sehr großes Material vorliegt, erscheint es heute noch nicht möglich, Wesentliches zur Aufklärung der angeborenen Chondrodystrophie vorzutragen.

4. Die beim Menschen wichtigsten endokrinen Krankheiten *Diabetes* und *Basedow* sind bei Tieren so selten, daß kein Beitrag zur Frage des Verhaltens der Nachkommen bzw. der embryonalen Verhältnisse gegeben werden kann.

5. Beim Rind gibt es *hypothyreotische* und *hyperthyreotische* Typen mit deutlichen Unterschieden aller in Frage kommenden physiologischen Eigentümlichkeiten, ohne daß diese Tiere krank sind. Unterschiedliche Reaktion gegenüber verschiedenen, unter einheitlichem Bild auftretenden Krankheiten ist nachgewiesen. Hier ist von Interesse, daß das *Geburtsgewicht* der Nachkommen von hypothyreotischen Typen erheblich höher ist als das der Neugeborenen von hyperthyreotischen Müttern.

6. Kongenitaler Zwergwuchs kommt bei allen Haustieren vor und ist erblich und züchtbar. Die hormonalen embryonalen Verhältnisse sind nicht aufgeklärt.

7. Bei Rindern und Pferden sind die *sekundären Geschlechtsmerkmale* in der Körperform insbesondere in der Ausbildung von Hals- und Schultergegend sehr ausgeprägt. Diese Geschlechtsunterschiede entwickeln sich bei erwachsenen Tieren von der Pubertät allmählich bis zum Alter der voll Erwachsenen. Gleiche Geschlechtsunterschiede werden um die Mitte der Gravidität an den Feten festgestellt. Diese Geschlechtsunterschiede sind bis zur Zeit der Geburt fast vollständig wieder verschwunden. Es ist noch nicht aufgeklärt, in welcher Weise embryonale Tätigkeit der Keimdrüsenhormone hier wirksam ist.

8. Bei mehr als 90% verschiedengeschlechtlicher Zwillingsgeburten sind ausschließlich beim Rind die weiblichen Zwillingskälber mißgebildete *Intersexe*, wobei in der Regel Reduktion der MÜLLERschen Gänge gefunden wird. Ältere Autoren haben das darauf zurückgeführt, daß die Placenten bei Rinderzwillingen regelmäßig verwachsen sind, so daß der Kreislauf kommuniziert. Das ist nicht unbestritten, weil auch bei anderen Tieren Vereinigung des placentären Kreislaufs vorkommt, ohne daß deshalb Störung der Entwicklung der Genitalien auftritt. Für die Untersuchung der Intersexualität könnten trotzdem die Rinderzwillinge wertvolles Material bieten. Durch Verabreichung von gonadotropen Hormonen an Kühe kann man beliebig Zwillinge und Mehrlinge erzeugen. Es ist auch beim Rind verhältnismäßig einfach, in verschiedenen Stadien der Gravidität die Embryonen zu untersuchen.

9. Bedeutung der Oestrogene für die embryonale Entwicklung. Schon 1928 wurde beobachtet, daß die Entwicklung von Frühgeburten durch Verfütterung von

Oestrogenen gefördert werden kann. Diese Frage konnte mangels geeigneter Versuchsanordnung bis jetzt nicht aufgeklärt werden. Ich habe das durch Untersuchungen an Hühnern nachgeprüft.

Wenn man zu unphysiologischer Zeit in den Monaten Januar bis März versucht, Hühnereier künstlich zu erbrüten, so zeigt sich sehr hohe embryonale Sterblichkeit. Da es naheliegend ist, daß das mit Vitamin A-Mangel zusammenhängt, ist es üblich geworden, den Zuchthennen vorbeugend Lebertran zu füttern. Damit kann aber nur eine unwesentliche Besserung erreicht werden. Füttert man aber außerdem den Zuchthennen noch Oestrogene, so kann die embryonale Sterblichkeit weiter vermindert werden. Ich habe den Hennen in meinen Versuchen täglich 20—50 iE Oestrogen gefüttert und damit die embryonale Sterblichkeit auf etwa 12% herabgedrückt. Bei Tieren, die mit Lebertran gefüttert waren, ließ sich eine embryonale Sterblichkeit von etwa 40% erreichen, während Tiere, die weder Lebertran noch Oestrogene erhielten, embryonale Sterblichkeit von 60—70% hatten.

10. Kryptorchismus ist eine bei allen Haustieren vorkommende, embryonale Entwicklungshemmung. Merkwürdigerweise wird Kryptorchismus auch bei kurz domestizierten Tieren, z. B. Löwen des zoologischen Gartens, beobachtet. Kryptorchismus erweist sich in der Regel als recessiv erblich und kann gezüchtet werden. Bei allen daraufhin untersuchten Tieren kann der Descensus von Kryptorchiden durch Choriongonadotropin beeinflußt werden.

Diskussion

H. FERNER (Hamburg):

Ich möchte mir nur die Frage erlauben, ob die Tragezeit etwa beim hypothyreotischen Tier eine andere ist als beim *hyper*thyreotischen?

W. KOCH (Berlin):

Es gibt beim Rind eine kleine Differenz von etwa 2 Tagen ab 285 Tage Tragezeit; hypothyreotische Kühe tragen länger.

R. AMMON (Homburg/Saar):

Darf ich einmal fragen: Die Behauptung des Herrn KOCH, daß bei der endemischen Struma der Ziege oder auch beim Myxödem des Schweins genetische Fragen eine Rolle spielen, erscheint mir zumindest sehr diskutabel. Wir beobachten doch ganz ähnliche Erscheinungen auch beim Menschen z. B. im Alpenvorlande und sprechen nicht von einem genetischen Ursprung. Außerdem wissen wir ja, daß durch systematische Verabfolgung kleiner Jodgaben eine schnelle und ausreichende Normalisierung zu erreichen ist. Es erhebt sich daher die Frage, ob Tiere aus süddeutschen Zuchtgebieten, in denen die von Ihnen geschilderten Krankheiten gehäuft vorkommen, in die norddeutsche Tiefebene verpflanzt, auch in Ihrem Sinne erkranken. Ich glaube nicht. Andererseits haben Sie, Herr KOCH, zu oft von einer Genetik gesprochen, so daß solche Fragen nicht von der Hand zu weisen sind, wie Ihr Begriff: kretinistische Schweine. Und hier wie auch beim Menschen ist ja wohl ein gewisser Erbfaktor nicht auszuschließen. Allerdings erscheint es mir wohl etwas schwierig, bei Tieren von einem Kretinismus zu sprechen, weil dieser an eine gewisse Intelligenzstufe geknüpft ist. Aber wer wie Sie Tiere zu beobachten gelernt hat, kann wahrscheinlich entscheiden, ob ein Tier intelligenter ist als das andere Tier der gleichen Sorte.

W. KOCH (Berlin):

Es gibt kretinistische Schweine, die deutlich zu unterscheiden sind von dem einfachen Myxödem; es gibt also Myxödem ohne Kretinismus, es gibt Myxödem mit Kretinismus und es gibt Kretinismus allein. Aber ich habe nicht genug Material, um sagen zu können, daß für den Kretinismus eine besondere erbliche Veranlagung vorliegt. Es gibt eine große Zahl von Strumen bei den Tieren, von denen viele wahrscheinlich nicht erblich sind. Gerade die der Ziegen sind erblich, und deshalb möchte ich annehmen, daß von den verschiedenen Strumen, die beim Menschen vorliegen, auch bestimmte erblich, bestimmte nicht erblich sind. Sehr ähnlich den Strumen der neugeborenen Ziegen sind genetisch wahrscheinlich die Pubertäts-strumen, die wir vor allem bei den jungen Mädchen so häufig sehen.

R. AMMON (Homburg/Saar):

Das spricht doch gerade gegen die genetische Genese der Struma.

W. KOCH (Berlin):

Nur 40—60% erkranken.

R. AMMON (Homberg/Saar):

Sind es nicht mehr?

W. KOCH (Berlin):

Es bleibt immer ein erheblicher Prozentsatz frei.

F. BAHNER (Heidelberg):

Hat man Stoffwechseluntersuchungen, besonders Jodstoffwechseluntersuchungen bei den hyperthyreoten und hypothyreoten Kühen gemacht? Sind die hyperthyreoten Kühe wirklich hyperthyreot? Nach klinischer Erfahrung kann keine Rede davon sein, daß sich beim Menschen ein cholerisches, ein sanguinisches und ein melancholisches Temperament durch die Schilddrüsentätigkeit unterscheidet. Hier ist sicher das Gesamtvegetativum verändert.

W. KOCH (Berlin):

Stoffwechseluntersuchungen haben wir noch nicht gemacht.

J. KRACHT (Hamburg):

Zur Frage der angeborenen Struma möchte ich kurz über eine vor 3 Jahren gemachte Beobachtung von angeborenem Kropf bei Kälbern in Schleswig-Holstein berichten. Es handelt sich bisher um 15 Fälle von ein und demselben Hof. Die häufig totgeborenen Tiere waren myxödematös und hatten eine Struma von 400—500 g Gewicht. Ich hätte die Frage, ob Sie ätiologisch Erbfaktoren annehmen würden — es soll sich nach den Angaben des Be-sitzers um beste Anglerrinder handeln — oder aber, ob exogene Faktoren eine Rolle spielen können. Exogener Jodmangel scheidet wohl aus. Ob aber Kropfnoxen, S-haltige Substanzen, die vielleicht im Dünger enthalten sind, oder aber Faktoren, wie Urochrome aus Jauche und Abwässern (HETTCHE) usw. eine Rolle spielen, müßte ernsthaft erörtert werden.

W. KOCH (Berlin):

Ich möchte ausdrücklich davor warnen, aus derartigem Material auf Erblichkeit zu schließen. Wir können bei Tieren Erblichkeit nachweisen, dann müssen wir aber Aufspaltung sehen. Ist aber eine Krankheit in einem Hof lokalisiert, dann muß immer zuerst an einen lokalen Faktor gedacht werden.

Aus dem Pathologischen Institut der Universität Kiel
(Direktor: Prof. Dr. W. Büngeler)

Zur pathologischen Anatomie embryonaler Fehlbildungen endokriner Organe

Von

K. Kloos

Vorgeburtliche Entwicklungsschäden endokriner Organe sind nicht immer leicht zu erfassen. Kennen wir doch eine Reihe von postnatalen Gesundheitsstörungen, verbunden mit eindrucksvollen morphologischen Veränderungen der Inkretorgane, deren Entstehung pränatalen Entwicklungsstörungen zur Last gelegt werden muß, ohne daß man an den betreffenden Organen im fetalen oder Neugeborenen-Organismus wesentliche Bildungsfehler nachweisen könnte. Entwicklungsstörungen inkretorischer Organe können lange Zeit hindurch latent bleiben und sich gestaltlich unter Umständen erst bei Gelegenheit einer besonderen Stoffwechselbeanspruchung des Gewebes äußern. Teilweise geschieht dies in Form einer abartigen Differenzierung; manchmal resultiert ein vorzeitiger Abbau der Organstrukturen; schließlich kann es auf dieser Grundlage zu einer unkoordinierten (hemmungslosen) Proliferation kommen. Dies ist größtenteils im physiologischen Verhalten dieser Organe begründet. Inkretorgane pflegen auch während des späteren Lebens auf adäquate Belastungsimpulse vielfach mit besonders deutlichen morphokinetischen Vorgängen zu reagieren. Ferner können Leistungsschwankungen, besonders solche einschneidender Art, rückwirkende korrelative und kompensatorische Zustandsänderungen an anderen Gliedern des Systems herbeiführen, die gegebenenfalls auch die Reaktion des ursprünglich betroffenen Organs modifizieren. Aus all diesen Gründen ist grundsätzlich größte Zurückhaltung bei der Analyse morphologisch faßbarer Veränderungen an inkretorischen Organen geboten. Erst recht gilt dies für die Beurteilung entsprechender Zustandsbilder bei Feten. Der unterschiedliche Reifezustand der Organe und die weit größeren Interventionsmöglichkeiten anderer Inkretorgane, nämlich zusätzliche Einflüsse von seiten der Placenta und der Inkretorgane im mütterlichen Organismus müssen hier bei Deutungsversuchen morphologischer Befunde mitberücksichtigt werden.

Die in den letzten Jahren vorangetriebene Erforschung exogener Entwicklungsstörungen hat gewisse Gesetzmäßigkeiten erkennen lassen. Pathogenetische Einflüsse machen sich im Zuge der Ontogenie weniger durch ihre Qualität, vielmehr in erster Linie durch Stärke, Dauer und vor allem durch den Beginn ihrer Einwirkung geltend. Diesen Tatsachen wird die moderne Einteilung der „pränatalen Krankheiten" gerecht. Warkany unterscheidet:

1. *Genopathien* — durch konzeptionelle und präkonzeptionelle Schäden;

2. *Blastopathien* — durch Einflüsse auf den menschlichen Keim in seinen frühen Entwicklungsstadien innerhalb der ersten 3 Wochen;

3. *Embryopathien* — durch pathogenetische Faktoren, die im 2. und 3. Graviditätsmonat einwirken und schließlich

4. *Kyemopathien* (= „Fetopathien"), die auf schädliche Einflüsse im 2. und 3. Schwangerschaftsdrittel zurückgehen.

Die bei diesen verschiedenen Gruppen beobachteten Entwicklungsstörungen zeigen insofern ein typisches Gepräge, als schwere Mißbildungen nur bei den frühembryonalen Schäden auftreten und in ihrer Lokalisation und Schwere in etwa den für die betroffenen Systeme und Organe charakteristischen phänokritischen Terminationsperioden entsprechen. Die mit der Entwicklung z. B. einer Organanlage vergesellschaftete gesteigerte Stoffwechselleistung des proliferierenden Blastems bewirkt seine besondere Empfindlichkeit gegenüber allen möglichen Stoffwechselschäden. Endogene Ursachen: genetischen Ursprungs, Implantationsschäden, Störung der Blutzufuhr durch Gefäßveränderungen wirken sich im großen und ganzen ebenso aus wie exogene Einflüsse: Eiweiß-Vitaminmangel, (Virus-)Infektionen, Zell- und Kerngifte, radioaktive Substanzen oder ionisierende Strahlen. Wenn auch die praktische Bedeutung dieser und weiterer im Tierexperiment erwiesenen Schädigungsmöglichkeiten für die fetalen Entwicklungsstörungen des Menschen erst zum Teil gesichert ist, um so größer ist der heuristische Wert dieser Tatsachen für die Erforschung ihrer Pathogenese und Ätiologie. Sogenannte Embryome und Teratome, wie sie z. B. in inkretorischen Organen getroffen werden, gehören zu den Blastopathien; andere, einfache Entwicklungsstörungen der inkretorischen Organe sind gebunden an den recht unterschiedlichen Beginn und Verlauf ihrer Entwicklung (s. Vortrag TONUTTI). Sie fallen durchweg in die 3., zum Teil auch noch in die 4. Störungsperiode. Entsprechend der Gliederung der Organogenese in „Determination" (= Realisation der Blastemtendenz), in „Segregation" (= Aufteilung der Teilstrukturen) und „cytologische Differenzierung" (= Histogenese) wäre mit einer Zuordnung typischer Störungszustände zu Störungsursachen zwar unterschiedlicher Art, doch mit charakteristischer Termingebundenheit zu rechnen. Doch lassen sich in dieser Hinsicht noch keine gesicherten Tatsachen aufführen. Daran sind die erwähnten, für jeden Einzelfall nur sehr schwer überschaubaren komplexen pathogenetischen Bedingungen schuld, die Überschneidungsmöglichkeit morphokinetischer, progressiver und regressiver Reaktionen dieser Parenchyme. Die von einzelnen Autoren geforderte Unterscheidung von Determinationsstörungen und Manifestationsstörungen. letztere als Folgen einer sekundären Entwicklungsabartung durch Ausbleiben adäquater hormonaler Stimulationsreize nach regelrechter Organogenese, dürfte sich daher vorerst kaum verwirklichen lassen, allenfalls mit gewissen Vorbehalten auf einzelne Sonderfälle beschränkt bleiben.

Einige Beispiele sollen dazu dienen, die hier aufgezeigten allgemein-pathologischen Gesichtspunkte zu erklären sowie weiterhin auf einige spezielle Zusammenhänge hinzuweisen.

Veränderungen bei Embryopathia diabetica

Die „Embryopathia" diabetica gehört nach WARKANY zu den Kyemopathien. Die bei Früchten diabetischer und „prädiabetischer" Mütter auffindbaren Entwicklungsstörungen stellen somit Folgen von Schädigungen dar, die sich ab 2. Schwangerschaftsdrittel etablieren. Ungeklärt bleibt demnach die Zuordnung der in manchen Untersuchungsgruppen beobachteten auffälligen Häufigkeit von schweren Hemmungsmißbildungen an nicht inkretorischen Organen und Gewebssystemen bei Kindern diabetischer Mütter. Nach JOSLIN, WHITE u. a. beträgt die Mißbildungsrate etwa 12% gegenüber einer allgemeinen Mißbildungshäufigkeit von 1,8%. Im Untersuchungsgut von OAKLEY wurden unter 221 Kindern nur 19 = 8,6% mit Mißbildungen angetroffen. Demgegenüber haben HALL u. Mitarb. bei 104 Probanden überhaupt keine Mißbildungen vorgefunden.

Unter unseren Fällen befinden sich 2 Früchte mit Mißbildungen, die von der gleichen Mutter geboren wurden, einer jungen, kleinwüchsigen (147 cm großen) Frau aus gesunder Familie. Der Diabetes wurde im 18. Lebensjahr, 6 Jahre vor der 1. Gravidität manifest. Schon bei Geburt sehr klein, habe bei der Mutter das Wachstum bis zum 21. Lebensjahr angehalten. Die 4 Schwangerschaften endeten mit Mißerfolgen: 1. Frühgeburt Mens VII, Tod 12 Std. pp; 2. Abortus Mens II; 3. ausgetragenes Kind mit Embryopathia diabetica und Vitium congenitum, das am 6. Tage starb; 4. Totgeburt Mens VIII mit zahlreichen Mißbildungen des Schädels, des Gehirns, des Herzens sowie der großen Gefäße.

Während die allgemeine perinatale Sterblichkeit zwischen 1 und 6% schwankt, belaufen sich die Todesfälle „lebensfähiger" Früchte bei diabetischen Müttern bis auf 60% (SKIPPER). Bei prädiabetischen Frauen sind derartige Mißerfolge weniger häufig, von einigen Autoren werden zwar ebenfalls hohe Zahlen (bis 35%) angegeben (BARNS und MORGANS; MILLER u. Mitarb.), gemessen an dem großen Untersuchungsgut von PIRART verhält sich jedoch die perinatale Sterblichkeit hierbei im Rahmen des üblichen Vorkommens (6%). Trotzdem scheinen Korrelationen zwischen perinataler Sterblichkeit und anderen Anomalien bei Kindern prädiabetischer Mutter, wie Frühgeburtlichkeit und fetaler Riesenwuchs, zu bestehen (HERZSTEIN und DOLGER; KRISS und FUTCHER, PIRART). Riesenkinder sind, wie auch bei normalen Schwangerschaften, häufiger männlichen Geschlechts (HUNT, KLEIN u. a.). PIRART fand keinen Zusammenhang derartiger Schwangerschaftsanomalien mit Größe, Wachstumsabnormitäten, Insulinempfindlichkeit, Kreislauf und Gefäßanomalien bei der Mutter, Anzahl der Schwangerschaften und Dauer der prädiabetischen Phase. Lediglich Fettleibigkeit der Mütter wurde etwas häufiger bei derartigen Anomalien angetroffen. Viele Autoren sind der Meinung, daß Adipositas der diabetischen und prädiabetischen wie bei der gesunden Mutter in Beziehung stehe mit dem Auftreten von Riesenkindern (Lit. bei PIRART). Hirsutismus und cushingoide Züge konnte PIRART bei seinen Patientinnen nicht feststellen, wie sie von APPEL, HOET und VAGUE beobachtet wurden. Es steht dahin, ob die in den letzten 5 Jahren vor der klinischen Manifestierung des Diabetes von zahlreichen Autoren beobachtete Zunahme von Schwangerschaftsanomalien schon als Symptom eines bereits bestehenden Diabetes angesprochen werden muß (HERZSTIEN und DOLGER; VAN BOUWDIGK, BASTIAANSE und SINDRAM). Nach MUNRO u. Mitarb. ist erblicher Diabetes häufiger bei Nulliparae, das Vorkommen eines transitorischen Diabetes gravidarum (HOET, LUND und WESSE; u. a.) spricht nach KATSCH, MUNRO u. Mitarb. sowie PIRART dafür, daß die Schwangerschaft selbst einen diabetogenen Faktor erster Ordnung darstellt. Das von KATSCH beobachtete diskordante Auftreten von Diabetes bei eineiigen Zwillingen im Zusammenhang mit Gravidität, die Abhängigkeit des Manifestationstermins eines Diabetes von Zahl und Schnelligkeit in der Reihenfolge der Schwangerschaften (PANNHORST, LEMSER) unterstreicht die pathogenetische Bedeutung der Belastung des inkretorischen Systems durch die Gravidität für die Manifestierung einer erbgenetischen Anlage zu Diabetes mellitus.

Die Vielfalt des Mellitus-Syndroms, in pathogenetischer Sicht ein Dysregulationssyndrom komplexer Natur, einer Störung des Gleichgewichts diabetogener und antidiabetogener Faktoren und Hormone (BARTELHEIMER) auf verschiedener Ebene, macht eine Darstellung von Gesetzmäßigkeiten fetaler Entwicklungsstörungen bei Kindern diabetischer und prädiabetischer Mutter so problematisch. Dies erklärt auch die Verschiedenheiten morphologischer Befunde.

Wie z. B. Hühnchenversuche gezeigt haben, sind Störungen des Energiestoffwechsels von stark proliferierenden Geweben in den phänokritischen Terminationsperioden durchaus in der Lage, Hemmungsmißbildungen hervorzurufen.

Die Frage drängt sich auf, ob die Voraussetzung für die Fertilität diabetischer Frauen, nämlich die Insulintherapie, zugleich auch Ursache werden kann für die Entstehung frühembryonaler Entwicklungsschäden. Wie insbesondere KATSCH immer wieder hervorgehoben hat, kommt der Verabfolgung dieses Hormons durchaus nicht der Charakter einer Substitutionstherapie zu, in bestimmten Phasen der Erkrankung (MOHNIKE) wohnen dieser Hormonbehandlung sogar nicht immer vorausbestimmbare Gefahren inne, die zur Verschlimmerung der Gleichgewichtsstörung führen. Die frühembryonale teratogenetische Wirksamkeit des Insulins ist zumindest beim Hühnchen sichergestellt (LANDAUER, DURAISWAMI u. a.). Bei Mammaliern, nämlich bei der schwangeren Ratte, sind bisher nach Insulingaben nur selten Mißbildungen beobachtet worden.

Nach HOET sollen die Glucocorticoide eine besondere Bedeutung für die Genese der Embryopathia diabetica haben. FRASER und FAINSTAT erzielten durch Cortisoninjektionen bei den Nachkommen schwangerer Mäuse gewisser Inzuchtstämme Mißbildungen, nämlich Gaumenspalten. Der Mechanismus dieser Störungsprinzipien bei Mammaliern ist noch keineswegs geklärt. Bei eigenen Versuchen an Inzuchtratten mit geringen Cortisondosen (etwa 0,5—2,0 mg/100 g Körpergewicht) traten keine Hemmungsmißbildungen auf.

Möglicherweise sind nicht diese Wirkstoffe selbst, sondern Störungen der Placentafunktion für die Entstehung von Entwicklungshemmungen in bestimmten frühembryonalen Phasen verantwortlich zu machen. Haben doch neuere Versuche mit markiertem Insulin ergeben, daß dieses innerhalb weniger Minuten zu 30% in der Placenta verschwindet; ferner konnte HOET nachweisen, daß nach gewissen Cortisondosen der Glykogengehalt im fetalen Teil der Kaninchenplacenta bis zum 19. Tag erheblich vermehrt ist. Höhere Dosen können bei Kaninchen sowohl wie bei Ratten und Mäusen zu Abort und Fruchtresorption Anlaß geben (COURRIER und COLONGE; ROBSON und SHARAF). Dasselbe ist beim Menschen der Fall. SCHMIDT, HUURMANN und HANSEN berichteten 1953 über einen intrauterinen Fruchttod nach Cortisonbehandlung der Mutter mit 100 mg/täglich zwischen der 22. und 26. Schwangerschaftswoche, wobei es bei der Mutter zu einem Ansteigen des Blutzuckers auf etwa 320 mg-% und des Cholesterins auf 1000 mg-% kam. Wie weit dabei auch ein Durchtritt der Corticoide durch die Placentaschranke möglich ist, den HOET aus dem Nachweis eines hohen Gehaltes von teils pathologischen Corticoidabbauprodukten des Fruchtwassers bei Früchten diabetischer Mütter erschließt, ist noch nicht entschieden. Untersuchungen über den Zeitpunkt des Erscheinens derartiger Corticoide im Fruchtwasser stehen noch aus. Als Produktionsquelle für diese Abbauprodukte können für die späteren Stadien der Schwangerschaft theoretisch noch die Placenta sowie die kindliche Nebennierenrinde in Frage kommen (s. unten).

Es wird ferner darüber diskutiert, ob es ein diaplacentares Dyshormonosesyndrom bei der Embryopathia diabetica gibt, d. h. ob die inkretorischen Regulationsstörungen beim Diabetes der Mutter in der Lage sind, in gesetzmäßiger Weise Veränderungen am inkretorischen System des Feten herbeizuführen. Gemessen an dem recht unterschiedlichen Verhalten der mütterlichen Stoffwechsellage während der Gravidität erscheint die Frage auf den ersten Blick müßig. John beobachtete in 55% eine Verschlechterung, in etwa 22% eine Besserung des Diabetes, während bei 23% keine auffälligen Schwankungen bemerkt wurden (Katsch). Während die erst erwähnten Erscheinungen ohne weiteres plausibel sind („Gravidität als diabetogener Faktor", s. oben, John: bei jeder 5. verheirateten Diabetikerin mit Kind Diabetes-Manifestierung in der Gravidität), bedarf das gegenteilige Phänomen der Erörterung.

Wie weit hierbei die Kompensationsleistung der mütterlichen antidiabetogenen Regulationsprinzipien wirksam ist, läßt sich bisher nicht mit Sicherheit sagen. Morphologische Befunde sprechen, soweit sie sich auf Befunde am fetalen Inselapparat beziehen, für eine kompensatorische Mehrleistung der regulativen Funktionen der Frucht, die ohne adäquate Belastung kaum denkbar ist. Es finden sich bei diesen Früchten in der Spätgravidität sowohl Hyperplasie der Inseln als auch Polynesie des Pankreas mit Verschiebung der A:B-Zellen-Relation zugunsten der Insulin-Produzenten mit histologischen Kriterien ihrer Überfunktion: große, teilweise nur schwach granulierte Zellen mit großen hellen und polymorphen Kernen sowie Erschöpfungsbilder in Form von Zerfallserscheinungen. Es ist von besonderer Bedeutung, daß diese Zeichen der gesteigerten Leistung des insulinproduzierenden Teils des Inselapparates bei einem Teil der Fälle nicht an Rieseninseln gebunden sind. Eine genaue Analyse der Inselgewebsmasse bei Fällen mit Polynesie ergibt, daß diese hierbei sogar größer sein kann als bei gleichaltrigen Feten mit Rieseninseln. Wir beobachteten dabei ferner eine besonders ausgesprochene Differenzierung der B-Zellen auf Kosten von indifferenten Zelltypen. Jedenfalls ist auch bei derartigen Fällen ohne eine sofort auffällige Hyperplasie der Einzelinseln eine erhebliche Vermehrung von Insulinproduzenten möglich. Dagegen spiegeln die Unterschiede der fetalen Pankreasstruktur (Polynesie, Rieseninseln) bei den einzelnen Fällen offenbar die den verschiedenen Entwicklungsphasen des Organs entsprechende Realisation von Entwicklungspotenzen wider: wirkt der morphologische Reiz auf das in Differenzierung befindliche Parenchym zu einem relativ frühen Zeitpunkt in genügender Stärke ein, so müssen den Gesetzen der Ontogenie entsprechend mehr endophytische Inselanlagen zur Ausbildung kommen. Es können dabei die gleichen Effekte erzielt werden, wie sie eine nachträgliche Hyperplasie zahlenmäßig nicht vermehrter Inseln bewirkt.

Die eigentlichen pathogenetischen Bedingungen für die Abartung der Inselanlagen sind im einzelnen bisher nicht sicher zu bestimmen.

Wir analysierten das Inselsystem bei einem 5 Monate alten, durch Interruptio entwickelten Feten einer 30jährigen Frau mit schwerem, seit 12 Jahren bestehendem Diabetes mit labiler Stoffwechsellage, der sich nach einem 6 Wochen bestehenden schweren Ikterus am Ende des 1. und Anfang des 2. Schwangerschaftsdrittels, also zur Zeit der Differenzierung des fetalen Pankreas, noch weiter erheblich verschlechterte, zuletzt durch eine zunehmende Insulinempfindlichkeit ausgezeichnet war. Hier war die Zahl der Inseln und Inselanlagen und ebenso die Größe der Inseldurchmesser geringer als bei Kontrollfällen, nur die Differenzierung der Inselzellen war weitergetrieben, während die A:B-Zellen-Relation dem üblichen Verhalten entsprach.

Darüber, daß in all diesen morphologischen Zustandsbildern das Äquivalent einer gesteigerten Funktion der Inselproduzenten, wenn auch in unterschiedlichem Ausmaß, zu erblicken ist, dürften wohl kaum Widersprüche bestehen. Daß es Feten und Neugeborene mit einer mäßigen Hyperplasie des Inselapparates gibt, auch ohne daß bei der Mutter ein Diabetes besteht, ist nach dem, was wir über die sog. „prädiabetische Phase" wissen, nicht weiter verwunderlich. Hier kann das Vollbild der Embryopathia diabetica mit Adipositas, Riesenwuchs, Ödem, Herzhypertrophie, erhöhtem Glykogengehalt, Erythroblastose und Inselhyperplasie in Erscheinung treten (DUBREUIL und ANDERODIAS; MILLER und WILSON; SMITH; POTTER; HOET und BRASSEUR). Auch wir beobachteten Inselgewebshyperplasien bei Riesenkindern nichtdiabetischer Mütter. Gerade diese Tatsachen beleuchten die Problematik des hier wirksam werdenden pathogenetischen Prinzips. Bevor die Stoffwechseltätigkeit sowie die Schrankenfunktion der Placenta unter gesunden und krankhaften Bedingungen nicht genauer bekannt sind, bleiben alle Erklärungsversuche unbefriedigend. Diskutiert werden zur Zeit die Bedeutung des Blutzuckerspiegels, der Corticoide und der dysregulativen Gleichgewichtsstörung zwischen diabetogenen und antidiabetogenen Faktoren.

Lineare Beziehungen zwischen Blutzuckerhöhe der Mutter und Art und Ausmaß der fetalen Pankreasveränderungen haben wir bei sorgfältiger Registrierung anamnestischer Daten nicht entdecken können. Wenn man bei den meisten Fällen auch über das Ausmaß der Belastungsbreite des Zuckerstoffwechsels keine Unterlagen erhält, so dürfte doch die mit üblichen klinischen Methoden erzielte Charakteristik der Stoffwechselstörung eine hinreichende Beurteilung der evtl. dieserseits bestehenden Dauerbelastung des fetalen Inselapparates zulassen. Bekannt ist der hohe Glykogengehalt der Placenta. Für eine Einflußnahme auf die Glykogenspeicherung von seiten der regulativen Prinzipien des mütterlichen Organismus sprechen die bereits erwähnten Tierexperimente von HOET, COURRIER und COLOGNE; ROBSON und SHARAF. Dabei gehen die mit hohen Cortisondosen erzielten Aborte mit einer Glykogenverarmung der Placenta parallel.

Nun hatte bereits 1947 PR. WHITE darauf hingewiesen, daß bei Schwangerschaften diabetischer Frauen 2 Gruppen mit verschiedener Graviditäts-Prognose zu unterscheiden seien. Diese waren mit einer unterschiedlichen Ausscheidungsquote von GTH gekoppelt. Bei $1/4$ der 300 untersuchten Frauen der Gruppe mit regelrechtem Verhalten der GTH-Ausscheidung im Urin betrug die Überlebensrate der Neugeborenen 97%, es traten keine Frühgeburten auf. Präeklamptische Zustandsbilder wurden selten (2%) registriert. Dagegen waren bei 75% der Graviden schwere Hormonstörungen nachweisbar mit stark vermehrter GTH-Ausscheidung im letzten Schwangerschaftsdrittel, oft kombiniert mit Verminderung der Serumoestrogene und einer erniedrigten Pregnandiolausscheidung. Ohne zusätzliche Oestrogenbehandlung endeten 53% dieser Schwangerschaften mit einem Mißerfolg; 40% der Früchte kamen als Frühgeburten zur Welt, viele Kinder waren übergewichtig. Bei den Frauen dieser Gruppe wurden präeklamptische

Zustandsbilder sehr häufig (50%) beobachtet. Die Hormonausscheidung bei diesen Fällen ähnelt also mehr oder weniger den physiologischen Verhältnissen am Ende des 1. und am Anfang des 2. Drittels der Gravidität.

Morphologisch konnten wir bei unseren Fällen ebenfalls Bilder einer starken Entwicklungshemmung entdecken. Die Differenzierung der Zotte entspricht dabei, den hormonalen Relationen konform, einem frühembryonalen Zustand des angegebenen Termins. Daneben gibt es — gemessen an Zottenhistologie- und cytologie sowie der Größe des Zottenquerschnittes — Fälle mit vorangetriebener Reife des Placentargewebes. Im ganzen gesehen kann somit das wichtigste inkretorische Organ des Feten recht unterschiedliche, ja diametral entgegengesetzte Verhältnisse aufweisen, bei der gleichen Grundkrankheit. Die Kennzeichnung des Diabetes als eine hormonelle Regulationsstörung mit unterschiedlichen Angriffspunkten komplexer pathogenetischer Faktoren kann diese Befunddifferenz verständlich machen („Unterfunktions"- und extrapankreatischer „Überfunktionsdiabetes" vom Gegenregulationstyp, Katsch, Bartelheimer u. a.). Eine systematische Darstellung der verschiedenen Zustandsbilder an Placenta und anderen endokrinen Organen von Fet und Mutter, ihre Zuordnung zu den unterschiedlichen Verhaltungsweisen des Hormonstoffwechsels und des Schwangerschaftsverlaufs steht noch aus.

Ein konstantes Merkmal des mütterlichen Diabetes ist dagegen die Störung des Gleichgewichts zwischen diabetogenen und antidiabetogenen Hormonen zugunsten der antidiabetogenen Insulinproduktion.

Auf der anderen Seite, beim Feten, etablieren sich die ersten einer exakten quantitativen und qualitativen morphologischen Analyse zugänglichen Veränderungen am Inselapparat und, soweit wir dies bisher übersehen, findet hier anscheinend stets eine Beschleunigung der Inselzelldifferenzierung statt, während Verschiebungen zwischen inkretorischem und exkretorischem Parenchym sowie zwischen insulinbildenden Elementen einerseits, A-Zellen und indifferenten Inselzellen andererseits im oben gekennzeichneten Sinne fakultativ hinzutreten können. Dies geschieht in recht unterschiedlicher Stärke, offenbar in gewisser Abhängigkeit von den klinisch unterschiedlichen Zustandsbildern bei der Mutter. Diesen vorläufigen Befunden entsprechend haben wir die These des diaplacentaren Dyshormonosesyndroms aufgestellt, wobei aus den geschilderten Gründen vorläufig keinerlei verbindliche Aussagen über den Auslösemechanismus gemacht werden sollen. Ob es sich dabei um indirekte Ausgleichsphänomene unter Vermittlung der Zuckerstoffwechselregulation (Zuckerdurchgang und Glykogenbildung) der Placenta handelt (Katsch), oder ob ein Übertritt zumindest von hormonal wirksamen Spaltprodukten des Polypeptids Insulin, nach Netter im Bereich des Möglichen, diskutiert werden darf (Heyse), wird sich erst erweisen müssen.

Fehlentwicklungszustände des Interrenalorgans

Diese erheben besonders im Zusammenhang mit den neuerdings von seiten der Klinik viel diskutierten Problemen des Zwittertums Anspruch auf ein allgemeineres Interesse. Auch aus einem anderen Grunde verdienen die Entwicklungsvorgänge der Nebennierenrinde grundsätzliche Beachtung. Hier bilden sich in den späten Fetalmonaten Strukturen aus, die ähnlich bestimmten Formationen der Gonaden nach der Geburt eine Rückbildung erfahren. Diese fetale Rinde oder Innenzone (HETT) entsteht in der 2. Schwangerschaftshälfte. Sie nimmt am Ende der Fetalzeit im allgemeinen etwa $^4/_5$ des Nebennierenrinden-(NNR-)Querschnitts ein und beherrscht dadurch das Schnittbild. In diesem Punkt unterscheidet sie sich von den transitorischen Gebilden in den Gonaden, die nicht gesetzmäßig in gleichem Maße dominieren. Zudem wiederholt sich diese fetale Struktur des Interrenalorgans im späteren Leben, ebenfalls im Gegensatz zu den Verhältnissen an den Gonaden, nur unter krankhaften Umständen, nämlich bei bestimmten Formen des adrenogenitalen Syndroms (AGS).

Über die Ursache dieses Phänomens sowie über die morphokinetischen Hintergründe ihrer Entstehung bestehen noch große Unstimmigkeiten. Einige Autoren (BOTELLA-LLUSIA, ROTTER u. a.) nehmen an, daß die fetale Rinde dem Einfluß der Choriongonadotropine (pl. GTH) unterstehe. Die Verhältnisse beim (Mero-)Anencephalen widerlegen diese Ansicht insofern, als hier trotz der Anwesenheit von pl. GTH eine fetale Rinde kaum oder gar nicht ausgebildet ist. Außerdem werden bei gegenteiligen Verhältnissen, nämlich Zuständen mit pl. GTH-Überproduktion ganz unterschiedliche Zustände in der NNR angetroffen. So ist bei Fällen von Embryopathia diabetica mit Verzögerung der Zottenentwicklung in der Placenta die NNR hochgetrieben, doch ohne ein Mißverhältnis zwischen persistierender Außenzone (AZ) (HETT) und fetaler Rinde aufzuweisen (KLOOS und STAEMMLER); bei Feten und Neugeborenen toxämischer Mütter fanden wir bisher bei Veränderungen der Nebenniere nur Rindenhypoplasien.

Bis zum 5. Lunarmonat unterscheidet sich die Entwicklung des fetalen Interrenalorgans vom Anencephalen nicht von der bei intakten Feten (R. MEYER), also gerade bis zu dem Zeitpunkt, in dem die Adenohypophyse üblicherweise ihre volle Differenzierung erreicht hat. Nun zeigt die Hirnanhangdrüse des Anencephalen recht unterschiedliche Bilder. Abgesehen davon, daß es recht schwierig sein kann, in der stark durchbluteten Area cerebrovasculosa auf der deformierten Schädelbasis das Organ überhaupt zu entdecken (KIYONO fand bei 11 Monstren nur 7mal die Hypophyse), erstreckt sich die Skala der Befunde von spärlichen Parenchymstreifen zwischen pathologisch weiten capillären Sinus bis zu Strukturen, die in vielen Punkten den verschiedenen Varianten des gesunden Organs des Neugeborenen gleicht. Gelegentlich können die voll entwickelten Elemente der Adenohypophyse sogar cytologische Zeichen einer Funktionssteigerung aufweisen. KIYONO fand 3mal, ANGEVINE 4mal eine Neurohypophyse, unter unseren 11 Fällen war sie 2mal aufzufinden.

Diesem unterschiedlichen Verhalten des übergeordneten Inkretorgans steht gegenüber die durchweg beobachtete, also einheitliche Tatsache einer starken Hypoplasie des Interrenalorgans. Nach den histologischen Befunden ist hierfür wesentlich das Hintanbleiben des „Längenwachstums" der NNR, wie es durch Einbau von Parenchymstreifen aus dem subcapsulären Blastem oder von extracapsulären Rindengewebsknötchen (s. ROTTER) zustande kommt, ferner ihre unterwertige Breitenentwicklung.

Interessanterweise finden sich gleichzeitig auch qualitative Differenzierungsunterschiede gegenüber der spätfetalen und Neugeborenen-Nebenniere: am wichtigsten ist das völlige oder doch annähernd vollständige Fehlen der fetalen Rinde. Hierdurch unterscheidet sich die Anencephalen-Nebenniere grundsätzlich von Hypoplasien anderer Genese, z. B. auch denen bei Spätgestosen sowie bei einem von uns beobachteten Fall von Hemihydranencephalie mit beiderseits gut ausgebildeten Stammganglien und einer intakten, nur achsengedrehten rechten Großhirnhemisphäre. Die „Miniatur-Nebenniere" (Weigert) des Anencephalen, deren Gewicht trotz reichlich vorhandenem Mark häufig nur etwa $^1/_{10}$ des üblichen Gewichts der spätfetalen Nebenniere erreicht, gleicht in ihren Strukturen der postnatalen frühkindlichen Nebenniere mit 3 schichtiger Rinde. Das Parenchym ist durch reichlichen Fett-.und Cholesteringehalt ausgezeichnet, außerdem kann die Rindeneinstülpung um die Zentralvene beobachtet werden. Trotz Hypoplasie ist damit die qualitative Entwicklung weitergetrieben, als dies normalerweise üblich ist (R. Meyer). Die mit einer transitorischen morphokinetischen Reaktion gepaarte physiologische „Überentwicklung" von Rindengewebe in der späten Fetalperiode müßte somit der Ausdruck einer Intervention von 2 verschiedenen regulierenden und differenzierenden Reizen auf das Interrenalorgan darstellen.

Auch der relative Gehalt an Corticosteroiden ist bei Anencephalen sehr hoch, die Zellen und Kerne zeigen ein wesentlich größeres Volumen als gesunde Neugeborene (Kloos und Staemmler), genauso wie dies z. B. bei Ratten beobachtet wird nach experimentellen Hirnschäden in einem umschriebenen Abschnitt des ventromedialen Tubergebiet (Fülöp), dessen Funktion offenbar Beziehungen zu der des Interrenalorgans aufweist. Auffällig dabei ist die „Starre" all dieser funktionsbezogenen cytologischen Kriterien (Kernzellgröße, Struktur, Lipoidgehalt), wie auch der chemisch nachweisbare Gehalt an Corticosteroiden, im Gegensatz zu den stark variablen Befunden bei intakten Früchten in Abhängigkeit von den physiologischen Belastungen dieses Anpassungsorgans im perinatalen Zeitraum. Nach Pincus u. a. ist im Blut des Feten eine geringe ACTH-Aktivität nachweisbar. Somit scheinen alle diese Befunde darauf hinzudeuten, daß für die regelrechte Ausbildung des fetalen Interrenalorgans in der 2. Graviditätshälfte unter anderem die adrenocorticotrope Funktion der fetalen Hypophyse notwendig ist. Doch genügen dazu nicht, wie die geschilderten Verhältnisse bei manchen Anencephalen beweisen, Anwesenheit und cytologische Differenzierung der Adenohypophyse des Feten. Erst die Existenz gewisser noch nicht näher bestimmter übergeordneter Zentren und ihre korrelative Verknüpfung mit den anderen Steuerungsprinzipien in Fet (und Placenta?) gewährleisten offenbar die regelrechte spätfetale Nebennierenentwicklung. Die fehlende fetale corticotrope Funktion kann dabei nicht ersetzt werden durch die mütterliche Hypophyse, ebensowenig durch die Placenta, die nach Jailer, Opsahl, Long eine gewisse ACTH-Wirksamkeit aufweist, so daß Jailer und Knowlton sogar zu der Annahme gelangen, die Stimulierung der mütterlichen NNR in der Schwangerschaft beruhe auf dem tropen Einfluß dieses Organs.

Ebenso wie man bei manchen Neugeborenen bereits eine fortgeschrittene Geburtsinvolution der fetalen Rinde nachweisen kann, gibt es umgekehrt Fälle, bei denen diese post partum verzögert in Gang kommt oder nur unvollständig abläuft. Über die pathogenetischen Bedingungen ist noch wenig bekannt (Kloos und Staemmler). Ein morphologischer Dyscorticismus, d. h. ein Mißverhältnis von AZ und fetaler Rinde im Interrenalorgan älterer Feten oder Neugeborener kommt u. a. bei Übertragungsfällen sowie beim Fanconi-Syndrom vor; beide Male zusammen mit Hyperplasie des gesamten Organs. Andererseits gibt es auch kongenitale Hyperplasien der NNR, bei denen die Relation von AZ und IZ gewahrt oder zugunsten der persistierenden AZ verschoben ist. Dies ist z. B. bei fetaler Erythroblastose und bei einer Reihe von Feten und Neugeborenen mit Embryopathia diabetica der Fall, hier offenbar eindeutig abhängig von einer endogenen ACTH-Überproduktion. Vergleichende Untersuchungen an Neugeborenen machen wahrscheinlich, daß die künstliche Aufrechterhaltung eines hohen ACTH-Spiegels durch ACTH-Verabreichung nach der Geburt die sonst sofort einsetzende und bei diesen Fällen überstürzt ablaufende Involution hintanzuhalten vermag (KLOOS und STAEMMLER). Ergänzend sei darauf hingewiesen, daß bei diesen Formen der konnatalen Rindenhyperplasie, am sichersten bei der Embryopathia diabetica eine Hypoplasie des fetalen Thymus angetroffen wird, ganz im Gegensatz zu der Thymushyperplasie bei der hypoplastischen, ihre Corticosteroide stapelnden, also nicht funktionierenden NNR des Anencephalen.

Die 3-Teilung der Erwachsenen-Nebennierenrinde in Glomerulosa, Fasciculata und Reticularis stellt lediglich eine deskriptive Dokumentation morphologisch-histologischer Befunde dar (BACHMANN). Funktionell bedeutsame Indifferenzzonen sind an der Grenze zwischen Glomerulosa und Fasciculata („äußeres Transformationsfeld", TONUTTI) sowie zwischen Fasciculata und Reticularis („inneres Transformationsfeld", TONUTTI) gelegen. Bei anhaltenden und stärkeren Reizen werden unter Umständen noch das „subcapsuläre Blastem" (BACHMANN: „Capsuläre Reservezone", „äußeres Transformationsfeld 2") sowie weitere potentielle Blastemfelder, das pericapsuläre Mesenchym und das Mesenchym am Innenrand der Reticularis in Anspruch genommen.

Die bekannte 3-Teilung ist auch im spätfetalen Interrenalorgan erkennbar, für die funktionelle Strukturierung des Organs jedoch weitgehend beziehungslos. Die Außenzone als persistierender Teil der Rinde ist teils vorwiegend, teils nur in den äußeren Spitzen glomerulär gebaut, manchmal weist sie gestreckte, subcapsulär haarnadelförmig gebogene und nachbarlich verbundene Streifen auf; diese Fasciculataformation greift auf die breite Innenzone über und nimmt dort in unterschiedlich ausgedehnten zentralen Abschnitten eine angedeutete Reticularisstruktur an. Unabhängig davon findet man in AZ und fetaler IZ einen grundsätzlich voneinander unterschiedenen Zellbestand. Die Elemente der AZ entwickeln sich aus indifferenten Formen zu lipoidhaltigen Spongiocyten, die sich dann am Übergang zur IZ ziemlich abrupt umwandeln in Zellen mit feinkörnigem, eiweißreichem Cytoplasma. Vielfach finden sich Phenylhydrazin-positive Tröpfchen, dazwischen Ponceau-Fuchsin-positive *(Vines)* gekörnte oder homogene Zellen. Dieser unvermittelten Qualitätsänderung steht eine geringfügige progressive Weiterentwicklung der Elemente der gesamten Rinde in Form eines kontinuierlichen, von außen nach innen gerichteten Wachstums der Zellen und ihrer Kerne gegenüber. In den innersten Abschnitten weisen die Zellen eine geringe Neigung zur fettigen Degeneration auf.

Ganz ähnlich liegen die cytologischen und histologischen Verhältnisse beim AGS der Frau auf dem Boden einer NNR-Hyperplasie. Grundsätzlich finden wir bei voll ausgebildeten Fällen gestreckte Zellstreifen von Spongiocytencharakter in einer Art „Außenzone" mit Übergang in eine qualitativ, im Sinne der wichtigsten Eigenschaften der fetalen Rinde geänderte „Innenzone[1]". Dieses Bild kann sich allmählich aus einer normal 3geteilten Rinde entwickeln, es hat progressive Tendenz mit dem Alter des Patienten (JONES und JONES). Diese kann durch Cortison aufgehoben werden. Es handelt sich bei dieser Form des AGS insofern um eine Substitutionstherapie, als dem abnormen Verhalten des Interrenalorgans nach JAILER u. a. eine Blockierung der Compound-F-Bildung aus dem 17-Hydroxy-Progesteron zugrunde liegt. Es entstehen dabei abwegige Metaboliten,

---

[1] Adenome verschiedener Lokalisation sowie Zeichen eines überstürzten und anhaltenden Längenwachstums treten in schweren Fällen hinzu.

die neben den vermehrten 17-Ketosteroiden in beträchtlicher Menge zur Ausscheidung kommen können. Die Progressivität des Prozesses wird als Folge einer laufend gesteigerten ACTH-Produktion auf Grund der dauernden Unterwertigkeit der Compound-F-Bildung interpretiert (Bongiovanni). Über die Ursache dieses abwegigen Stoffwechsels ist jedoch nichts bekannt. Zwar deutet die familiäre Häufung derartiger Abwegigkeiten auf erbgenetische Hintergründe. Für das Verständnis der Pathogenese ist damit nicht viel gewonnen.

Jones und Jones haben das große Beobachtungsgut der Johns-Hopkins-Klinik klassifiziert und unterscheiden 4 klinische Gruppen von AGS bei Frauen, die auch durch entsprechende anatomische Merkmale charakterisiert sind:

1. *Angeborener Pseudohermaphroditismus femininus externus* (mit primärer Amenorrhoe, Infertilität, möglicherweise mit abnormem Elektrolytstoffwechsel, Hypertonus usw.): Sinus urogenitalis, phallusartige Clitoris-Hyperplasie, viriler Habitus, Hirsutismus, dunkle Stimme, Hypoplasie der weiblichen Genitalorgane; hochgradige, zum Teil adenomatöse Hyperplasie des Interrenalorgans mit Innenzonengewebe im oben angegebenen Sinne. (Bei Todesfällen in Addison-Krise fehlte die spongiocytäre Außenzone.)

2. *Postnataler interrenaler Virilismus* (mit Amenorrhoe, Infertilität, doch gelegentlicher Eireifung): Ausmündung der Urethra getrennt von der hypoplastischen Vagina unterhalb der erheblich vergrößerten Clitoris, Virilismus, Hirsutismus. Hyperplastische Nebennieren, doch mit reichlicheren Spongiocyten in der Fasciculata als bei Gruppe 1.

3. *Hirsutismus nach der Geschlechtsreife* (mit Amenorrhoe oder Oligomenorrhoe und Infertilität, Jones, Howard und Langford): Clitorisvergrößerung bei etwa 50%. Die pathogenetische Bedeutung des Interrenalorgans wird aus dem therapeutischen Effekt: Rückgang der erhöhten 17-Ketosteroidausscheidung durch Cortison erschlossen.

4. *Hirsutismus nach der Geschlechtsreife* (mit Oligomenorrhoe und Infertilität ohne Erhöhung der 17-Ketosteroidausscheidung): Bei einer Reihe von Patientinnen Clitorisvergrößerung. Die Zuordnung zum AGS wird auf Grund der therapeutischen Beeinflußbarkeit der Lutealfunktion durch Cortison angenommen.

Behandlungsfähigkeit mit Cortison gilt gleichzeitig als differentialdiagnostisches Kriterium gegenüber den Fällen mit Stein-Leventhal-Syndrom, die bekanntlich bis zu 50% mit Hirsutismus vergesellschaftet sind. Bei der 3. Gruppe werden die erhöhte 17-Ketosteroidausscheidung und die regelrechte Größe des Ovars als zusätzliche Unterscheidungsmerkmale herangezogen.

Während bei der 1. Gruppe das Ovar bis zur Pubertät keine strukturellen Abwegigkeiten aufwies, fanden sich bei Adolescenten wachsende und atretische Follikel, bei älteren Patientinnen wurden auch diese vermißt. Nur an den Ovarien von Patientinnen der 2. Gruppe fand sich eine Luteinisierung der Theca atretischer Follikel. Die Stärke dieser Veränderungen verhielt sich umgekehrt proportional zu den Nebennierenrindenbefunden. Während also FSH auch bei schwersten Formen des AGS erst allmählich unterdrückt wird, erscheint die ICSH-Wirkung nur bei Fällen der 2. Gruppe. Die Bremsung der Produktion abwegiger Steroide in der NNR durch Cortison läßt die GTH-Wirkung wieder voll in Erscheinung treten.

Wenn somit von diesen Autoren die Gegensätzlichkeit des AGS und des STEIN-LEVENTHAL-Syndroms betont wird, so ergeben sich doch bereits anatomische Hinweise auf die Möglichkeit von Überschneidungen. Diese sind nicht nur bei Fällen mit geringer Ausprägung des AGS zu erwarten, es werden regelrechte Mischformen in der Literatur beschrieben.

Bemerkenswert sind in diesem Zusammenhang die Kombinationsfälle von PHILIPP und STANGE mit großem polycystischem bzw. grauem Ovar, erhöhter 17-Ketosteroidausscheidung und AGS (Gruppe 1 mit Sinus urogenitalis). Auch ein von HEYDEN beschriebener 46jähriger Pseudohermaphrodit aus Berlin, ferner ein von Prof. STAEMMLER in Aachen obduzierter Fall (31 J.), beide mit AGS bei NNR-Hyperplasie der Gruppe 1 nach JONES und JONES, hatten polycystische Ovarien, allerdings ohne besondere Vergrößerung dieser Organe. Auch bei diesen 4 Kombinationsfällen ließ sich ein reziprokes Verhalten von Nebennieren- und Ovarialveränderungen nachweisen; bei den Kieler Fällen bestand eine ausgesprochene Hyperplasie und Vascularisation der luteinisierten Theca.

Erörterungen über die Pathogenese des STEIN-LEVENTHAL-Syndroms müssen von der Tatsache einer therapeutischen Beeinflußbarkeit durch Eingriff in das periphere Organ ausgehen. STEIN und LEVENTHAL berichten über fast 90%ige Erfolge nach Keilresektion der Ovarien bei langjähriger Beobachtungszeit. Auch hier steht somit ähnlich wie beim AGS die Frage einer Dysfunktion bestimmter Zellformationen des peripheren Organs offen. STANGE erörtert eine primäre Minderwertigkeit der Granulosa.

STANGE weist ferner darauf hin, daß ein großer Teil der Patientinnen mit STEIN-LEVENTHAL-Syndrom nach einer Gravidität mit Toxämie geboren ist und daß Neugeborene von präeklamptischen und eklamptischen Müttern besonders häufig atretische Follikelcysten mit luteinisierter Theca und Hiluszellhyperplasie bei umfangreicher Degeneration von Primordialfollikeln aufweisen (HARTMANN, NEUMANN). Es liegt nahe, hier Beziehungen zu sehen zwischen den Folgezuständen einer diaplacentaren Dysregulation und der Manifestation des Syndroms unter Annahme einer vorausgegangenen Determinationsstörung (PHILIPP und STANGE). Daß auch neural-vegetative Einflüsse für Morphe und Funktion der weiblichen Gonade eine bedeutsame Rolle spielen, hat STIEVE gezeigt.

Weiterhin bedarf es der Erörterung, welche pathogenetischen Faktoren für das Zustandekommen einer Kombination des konnatalen AGS (Pseudohermaphroditismus femininus externus) mit polycystischen oder großen grauen Ovarien verantwortlich sind. Nach WILKINS bildet sich der Sinus urogenitalis beim Embryo im 162 mm-Stadium zurück. Zu dieser Zeit, während des 5. Fetalmonats, vollzieht sich die histologische Differenzierung der Hypophyse, ebenso wie die des Interrenalorgans ihren Abschluß erfährt. Dieses Zusammentreffen von phänokritischen Perioden in Hypophyse und NNR gibt die Grundlage, nach Korrelationsstörungen verschiedener Art zwischen diesen Organen und der Placenta als Ursache der unterschiedlichen Lokalisation bei der Manifestierung zwischengeschlechtlicher Fehlfunktionen regulativer Organe (Nebennierenrinde, Ovar oder beide Organe) zu fahnden.

Es bedarf noch ausgedehnter systematischer Untersuchungen besonders an der Hirnanhangdrüse, um hierüber mehr Klarheit zu erhalten.

Zusammenfassung

Entwicklungsstörungen an endokrinen Organen äußern sich in recht uneinheitlicher Form. Dies erklärt sich aus der besonderen Anpassungsfähigkeit der betreffenden, regulativ wirkenden Parenchyme. Unter Umständen kann eine unterschiedlich lange Latenzperiode der Manifestierung morphologischer Veränderungen vorausgehen. Dies berechtigt an sich nicht dazu, besondere Manifestierungsschäden zu vermuten. Zu unterscheiden sind Störungen der frühen Organogenese auf Grund unspezifischer pathogenetischer Faktoren. Sie wirken den allgemeinen Gesetzen der Ontogenie zufolge hauptsächlich durch ihre Intensität und in Abhängigkeit von den phänokritischen Terminationsperioden des betreffenden Blastems. Ferner können Fehler bei der Differenzierung der Organe durch unkoordinierte oder ungewöhnlich intensive Belastungen entstehen (primäre „diaplacentare" Dyshormonose). Derartige Störungen wirken sich womöglich an den übrigen Teilen des hormonalen Regulationssystems aus (sekundäres intrafetales Dysregulationssyndrom). Hierbei bestehen starke Überschneidungsmöglichkeiten mit den Folgen anderer, oft kombinierter unspezifischer Störungsfaktoren, die eine verbindliche Aussage über den jeweils vorliegenden pathogenetischen Mechanismus recht schwierig gestalten. Dies wird erläutert an den Beispielen der Embryopathia diabetica und verschiedenen Fehlentwicklungszuständen des Interrenalorgans.

Literatur

ANGEVINE, D. M.: Arch. of Path. **26**, 507 (1938).

APPEL, W.: Dtsch. Arch. klin. Med. **198**, 60 (1951).

BACHMANN, R.: Die Nebenniere. In W. v. MÖLLENDORF u. W. BARGMANN: Handbuch der mikroskopischen Anatomie des Menschen, Bd. VI/5. Berlin-Göttingen-Heidelberg: Springer-Verlag 1954.

BARNS, H. H., and M. E. MORGANS: J. Obstetr. Gyn. Brit. Emp. **55**, 449 (1948).

BONGIOVANNI, A. M.: Bull. Johns Hopkins Hosp. **92**, 244 (1953).

— and G. W. CLAYTON: Zit. nach WILKINS u. Mitarb. 1954.

BOTELLA-LLUSIA, J.: Arch. Gynäk. **183**, 73 (1953).

BOUWDIJK-BASTIAANSE, M. A. v., and J. S. SINDRAM: J. Obstetr. Gyn. Brit. Emp. **58**, 996 (1951).

BRULL, L., et T. BRAKIER: Ann. d'Endocrin. **15**, 51 (1954).

COURRIER, R., et A. COLONGE: C. r. Acad. Sci. (Paris) **232**, 1164 (1951).

DURAISWAMI, P. K.: Brit. Med. J. **1950**, 384.

DUBREUIL, G., et D. ANDERODIAS: C. r. Soc. Biol. (Paris) **83**, 490 (1920).

FRASER, F. C., and T. D. FAINSTAT: Pediatrics 8, 527 (1951).

FÜLÖP, T.: Acta morph. (Budapest) **2**, 41 (1952).

HARTMANN, H.: Arch. Gynäk. **128**, 1 (1926).

HERZSTEIN, J., and H. DOLGER: Amer. J. Obstetr. **51**, 420 (1946).

HETT, J.: Z. mikrosk.-anat. Forsch. **3**, 179 (1925).

HEYDEN, A.: Über einen Fall von Pseudohermaphroditismus femininus externus bei einem Nebennierenrindentumor. Inaug.-Diss. Kiel 1951.

HEYSE, U.: Zur pathologischen Anatomie und Pathogenese der innersekretorischen Regulationsstörung bei Neugeborenen diabetischer Mütter. Inaug.-Diss. Kiel 1950.

HOET, J. P.: I. Congrés internat. Diab. Féderat. Leyden 1952.

— Proc. Physiol. Soc. 20/21. III. (1953); J. of Physiol. **120**, 18 (1953).

— et L. BRASSEUR: Ann. d'Endocrin. **15**, 26 (1954).

HUNT, A.: Amer. J. Obstetr. **64**, 559 (1952).

JAILER, J. W.: Bull. N. Y. Acad. Med. **29**, 377 (1953); zit. nach H. HEGNAUER: Wien. med. Wschr. **1954**, 188.

Jailer, J. W., and A. J. Knowlton: J. Clin. Invest. **29**, 1430 (1950).

John, H. J.: Inaug.-Diss. Greifswald 1943.

Jones, G. E. S., J. E. Howard and H. Langford: Fertility a. Sterility **4**, 49 (1953).

Jones, H. W., and G. E. S. Jones: Amer. J. Obstetr. **68**, 1330 (1954).

Katsch, G.: Klin. u. Prax. **1946**, 17, 36; Zbl. Gynäk. **72**, 1756 (1950); Wiss. Z. Univ. Greifswald 1, Math.-Naturwiss. Reihe Nr. 2, 1 (1951/52).

Kiyono, H.: Virchows Arch. **257**, 441 (1925).

Klein, J.: Amer. J. Obstetr. **52**, 574 (1946).

Kloos, K.: Klin. Wschr. **1951**, 557; Virchows Arch. **321**, 177 (1952).

— u. H.-J. Staemmler: Virchows Arch. **324**, 285 (1953).

Kriss, J. P., and P. H. Futcher: J. Clin. Endocrin. 8, 380 (1948).

Landauer, W.: J. of Exper. Zool. **98**, 65 (1945).

— and M. B. Rhodes: J. of Exper. Zool. **119**, 221 (1952).

Lemser: Arch. Rassenbiol. **6** (1938); zit. nach Katsch (1951/52).

Liechtenstein, H., G. M. Guert and J. Warkany: Proc. Soc. Exper. Biol. a. Med. 78, 398 (1951).

Long: Zit. nach H. Hegnauer: Wien. med. Wschr. **1954**, 188.

Loraine, J. A.: Brit. Med. J. **1949**, 1496.

Meyer, R.: Virchows Arch. **210**, 158 (1912).

Miller, H. C., D. Hurwitz and K. Kuder: J. Amer. Med. Assoc. **124**, 271 (1944).

— and H. M. Wilson: J. of Pediatr. **23**, 250 (1943).

Mohnike, G.: Z. klin. Med. **144**, 461 (1944).

Munro, H. N., J. C. Eaton and A. Glen: J. Clin. Endocrin. **9**, 48 (1949).

Netter, H.: Zit. nach U. Heyse (1950).

Neumann, H. O.: Mschr. Geburtsh. **75**, 123 (1927).

Opsahl: Zit. nach H. Hegnauer: Wien. med. Wschr. **1954**, 188.

Pannhorst, R.: Dtsch. med. Wschr. **1934**, 1950; Z. menschl. Vererbgs- u. Konstit.lehre **25**, 461 (1941).

Philipp, E., u. H. H. Stange: Dtsch. med. Wschr. **1954**, 1519.

Pirart, J.: Ann. d'Endocrin. **15**, 58 (1954).

Potter, E. L.: Pathology of the Fetus and the Newborn. Chicago: Yearbook Publ. 1952.

Robson, J. M., and A. A. Sharaf: J. of Physiol. **115**, 313 (1951).

Rotter, W.: Virchows Arch. **316**, 590 (1949); Z. Zellforsch. **34**, 547 (1949); Verh. dtsch. Ges. Path. **32**, 170 (1950).

Schmidt, A., G. Huurman u. A. Hansen: Vox sanguinis **3**, 134 (1953).

Skipper, E.: Quart. J. Med. **2**, 333 (1933).

Smith, V. A.: The Physiology of the Newborn Infant, 2nd ed. Springfield, Ill.: Ch. C. Thomas 1951.

Stange, H. H.: Morphologische und klinische Untersuchungen über die wichtigsten ovariellen Fehlbildungen (polycystisches Ovar, Defekt, Rudiment und Hypoplasie). Habil.-Schrift (UFK) Kiel 1955.

Stein, T. F., and M. L. Leventhal: Amer. J. Obstetr. **29**, 181 (1935).

Stieve, H.: Der Einfluß des Nervensystems auf Bau und Tätigkeit der Geschlechtsorgane des Menschen. Stuttgart: Georg Thieme 1952.

Vague, J.: Semaine Hôp. **1953**, 2736.

Weigert, C.: Virchows Arch. **100**, 176 (1886).

White, Pr.: Amer. J. Obstetr. **33**, 380 (1937); Va. Med. Mon. **70**, 436 (1943); Pennsylvania Med. J. **50**, 705 (1947).

— and H. Hunt: J. Clin. Endocrin. **3**, 500 (1943).

— R. S. Titus, E. P. Joslin and H. Hunt: Amer. J. Med. Sci. **198**, 482 (1939).

— In E. P. Joslin, H. Root, Pr. White, A. Marble and S. Bailey: The Treatment of Diabetes mellitus, 8. ed. Philadelphia: Lea & Febiger 1947.

Wilkins, L.: The Diagnosis and Treatment of Endocrine Disorders in Childhood and Adolescence. Springfield, Ill.: Ch. C. Thomas 1950.

— A. M. Bongiovanni, G. W. Clayton, M. M. Grumbach u. J. J. van Wyk: In A. Hottinger u. F. Hauser: Moderne Probleme der Pädiatrie. Basel-New York: S. Karger 1954.

Aus der Medizinischen Universitäts-Klinik Mainz
(Direktor: Prof. Dr. K. Voit)

Endokrinologische Fragen des Hermaphroditismus

Von

Claus Overzier

Mit 30 Abbildungen[1]

Zur Erforschung des Hermaphroditismus wurden bereits verschiedene Arbeitsrichtungen herangezogen: die morphologisch-descriptive, die entwicklungsgeschichtliche, die genetische und zuletzt die endokrinologische. So sehr sich der jeweilige wissenschaftliche Zeitgeist gerade der Intersexualitätsforschung aufprägte, so abwegig wäre aber die Annahme, eine Richtung habe die andere abgelöst. Man kann vielmehr feststellen, daß alle Arbeitsrichtungen wesentliche und wohl bleibende Erkenntnisse gebracht haben, jedoch bisher leider ohne zu ganz befriedigenden Ergebnissen gekommen zu sein. Eine Klärung des großen Problemkomplexes ist auch nicht von *einem* Standpunkt aus zu erwarten, und so bitte ich meine Übersicht über endokrinologische Fragen des Hermaphroditismus auch nur als die Stellungnahme zu einem Teilproblem im Rahmen des Ganzen aufzufassen.

Nichts wäre z. B. abwegiger, als rein aus der Schau des Endokrinologen die großen Erkenntnisse der Genetiker zu mißachten: Bekanntlich gelang es Goldschmidt durch Kreuzungsversuche zweier Abarten des Schmetterlings *Lymantria dispar* gesetzmäßig Intersexe verschiedener „sexueller Zwischenstufen" zu erzeugen, obwohl Intersexe sonst innerhalb der Art nicht vorkamen. Goldschmidt nahm eine „geschlechtsbestimmende Erbanlage" im X-Chromosom und eine „weiblichkeitsbestimmende Tendenz" im Cytoplasma der Eizelle an und führte das Auftreten der Intersexe auf ein Überwiegen der „starken" japanischen Art über die „schwache" deutsche Abart zurück: „Intersexualität besteht darin, daß an einem bestimmten Zeitpunkt der Entwicklung, dem Drehpunkt, das Geschlecht umschlägt und die Entwicklung, die bis dahin mit dem einen Geschlecht begonnen hatte, nunmehr mit dem anderen Geschlecht zu Ende geführt wird." Eine Geschlechtsumwandlung tritt hiernach ein, wenn die geschlechtsbestimmenden Faktoren des einen Geschlechts die des anderen nicht genügend überwiegen, d. h. wenn das „epistatische Minimum" nicht erreicht wird.

Bei den hochentwickelten Säugetieren liegen die Verhältnisse aber nicht so klar, wie es Goldschmidt beim Schmetterling darstellen konnte. Hier spielt die hormonale Geschlechtlichkeit eine große Rolle. Sie kann sogar allein bestimmend sein, wie das Beispiel der Zwicke zeigt (Abb. 1): Bereits den Römern war eine Form des Rindes bekannt, die nicht Kuh und nicht Stier ist und die sie folge-

---

[1] Zum Druck mußte die Zahl der Abbildungen stark verringert werden.

richtig *taura* nannten. Vor 40 Jahren gelang es dann TANDLER und KELLER sowie LILLIE die Entstehung dieser Zwicken aufzuklären: Es erwies sich nämlich, daß sie infolge Beeinflussung des weiblichen Embryos durch einen männlichen Zwilling über einen verbundenen Placentarkreislauf zustande kommen. Bei Kühen beginnt die Differenzierung der Geschlechtsdrüsen, wenn der Fet etwa 25 cm lang ist. Bereits vorher, bei 10 cm Länge, kann der Placentarkreislauf zusammenwachsen. Ferner entwickeln sich die Testikel früher als die Ovarien. Eine direkte Einwirkung durch die Testikel ist also durchaus möglich, doch wurde

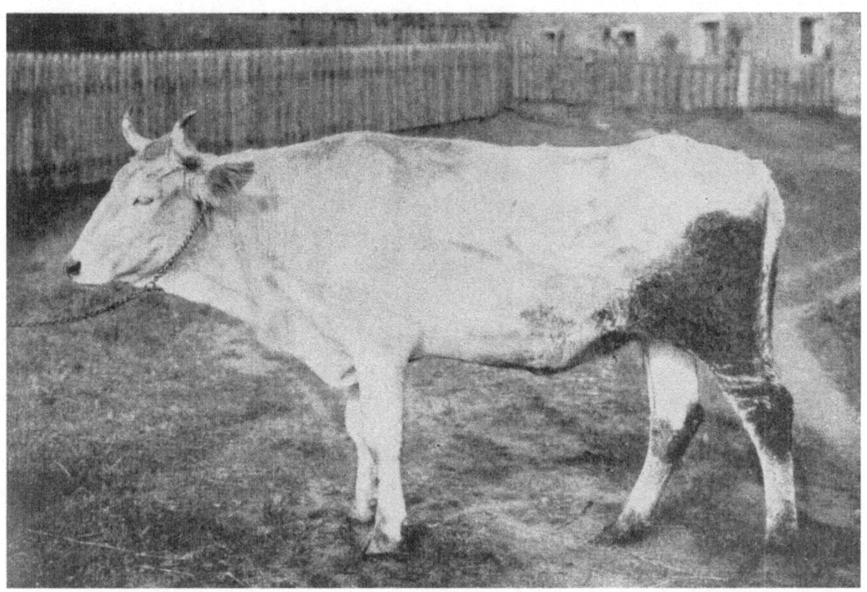

Abb. 1. Zwicke oder freemartin der Angelsachsen bzw. taura der Römer. Zwicken entstehen bei der Kuh infolge hormonaler Beeinflussung des weiblichen Embryos durch einen männlichen Zwilling über einen verbundenen Placentarkreislauf. Bei den Kühen beginnt die Differenzierung der Geschlechtsdrüsen, wenn der Fet etwa 25 cm lang ist. Bereits beim 10 cm langen Fet kann der Placentarkreislauf zusammenwachsen (LILLIE). Auch entwickeln sich die Testikel früher als die Ovarien. Diese beiden Voraussetzungen erklären die Erscheinung. Die Testikel der Zwicken sind immer steril, weil die Gonocyten im Ovarium nie zu den „Medullarsträngen" hinüberwandern. Das Vas deferens wird zum Wachstum angeregt, die MÜLLERschen Gänge werden gehemmt. — Bleibt das Zusammenwachsen der Placentarkreisläufe bei verschiedengeschlechtlichen Feten aus, so entstehen keine Zwicken. — Zur Frage der Beeinflussung durch den männlichen Fet wurde bereits von KELLER angenommen, daß dies nicht durch echte Keimdrüsenhormone, sondern durch geschlechtsspezifische Zellprodukte *aller* Zellen erfolge. GOLDSCHMIDT sprach von embryonalen Determinationsstoffen der zweiten Stufe oder (nach GLEY und HARMS) von Harmozonen. — Zwicken werden beim Menschen offenbar wegen des fehlenden Zusammenwachsens des Placentarkreislaufs nicht beobachtet. (Nach J. TANDLER und K. KELLER)

auch an geschlechtsspezifische Zellprodukte aller Zellen gedacht. Jedenfalls ist hier die Beeinflussung durch ein Hormon oder einen hormonähnlichen Stoff als alleinige Ursache einer Geschlechtsumwandlung anzusehen und der Erfolg ist, daß bei den genetisch-weiblichen Tieren das *Vas deferens* zum Wachstum angeregt wird, daß sich eine Prostata bildet, die MÜLLERschen Gänge aber gehemmt werden. Die Ovarien können auch eine gewisse, verschieden starke Umwandlung erfahren, doch bleiben die „Testikel" der Zwicke immer steril, weil die Gonocyten im Ovarium nie zu den „Medullarsträngen" hinüberwandern. Eine vollständige Geschlechtsumwandlung wird also nicht erreicht. Den Zwicken entsprechende Individuen gibt es bei menschlichen Zwillingen nicht, weil hier der Placentarkreislauf nicht zusammenwächst.

Die Frage, ob Hormone, speziell Hormone der Keimdrüsen, an der Geschlechtsdifferenzierung beteiligt sind, hat dann zu zahlreichen Versuchen geführt. So zeigt
der DANTSCHAKOFF-Versuch[1], daß der Genitaltrakt von Meerschweinchen durch
Behandlung des Embryos mit Testosteron zu beeinflussen ist. Gibt man
Testosteron in den Fruchtsack, so ist bei der Geburt die Samenblase der männlichen Tiere vergrößert (etwa Abb. 3)[1]; die weiblichen Tiere haben auch den ganzen
Komplex männlicher somatischer Organe aufgebaut (etwa Abb. 5 und 6)[1], jedoch
ohne Umwandlung der Ovarien zu Testes. Aber die Ovarien sind tiefer getreten.

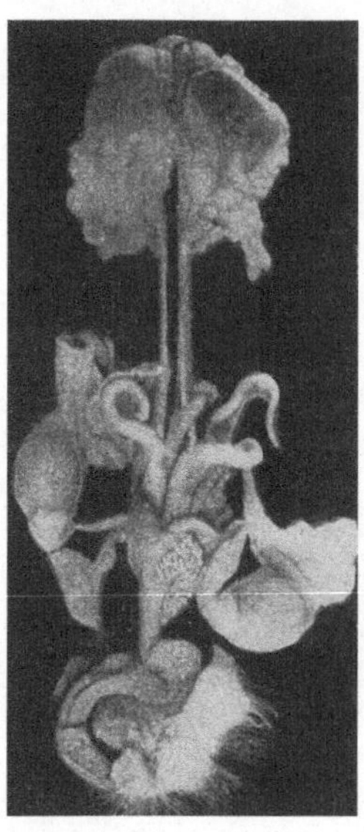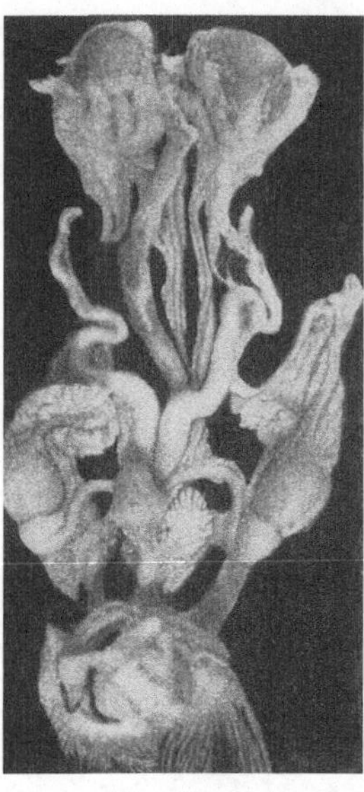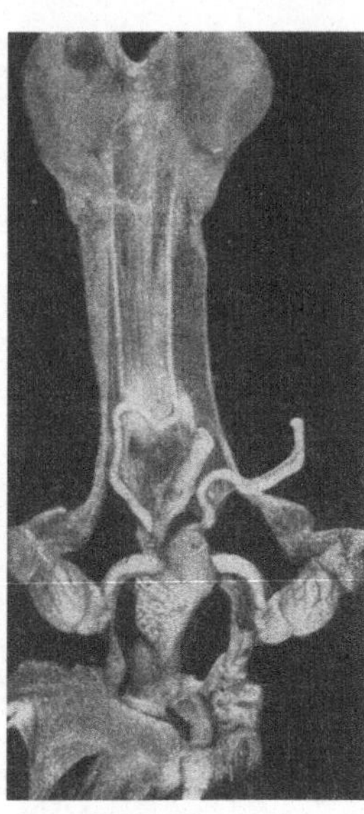

Abb. 2   Abb. 3   Abb. 4

Abb. 2—4. Zur Frage der Beeinflussbarkeit der Geschlechtsorgane des Meerschweinchens durch Behandlung mit
verschiedengeschlechtlichen Sexualhormonen: A. Bei genetischen Männchen

Abb. 2. Urogenitalsystem eines einjährigen normalen Männchens: Man beachte besonders die Größe der gut
entwickelten Testikel, der Samenblasen und der Prostata

Abb. 3. Nach embryonaler und postembryonaler Behandlung mit Testosteronproprionat: Man beachte die normale
Größe der Testikel, die starke Hypertrophie der Samenblasen und die mäßige Hypertrophie der Prostata

Abb. 4. Am 32. Tag nach Besamung embryonal und weiter postembryonal durchgeführte Progyon-Behandlung:
Man beachte die kleinen Testikel, die dünnen Samenblasen und die etwas verkleinerte Prostata (deren Epithelschläuche verhornt sind). (Nach V. DANTSCHAKOFF)

Es hat sich ein kräftiger Penis gebildet, eine Epididymis und eine Prostata.
Lediglich die Samenblasen sind relativ schwach ausgebildet. Das aber wohl
infolge der mächtigen Entwicklung des anliegenden Uterus. Der genetisch weibliche Keim wird also durch die Zugabe des männlichen Wirkstoffs geschlechtlich
bifaktoriell. Die weitere Deutung des Versuchs läßt die Annahme zu, daß das
Testosteron als chemischer Induktor im Sinne der Ontogenese gewirkt hat,
ähnlich, wie z. B. der wachsende Augenbecher das anliegende ektodermale Epithel
zu einer Linsenbildung induziert.

Auch wenn die Testosteron-Behandlung nach der Geburt nicht fortgesetzt
wird, bleiben Penis, COWPERsche Drüsen und Prostata erhalten. Die Samenblasen

---

[1] Die Zahl der zu den folgenden Versuchen gehörenden Abbildungen mußte zum Druck
stark verringert werden. Die hier gegebenen Bildhinweise treffen daher nicht immer genau den
im Text zitierten Versuchsvorgang, der jedoch aus der Bildunterschrift klar ersichtlich ist.

werden dickwandig. Das Ovar wird jedoch nie zum Testikel. Es wird meist cystisch umgewandelt. Dann sklerosiert der Uterus und ähnelt schließlich einem großen Utriculus masculinus. Bleibt aber bei beendeter Testosteron-Behandlung die Tätigkeit der Ovarien bestehen, so kann das Tier weibliches Verhalten wiedererlangen.

Im anderen Fall, wenn nach DANTSCHAKOFF die bereits embryonal behandelten genetisch weiblichen Meerschweinchen auch nach der Geburt weiter mit Testosteron behandelt werden, so zeigen bereits 3—4 Wochen alte Tierchen vollentwickelte

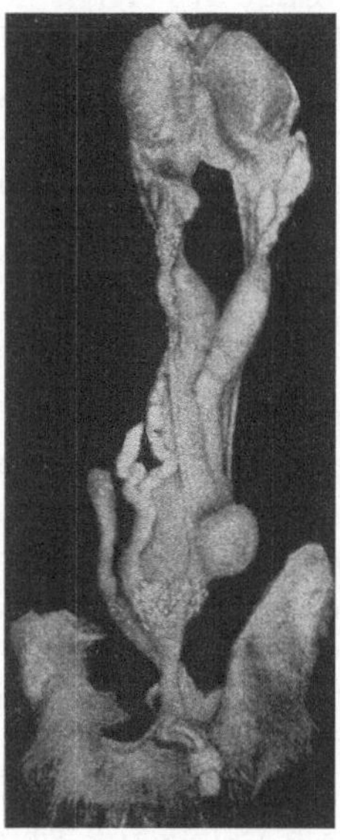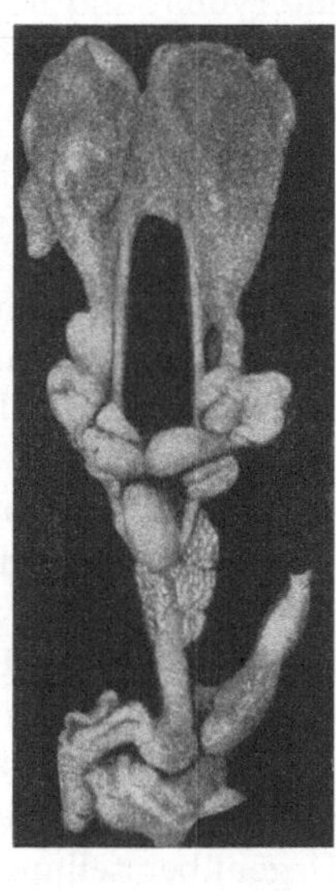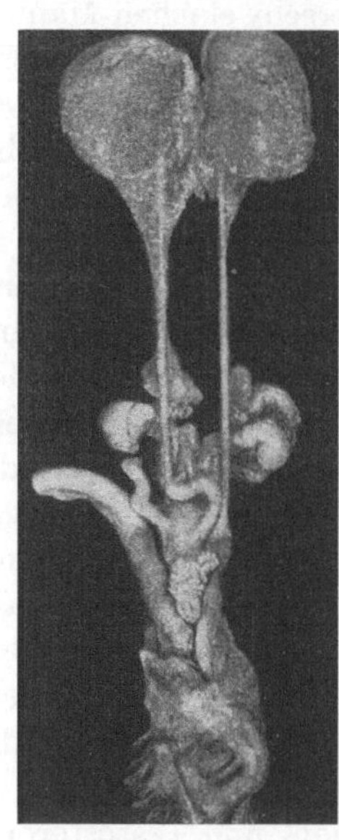

Abb. 5   Abb. 6   Abb. 7

Abb. 5—7. Zur Frage der Beeinflußbarkeit der Geschlechtsorgane des Meerschweinchens durch Behandlung mit verschiedengeschlechtlichen Sexualhormonen: B. Bei genetischen Weibchen

Abb. 5. Mit männlichem Sexualhormon embryonal und postembryonal behandeltes Weibchen im 3. Lebensmonat: Man beachte das Nebeneinander weiblicher und männlicher Geschlechtsorgane (als Gonaden nur Ovarien!), den aufgeblähten Uterus und den noch kleinen Penis. Ein Descensus hat nicht stattgefunden

Abb. 6. Wie zuvor, aber im 18. Lebensmonat: Jetzt hat der Descensus stattgefunden. Der Uterus wurde zu einem großen Utriculus masculinus, die Ovarien sind aufgetrieben (paradox stimuliert), die Prostata ist groß. Der Penis ist gut entwickelt

Abb. 7. Dem wie oben behandelten Tier wurden mit 3 Wochen die Ovarien gegen Testikel ausgetauscht: Man beachte die starke Entwicklung des Penis und die Verkleinerung des Uterus. (Nach V. DANTSCHAKOFF)

männliche Instinkte. Sie führen sogar erfolgreich Kopulationen mit Sekretabgang aus der Prostata durch. Ihr zweihörniger Uterus erscheint stark hypertrophisch (Abb. 5). Er endet caudal oft blind und ist dann mit Sekret gefüllt. Oft fehlt eine Vagina. Ist sie ausgebildet, so ist sie ebenso wie die caudalen Teile der WOLFFschen Gänge von großen Massen Plattenepithel ausgefüllt, wie bei einer ALLEN-DOISY-Reaktion. In den Ovarien findet man viele ausgereifte und rasch ausreifende Ova. Der Penis, die COWPERschen Drüsen und die Prostata sind gut entwickelt. Die Samenblase besitzt eine starke Wand. Der untere Teil des Vas deferens bleibt stets erhalten, jedoch wird auch hier das Ovar nie zum Testikel.

Während Testosteron von den Embryonen gut vertragen wird, stellte DANTSCHAKOFF fest, daß die geringste Oestrogenmenge den Meerschweinchen bis zum 29. oder 30. Tag in den Fruchtsack gebracht, die Früchte absterben läßt.

Die Frucht stirbt hingegen nicht ab, wenn die Oestrogene der Mutter gegeben werden. Hieraus ist zu schließen, daß die Placenta den Oestrogenen gegenüber wie ein Filter wirkt. Wird dieses einmal durchbrochen, so ist mit einem Abort zu rechnen.

Vergleicht man nun im Dantschakoff-Versuch die Wirkung gleich- und gegengeschlechtlicher Hormone bei embryonaler und postembryonaler Behandlung — wobei Progynon aus dem eben angeführten Grunde erst ab 32. Tag nach der Besamung gegeben werden konnte —, so ergibt sich folgendes:

Meerschweinchen-Männchen embryonal und bis zum Ende des ersten Lebensjahres weiter mit Testosteron behandelt, haben normal große Testikel (Abb. 3). Ihre Samenblasen sind stark hypertrophiert und auch die Prostata zeigt eine mäßige Hypertrophie. Ebenso mit Progynon behandelte Tiere haben kleine Testikel, dünne Samenblasen und eine etwas verkleinerte Prostata, deren Epithelschläuche zudem verhornt sind.

Genetische Weibchen, in gleicher Weise embryonal und postembryonal behandelt, zeigen bei der Verwendung männlicher Sexualhormone im 3. Lebensmonat das bekannte Nebeneinander weiblicher und männlicher Geschlechtsorgane (ohne Hoden, nur Ovarien), einen aufgeblähten Uterus und einen noch kleinen Penis (Abb. 5). Ein Descensus der Ovarien hat nicht stattgefunden. Im 18. Lebensmonat stehen nun die Ovarien deutlich tiefer; der Descensus hat jetzt stattgefunden. Die Ovarien sind aufgetrieben (paradox stimuliert), der Uterus ist zu einem großen Utriculus masculinus geworden, die Prostata ist groß und der Penis gut entwickelt (Abb. 6). Werden einem embryonal und postembryonal behandelten weiblichen Tier die Ovarien gegen Testes ausgetauscht, so entwickelt sich der Penis ebenfalls stark und der Uterus verkleinert sich (Abb. 7).

Man sieht also aus der Gegenüberstellung einer gegengeschlechtlichen Progynon- und Testosteron-Behandlung, daß die genetisch weiblichen Tiere eine stärkere Umwandlung erfahren, mit der Einschränkung, daß Progynon embryonal erst vom 32. Tag an gegeben werden kann. Das erinnert daran, daß auch die Zwicken genetisch immer weiblich sind.

Aber nicht nur durch direkte Behandlung der Embryonen sind Veränderungen zu erzielen. Man kann auch die trächtigen Tiere behandeln:

Raynaud gab trächtigen Mäusen Testosteronpropionat. Bei den Jungen wurde ein stark vergrößertes Rete festgestellt mit Bildung zahlreicher anastomosierender Tubuli. Sie drangen in das Ovar vom Hilus her ein und durchdrangen die zentrale Zone, wo sie große Lacunen formierten. Ähnliche Veränderungen beschrieb Greene, ferner Selye u. a. bei Ratten, Burns beim Opossum usw. Diese Versuche zeigen, daß die Umwandlung eines Ovars in Richtung eines Testis möglich ist. *Eine völlige Umwandlung wurde aber nie erzielt.* Es wurden hierbei auch verschiedene Grade der Masculinisierung des weiblichen Genitaltrakts beobachtet. Sehr hohe Hormondosen sind erforderlich und auch der Zeitpunkt des Behandlungsbeginns ist entscheidend. Grenzen werden durch die Empfindlichkeit der Frucht, die absterben kann, gesetzt. Das betrifft besonders die Oestrogene, die genetisch männliche Junge zu beeinflussen vermögen (Greene, Burill und Ivy). Diese Untersuchungen brachten aber eine weitere, sehr wesentliche Erkenntnis: Greene u. Mitarb. behandelten Ratten vom 14.—21. Tage der Gravidität auch kombiniert mit Androgenen und Oestrogenen und konnten zeigen, daß Geschlechtsdifferenzen beim WOLFFschen Gang nur in den kranialen Partien, der Epididymis, auftreten, während die caudalen Partien, die Samenblase, keine geschlechtsverschiedene Reaktion zeigt. Dies ist ein Beweis, daß der WOLFFsche Gang nicht etwa im Ganzen eine spezifische Hormonsensibilität zeigt. Entscheidend ist, daß mit der Nähe der Gonaden eine stärkere Hormonsensibilität für diese besteht. Andererseits zeigten diese Versuche aber auch, daß bei entsprechender Abstimmung der Dosierung die Androgen-Oestrogen-Wirkung aufgehoben werden kann.

Es ist aber nicht nur sichergestellt, daß durch eine Hormonbehandlung die Geschlechtsdifferenzierung beeinflußt werden kann, man ist auch der quantitativen und qualitativen Frage nachgegangen: Bereits 1935 zeigte WOLFF, daß bei Implantation von Androgenen in das Ei um so mehr intersexuelle Küken erzeugt wurden, je höher die Androgene dosiert wurden. Der DANTSCHAKOFF-Versuch zeigte dann die unterschiedliche Wirkung von Testosteron und Androstendiol auf genetisch männliche Küken: Gibt man am 4. Bebrütungstag Testosteron, so werden beim Vogel die Gonaden gehemmt, während die WOLFFschen Gänge hypertrophieren. Androstendiol hingegen stimuliert die Gonaden und übt auf die WOLFFschen Gänge keine Wirkung aus. Beide Präparate wandeln aber gleichsinnig die Mesonephroi zu großen Epididymen um. Auch bei Säugetieren ist die Wirkung zahlreicher, chemisch verschiedener Hormone vergleichend geprüft worden. Erwähnt sei hier nur die kürzlich veröffentlichte Arbeit von JOST über die Erzeugung fetaler Zwitterbildung bei der Ratte mit Methylandrostendiol, weil sie aus Anlaß einer später zu besprechenden klinischen Beobachtung von ZANDER und MÜLLER ausgeführt wurde. Mit der allerdings gewaltigen Gesamtdosis von 10—50 mg Androstendiol, die dem Muttertier vom 16.—20. Schwangerschaftstag unterschiedlich gegeben wurde, wurden übereinstimmend mit der Dosierung verschiedene Grade der Intersexualität bei den Jungen erreicht: Die genetischen Weibchen zeigten bereits bei der niedrigeren Dosierung Ansätze der Prostata, bei höherer Dosierung eine bessere Entwicklung derselben, ferner die Ausbildung eines Can. deferens und von Samenbläschen, dann fehlte die Vagina und das äußere Genitale nahm männlichen Typ an.

Nun zeigen an sich diese ganzen Versuche nur, daß es gelingt, mit synthetischen Hormonen in die Geschlechtsdifferenzierung richtungsgebend einzugreifen. Ein weiterer Schluß ist aber hieraus zunächst nicht erlaubt, insbesondere noch kein Rückschluß auf die physiologischen und pathophysiologischen Vorgänge. Werden diese (oder andere) Wirkstoffe überhaupt schon von den fetalen Gonaden gebildet und in ausreichender Menge gebildet und bedarf es ihrer überhaupt zur Differenzierung des Genitaltrakts ?

Hier sind nun Kastrationsversuche aufschlußreich: RAYNAUD und FRILLEY behandelten, früheren Versuchen von REAGAN, BENOIT und DANTSCHAKOFF folgend, Mäuseembryonen am 13. Tage mit Röntgenstrahlen in der Gegend der Sexualdrüsen. Es ergab sich nun, daß die so kastrierten weiblichen Embryonen dennoch einen weiblichen Urogenitaltrakt, ein weibliches äußeres Genitale und weibliche Milchdrüsen aufzubauen vermochten. Die genetisch männlichen Embryonen zeigten hingegen nach Röntgenkastration einen Entwicklungsstillstand oder gar keine Entwicklung zur ersten Anlage der Anhangsdrüsen. Das äußere Genitale dieser genetisch männlichen Embryonen entwickelte sich in weiblicher Form und der Sinus urogenitalis differenzierte sich in einen dorsalen Vaginaltrakt und einen ventralen Harntrakt. Darüber hinaus fanden sich bei den männlichen Feten Milchleistenansätze.

Diese Befunde nach Röntgenkastration wurden von JOST nach anderer Methodik durch operative Kastration von Kaninchenembryonen nachgeprüft und fanden eine schöne Bestätigung: Wurden weibliche Kaninchenembryonen kastriert, so ging die normale Entwicklung des Urogenitaltraktes weiter. Wurden aber männliche Embryonen kastriert, so wurde die weitere männliche Entwicklung unterbrochen. Es setzte vielmehr eine Entwicklung im weiblichen Sinne ein. Speziell bildeten sich die MÜLLERschen Gänge aus. Die Tiere hatten ein weibliches äußeres Genitale und keinerlei männliche Zeichen mehr. Wurde die Kastration erst später vorgenommen, dann erwiesen sich die bereits vorhandenen männlichen Stadien als haltbar und weibliche traten hinzu. So weit entsprachen die Befunde denen, die RAYNAUD und FRILLEY mit anderer Methodik erhoben hatten, wobei die Technik von JOST insofern überlegen war, als sie keine unbeabsichtigten Röntgenschäden setzte und daher klarere Ergebnisse brachte. Man hätte einwenden können, daß rein durch die Manipulation die Differenzierung des Genitaltrakts in andere Bahnen gelenkt werde. Nun zeigte JOST aber, daß bei einseitiger Kastration der restliche, verbliebene Hoden die Entwicklung beider Seiten des Urogenitaltrakts bewirkt und man muß hierin den Beweis für die Abgabe eines stimulierenden Stoffes vom embryonalen Hoden selbst sehen. Hatte schon GREENE auf die unterschiedliche, geschlechtsspezifische Reaktionsweise des unteren, gonadennahen Drittels des Genitaltrakts hingewiesen, konnte man vielleicht wegen der sich im Embryonalleben ändernden Lage der Gonaden hier noch an den Zusammenhängen zweifeln, jetzt wurde ein direkter Beweis geliefert.

JOST dekapitierte nun die Feten vor der sexuellen Differenzierung. Dies führte zur Hodeninsuffizienz und zum Pseudohermaphroditismus. Wurde aber gleichzeitig Gonadotropin gegeben, so konnten die Auswirkungen der Dekapitation verhindert werden. JOST sah hierin den Beweis für eine hypophysäre Steuerung der Hoden bereits im Fetalleben.

Man kann hiernach also annehmen, daß auch die Vermehrung der Zwischenzellen des Hodens, die meist in der ersten Schwangerschaftshälfte (STIEVE) und dann erst wieder in der Pubertät beobachtet wird, im Embryonalleben von der eigenen Hypophyse gesteuert wird (Abb. 8/9). Es interessiert in diesem Zusammenhang, daß SMITH Rhesusaffen, die eine durchschnittliche Schwangerschaftsdauer von 164 Tagen haben, bereits vom 27. Schwangerschaftstag an hypophysektomierte und daß sie dennoch normale Junge warfen. Es bedarf also offenbar gar nicht einer Stimulierung der Hoden bzw. Hodenzwischenzellen von außen, nach den Versuchen von JOST auch nicht von seiten der Placenta, was diskutiert wurde. (Zur Veränderung der Nebennierenrinde nehme ich hier keine Stellung, weil dies vereinbarungsgemäß für einen anderen Vortrag vorbehalten ist.) Ob und wie weit choriogene Gonadotropine das pathologische Geschehen verursachen können (PHILIPP), ist noch zweifelhaft.

Nun sind gegen die Bedeutung der Sexualhormone, evtl. sogar der Hormone überhaupt, für die Geschlechtsdifferenzierung verschiedene Einwände erhoben worden, die ich jedoch nur kurz streifen möchte, damit die Einheitlichkeit meines Standpunkts durch die verwirrende Fülle der Argumente nicht gefährdet wird.

Zunächst habe ich in meinen bisherigen Ausführungen die Bezeichnung „Sexualhormone" absichtlich da durch „Wirkstoffe" ersetzt, wo es sich um eine fetale Sekretion evtl. chemisch von den geläufigen Hormonen verschiedener Substanzen handeln könnte. Gegen die Ergebnisse der Experimente mit Sexualhormonen wurde eingewandt, sie seien nicht einheitlich und man könne ähnliche Veränderungen bei Amphibien auch mit nicht-androgenen und nicht-oestrogenen

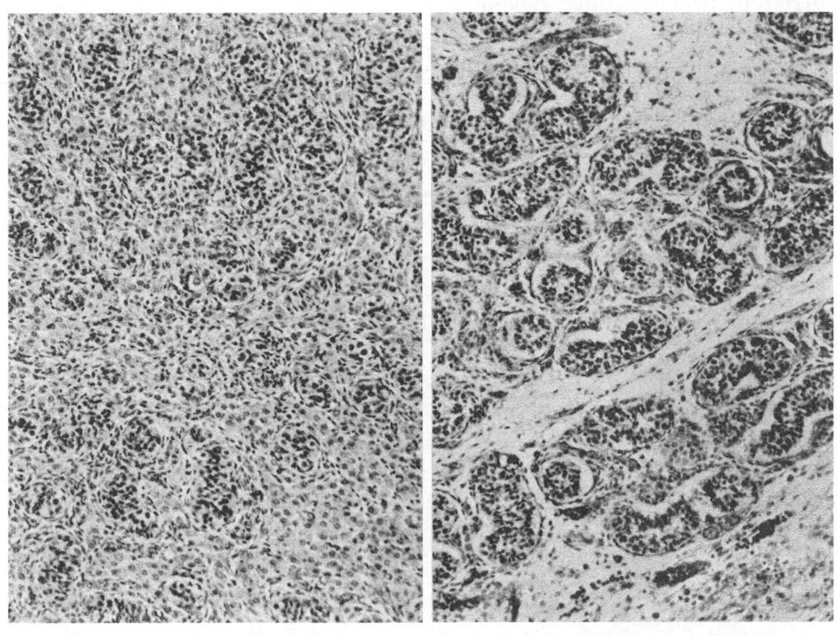

Abb. 8   Abb. 9

Abb. 8 u. 9. Hodenzwischenzellen

Abb. 8. Zahlreiche Zwischenzellen, kaum Hodenkanälchen, bei einem 7,8 cm langen Fet. Die Zwischenzellen vermehren sich in der ersten Schwangerschaftshälfte stark und nehmen dann ab.

Abb. 9. Bei Neugeborenen sind nur noch einzelne Gruppen von Zwischenzellen zu finden, die sich dann auch noch zurückbilden. (Eine Vermehrung der Zwischenzellen findet man dann erst wieder in der Pubertät)

(Paraffin, H. E., Abbm. 115:1)

Steroidhormonen, ja sogar mit anderen Wirkstoffen, ferner durch Temperaturwechsel, Überreife, Manipulation mit den Eiern, Überpflanzung von Muskelsubstanz, Schilddrüse, Chorion-Allantois-Gewebe und dergleichen erreichen. Ich habe mich daher bei dem Zitat der Versuche weitgehend auf Säugetiere beschränkt und kann hinzufügen, daß es sogar bei Affen gelang, durch Verabfolgung großer Dosen Testosteron an die schwangeren Tiere genetisch-weibliche Feten zu weiblichen Pseudohermaphroditen zu machen (VAN WAGENEN und HAMILTON). Andererseits ist bekannt, daß niedere Tiere nicht nur pathologisch, sondern auch physiologisch stärker zur Intersexualität oder auch zur Geschlechtsumwandlung neigen. Erinnert sei an die PFLÜGERschen Frösche, an die mit dem BIDDERschen Organ evtl. Eier produzierenden Krötenmännchen, an den Schwertträgerfisch, an den Schleimaal, an Beobachtungen bei gewissen Knochenfischen und Krebsen usw.

Dann wurde festgestellt, daß beim Opossum, dessen Geschlechtsdifferenzierung etwa erst am 100. Tag nach der Geburt abgeschlossen ist, die Gonaden entfernt werden können, ohne diesen Vorgang zu stören (MOORE). Aber dieser Versuch scheint nach dem eben zitierten allein zu stehen und mag zum Teil durch die Besonderheit dieses Tieres erklärt sein, vielleicht auch dadurch, daß er technisch nicht vor dem 23. Tag post partum durchführbar war. Im übrigen wird die Bedeutung der Gene für die Geschlechtsdifferenzierung von mir auch nicht bestritten, nur scheinen sie beim Menschen mit den Wirkstoffen der Gonaden zu konkurrieren. Hierfür einige Beispiele:

ZANDER und MÜLLER behandelten eine Gravida vom 6. Schwangerschaftsmonat an wegen eines Sarkoms mit 2mal wöchentlich 100 mg Methylandrostendiol als Kristallsuspension, also bis zum Partus mit einer Gesamtdosis von 3,2 g. Das Kind hatte bei der Geburt eine penisartige Clitoris mit Hypertrophie des Präputiums und scrotumähnliche Labien (Abb. 10)[1]. Das Orificium externum der Urethra befand sich an der Basis der Clitoris, darunter der Introitus vaginae. Die 17-Ketosteroid-Ausscheidung war normal. Mit 18 Monaten waren Clitoris und Präputium auffallend schlaff, die Labien etwa normal (Abb. 11)[1], so daß eine Rückbildung des Phänomens möglich ist. Man könnte selbstverständlich hier ein zufälliges Auftreten des seltenen Pseudohermaphroditismus (oder gar echten Hermaphroditismus) annehmen, doch scheint in Anbetracht dieser Seltenheit und der sich anbahnenden Rückbildung ein Pseudohermaphroditismus femininus induziert durch das Methylandrostendiol (und daher mit normaler 17-Ketosteroid-Ausscheidung) wahrschein

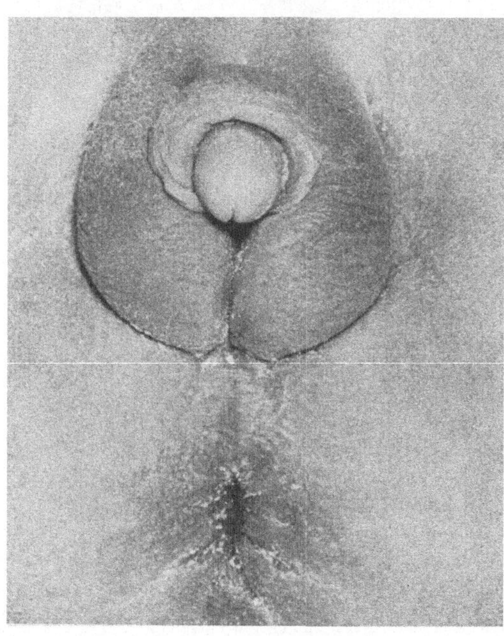

Abb. 10. Genitalveränderungen des Kindes einer mit Methylandrostendiol behandelten Mutter (Fall ZANDER-MÜLLER). Kind im Alter von 6 Monaten. Die Mutter war vom 6. Schwangerschaftsmonat an mit 2mal wöchentlich 100 mg Methylandrostendiol als Kristallsuspension behandelt worden (Gesamtdosis bis zum Partus 3,2 g): Penisartige Clitoris und Hypertrophie des Präputiums. Sofort nach der Geburt waren die Labien noch scrotumähnlicher

licher. Wegen des späten Behandlungsbeginns sind die Veränderungen gering und evtl. rückbildungsfähig. Auch die eben erwähnten Versuche bei trächtigen Affen (VAN WAGENEN und HAMILTON) und die nach der ZANDER-MÜLLERschen Beobachtung von JOST durchgeführten Versuche mit Methylandrostendiol bei Ratten legen den Zusammenhang nahe. Gewiß ist die Mindestdosis, die eine Veränderung bei den Ratten hervorrief, umgerechnet auf das Körpergewicht etwa 10mal so hoch, jedoch wird man mit einer verschiedenen Sensibilität der

---

[1] Abb. 10 und 11 wurden mir freundlicherweise von Herrn Dozent Dr. ZANDER, Univ.-Frauenklinik Köln (Dir. Prof. C. KAUFMANN) überlassen; Abb. 10 wurde von Herrn A. ZAHN, Marburg, angefertigt. Weitere Abbildungen zu diesem Fall siehe C. OVERZIER: „Die Intersexualität" im Hdb. d. med. Sexualforschung. Stuttgart: F. Enke 1955.

Art und evtl. des Einzelindividuums rechnen müssen. Das zeigt bereits die von den Zweiflern hervorgehobene Uneinheitlichkeit der experimentellen Ergebnisse. Die Gewebssensibilität scheint aber gerade eine der wesentlichen Faktoren für die Entgleisung der Geschlechtsdifferenzierung zu sein.

BRENTNALL sah ein Arrhenoblastom des Ovars der Mutter, das bereits im 4. Schwangerschaftsmonat diese virilisierte. Wie lange es vorher bestanden hatte, ist unbekannt. Das Kind zeigte ein vorwiegend weibliches äußeres Genitale, jedoch mit stark vergrößerter Clitoris. Es fanden sich große gerunzelte Labia majora, keine Labia minora und keine äußere Vaginalöffnung. Der Harnröhrenausgang lag an der Basis der Clitoris. Am 4. Tage nach der Geburt entleerte sich aus der Harnröhre Blut und Schleim, entsprechend der oft bei Neugeborenen beobachteten Blutung. Über die Keimdrüsen wissen wir auch in diesem Fall nichts. Der Autor nahm einen Pseudohermaphroditismus femininus an. Daß in diesem Fall von BRENTNALL stärkere Veränderungen [im Sinne eines

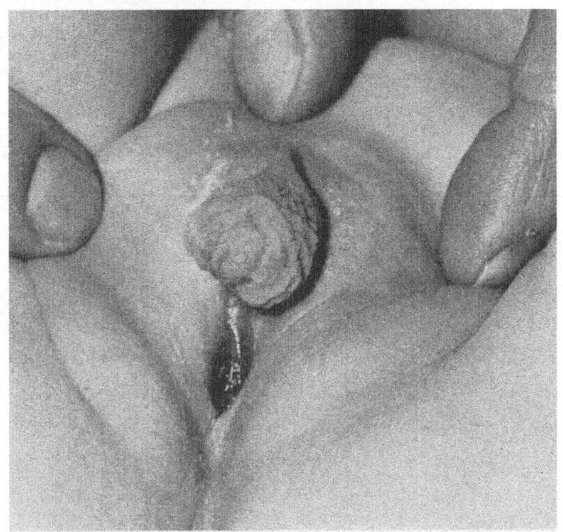

Abb. 11. Fall ZANDER-MÜLLER (s. auch Abb. 10). Das gleiche Kind im Alter von 18 Monaten: Die Clitoris und das Präputium sind jetzt auffallend schlaff, was vielleicht eine beginnende Rückbildung anzeigt. Bei dieser Aufnahme wurde die Clitoris angehoben und die Labien leicht gespreizt. Am unteren vorderen Ende der Glans sieht man eine leichte Spaltbildung, unterhalb der Clitoris das Ostium urethrae und den Introitus vaginae. Länge der Clitoris 2,5 cm. Die 17-Ketosteroid-Ausscheidung war normal. Wenn man ein zufälliges Zusammentreffen unabhängig von der Behandlung annehmen würde, so könnte es sich am ehesten um einen Pseudohermaphroditismus masculinus — evtl. femininus, wie die Verff. diskutieren — handeln. Wahrscheinlicher ist aber ein ursächlicher Zusammenhang, für den auch die Rückbildung und die experimentellen Untersuchungen von JOST sprechen. Weitere Beobachtung und histologische Untersuchung wird die Diagnose sichern. (Auch jetzt nach 30 Monaten ist der Befund unverändert)

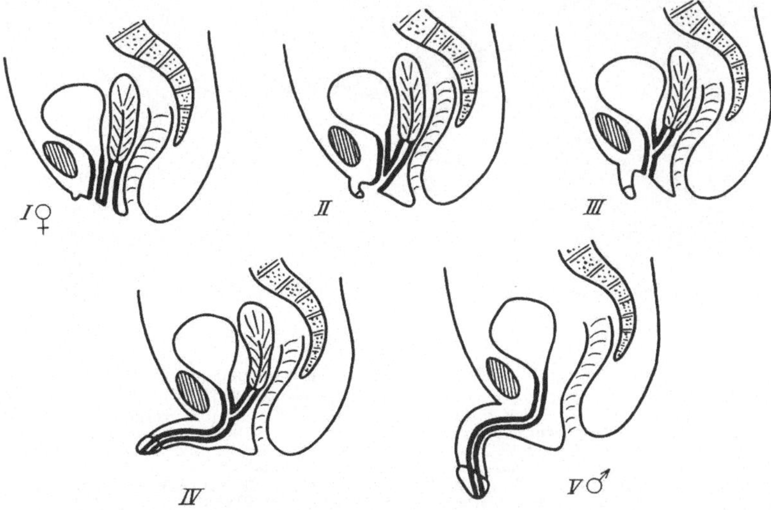

Abb. 12. Grundtypen des Urogenitalsystems im Übergang von der rein-weiblichen zur rein-männlichen Form (OVERZIER). (Der Fall BRENTNALLs dürfte der Skizze II. oder III. entsprechen)

5*

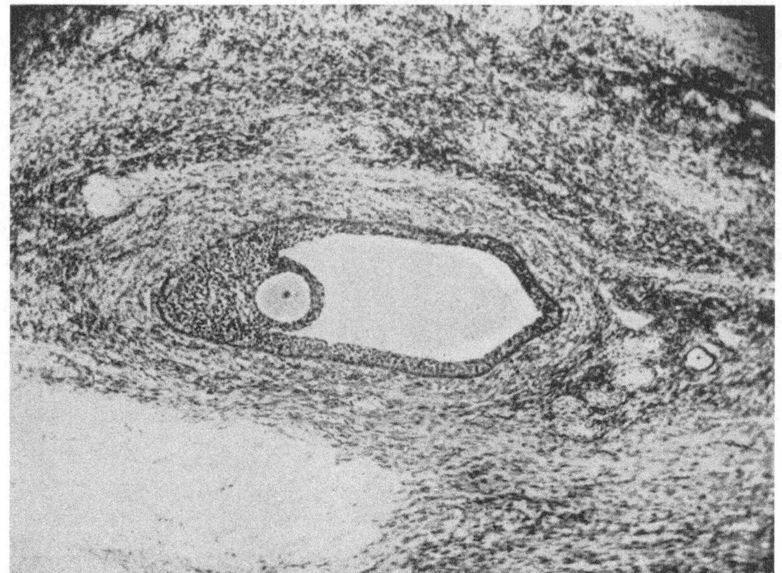

Abb. 13

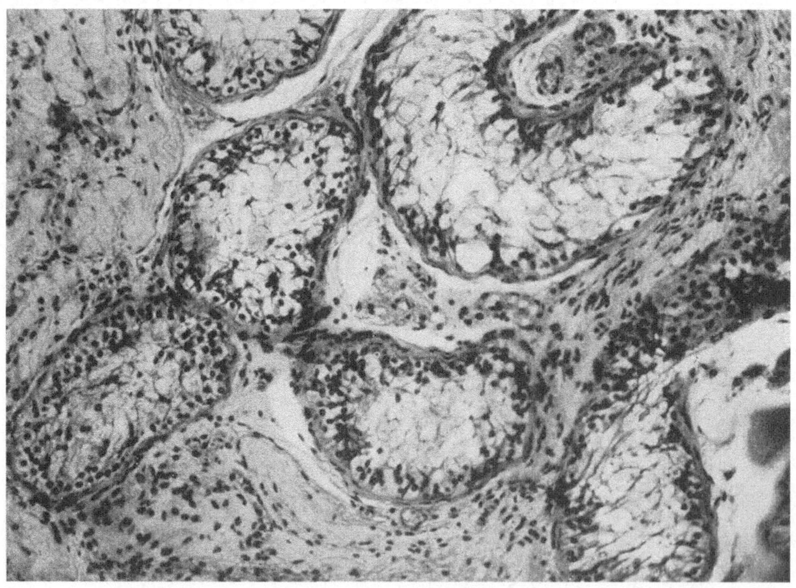

Abb. 14

Abb. 13 u. 14. Die Gonaden beim echten Hermaphroditismus (I).

Ovar (Abb. 13) und Testis (Abb. 14) kommen nicht ganz so häufig getrennt vor — wie hier im Fall Lindvall-Wahlgren (s. auch Abb. 16 u. 17) — wie zusammen als Ovotestis. In 11 Fällen wurde rechts ein Ovar gefunden und in 23 Fällen links. Ein Testis wurde in 12 Fällen rechts und in 9 Fällen links beschrieben. Hoden und Eierstock können auch getrennt auf einer Seite liegen, bei Baker und bei Zondek rechts. Lattimer fand rechts außer einem Hoden eine Ovotestis.

Trotz des geringen Überwiegens der Fälle mit rechtsseitigem Hoden sollte man keine Schlüsse auf eine Umwandlungsschwäche dieser Seite ziehen, wie Berner.

Der Reifezustand der Gonaden ist sehr unterschiedlich. Meist sind, wie hier, die Ovarien besser ausgebildet als die Hoden

Sinus urogenitalis (Abb. 12)] gefunden wurden als im Fall ZANDER-MÜLLER, ist allein schon erklärbar durch das frühere Einsetzen der Hormonwirkung: Diese wurde bei der Mutter,. wie gesagt im 4. Schwangerschaftsmonat zuerst bemerkt. Weibliche Feten haben aber mit 11—13 Wochen noch einen deutlichen Sinus urogenitalis, mit 14 Wochen noch ein einheitliches Orificium externum und erst mit 16 Wochen ein getrenntes. Der Beginn der Hormonwirkung dürfte also in der 13.—14. Woche etwa gelegen haben. Möglicherweise sind auch endogen gebildete Hormone wirksamer als medikamentös zugeführte. Dies kann dann die Ansprechbarkeit des fetalen Gewebes überhaupt betreffen, selbstverständlich nicht die Art der Ausbildung, soweit sie bereits durch das Entwicklungsalter fertig vorliegt. Diese Veränderungen können sich dann auch nicht mehr zurückbilden, während Virilisierungserscheinungen infolge Arrhenoblastom des Ovars der Erwachsenen nach Entfernung des Tumors rückbildungsfähig sind, wie z. B. im Fall BRIDE, wo dies 2 Jahre dauerte.

In diesen Fällen lag zwar eine Beeinflussung durch Gonaden-Wirkstoffe, durch Sexualhormone, vor, nicht aber durch die eigenen Gonaden und ihre Wirkstoffe. Wahrscheinlich wurden die Gonaden selbst auch nicht verändert. Während beim

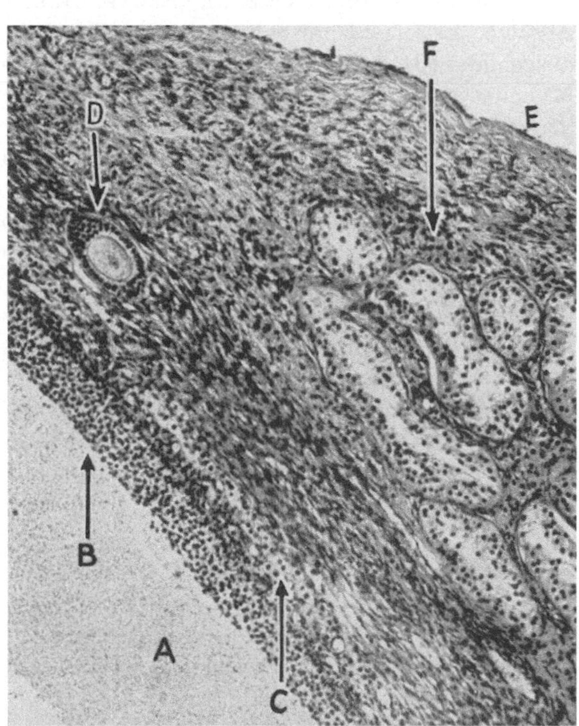

Abb. 15. Die Gonaden beim echten Hermaphroditismus (II). Eine Ovotestis — wie hier im Fall BREWER — wurde in 44 Fällen rechts und in 26 Fällen links gefunden. Auch hier können die Anteile sehr unterschiedlich entwickelt sein. Oft sind sie durch eine Bindegewebsmembran voneinander getrennt. Anzeichen für eine spezielle hormonale Schädigung durch gegenseitige Beeinflussung dieser so nahe zusammenliegenden morphologisch gegengeschlechtlichen Gewebe wurden nicht bekannt. *A.* Normale Zentralhöhlung eines reifen GRAAFschen Follikels mit *B* normalen Granulosa-Zellen am Rande und *C* einer normalen Lage Theka-Zellen peripher. Bei *D* ein weiterer normaler GRAAFscher Follikel mit intaktem Ei. Bei *F* Hodenkanälchen umgeben von interstitiellen Zellen. Keine vollständige Speriogenese

Pseudohermaphroditen einheitliche Gonaden (männliche *oder* weibliche) vorhanden sind und sich der Hermaphroditismus nur durch die Diskrepanz zu den anderen Geschlechtsmerkmalen zeigt, haben echte Hermaphroditen weibliches *und* männliches Keimdrüsengewebe. Ovar und Testis können getrennt liegen (Abb. 13/14), dann meist auf verschiedenen Seiten und nur ganz vereinzelt auf einer Seite, oder beide zusammen stellen ein Organ, eine Ovotestis (Abb. 15) dar, wobei das ovarielle Gewebe meist von dem testiculären Gewebe durch eine feine Bindegewebsmembran getrennt ist. Die Fälle mit Ovotestis überwiegen und meist ist das ovarielle Gewebe besser ausgebildet als das testiculäre, doch sind auch lebende Spermien gefunden worden (vgl.

Zusammenstellung bei Overzier). Entwicklungsgeschichtlich-anatomisch und experimentell wird angenommen, daß eine Umwandlung von ovariellem Gewebe in testiculäres Gewebe erfolgt. Man weist auf die lange Differenzierungsperiode des Ovars hin, die praktisch nie abgeschlossen wird, weil das Keimepithel im Gegensatz zur Hodenentwicklung beim Ovar bestehen bleibt. Auch sind experimentell, wie bereits erwähnt, Ansätze einer Umwandlung von Ovarien in Testes hervorgerufen worden (Greene, Selye, Burns), jedoch nie mehr als geringe Ansätze. Es scheint mir daher sehr unwahrscheinlich, daß das zum Teil recht gut ausgebildete Hodengewebe der echten Hermaphroditen, besonders die getrennt liegenden ganzen Hoden, aus einem Ovar entstanden sein sollen. Allerdings war der Chromosomensatz im Testis und Ovar des lateralen Hermaphroditen von Greene et al. XXY[1]. Andererseits entnehme ich einer brieflichen Mitteilung von Herrn Prof. M. L. Barr (Kanada), daß von 9 echten Hermaphroditen 6 einen weiblichen Kerntypus in der Haut hatten und 3 einen männlichen. Auch Servinghaus fand im Hoden eines Intersex männliche Chromosomen. Die Annahme, daß alle Hermaphroditen sich aus dem Weiblichen entwickeln, wird man also fallen lassen müssen. Es ist vielleicht möglich, daß sogar zweierlei Chromosomentypen in einem Hermaphroditen vorkommen, was bisher jedoch noch nicht nachgewiesen werden konnte. Aber 5 von 9 Teratomen bei Männern waren weiblich, während alle untersuchten Teratome bei Frauen weiblich waren (Hunter und Lennox), was zeigt, daß wenigstens bei dem besonderen Eigenleben der Teratome verschiedengeschlechtliche Chromosomen bei einem Individuum vorkommen können.

Nun ist ein Fall, ein männlicher Pseudohermaphrodit (Witschi und Mengert), von besonderer Problematik, weil bei diesem die anatomisch wohlgebildeten und deszendierten Hoden einen weiblichen Chromosomensatz aufwiesen und der Patient einen weiblichen Hormonstatus hatte, während die Androgene nichtmeßbar gering waren. Nach Entfernung der Hoden verschwanden die Oestrogene aus dem Harn und die Gonadotropine stiegen excessiv an. Bei der guten anatomischen Ausbildung der Hoden sollte man aber auch hier annehmen, daß sie sofort als solche angelegt wurden, zumal sie deszendierten, unabhängig von ihrem Chromosomensatz und ihrer hormonalen Leistung bei dem 26 jährigen. Nun läßt dieser Fall verschiedene Deutungen zu. Die einzige aber, die zu den vielen Versuchen und Beobachtungen bei Säugetieren nicht in Widerspruch steht, ist, daß die fetale Hormonleistung — wenigstens zeitweilig — männlich war oder daß ein anderer, zur Zeit noch unbekannter Wirkstoff neben oder vor den eigentlichen Sexualhormonen produziert wird. Zwar ist auch in anderen Fällen von Pseudohermaphroditismus masculinus eine weibliche Hormonwirkung der Hoden beobachtet worden (Fall Weisman-Schwarz, Bettinger, Williams u. a.), im allgemeinen scheint aber die Hormonleistung dem anatomischen Aufbau und der Menge des Gonadengewebes zu entsprechen. So zeigt sich dann die formative Wirkung des aktiven Gonadengewebes bei echten Hermaphroditen besonders deutlich geschlechtsspezifisch auf die Wolffschen und Müllerschen Gänge. Man findet durchweg eine Tube auf der Seite des Ovars und einen Ductus deferens auf der Seite des Hodens. Ist aber auf der einen Seite ein größeres oder besser

---

[1] Die zunächst anderslautende Mitteilung wurde von Greene u. Mitarb. widerrufen.

ausgebildetes Ovar als auf der anderen Seite mit vorwiegend testiculärem Gewebe, dann ist oft die eine Tube offen und die andere geschlossen (wie im Fall MARSHALL-PAQUIN-PEARCE). Bleiben die Hoden an Stelle der Ovarien liegen, was relativ selten der Fall ist, so findet man eher Tubenrudimente. Es scheint hier die direkte Kontaktwirkung entscheidender zu sein, als der allgemeine Effekt von Gonadenwirkstoffen. Aber man weiß auch aus der Hormontherapie, daß die Hormone am Ort der Gabe, d. h. der höchsten Konzentration, die größte Wirkung entfalten. Neben den Tuben und dem Ductus deferens können auch die äußeren Genitalien eine gewisse männlich-weibliche Seitendifferenz zeigen, wie z. B. bei dem lateralen

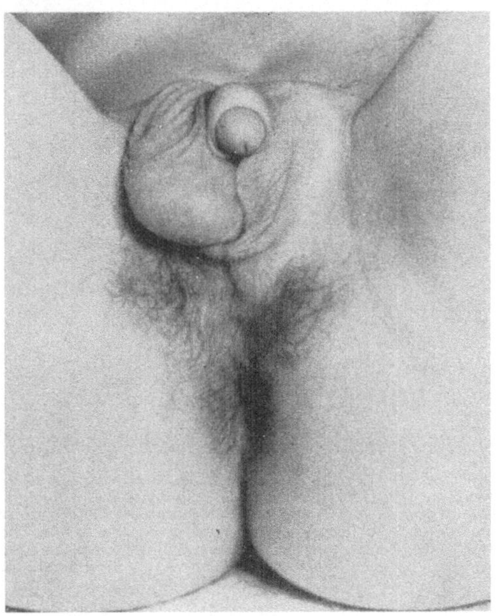

Abb. 16. Abb. 17.

Abb. 16 u. 17. Echter Hermaphrodit (Fall LINDVALL-WAHLGREN).

LINDVALL und WAHLGREN hielten diesen Patienten für einen Halbseitenzwitter weil Uterus, Tube und Ovar links lagen und rechts sich ein Hoden befand. Der gleichmäßige äußere Körperbau, insbesondere die beidseitige Ausbildung der Mammae, läßt aber diese Bezeichnung nicht zu. Beim Menschen gibt es keine Gynandromorphe. Der 19jährige fühlte sich als Mann und war verlobt. Menarche mit 15 Jahren. Orificium externum an der Wurzel des Phallus, rechts Hoden im Hodensack. Sinus urogenitalis. Prostata nicht tastbar. (Gonaden s. Abb. 13 u. 14)

Hermaphroditen von LINDVALL-WAHLGREN (Abb. 16/17). Da bei diesem auch der Uterus ganz auf die Seite des Ovars verlagert war, wurde er zunächst als Gynandromorpher aufgefaßt, doch mit Unrecht, denn eine auch äußerliche Zweiteilung lag nicht vor und dürfte beim Menschen auch kaum möglich sein. Bei Vögeln wird diese Form des Zwittertums, die wahrscheinlich auf einseitigen Chromosomenverlust zurückzuführen ist, vereinzelt beobachtet, so z. B. bei dem Gimpel von POLL (Abb. 18). Nun spielen da auch besondere Wachstumsverhältnisse eine Rolle und es ist daher bemerkenswert, daß kürzlich RABADAN et al. einen echten Hermaphroditen mit angeblich seitenverschiedenen

Außenmaßen beobachteten. Der äußere Erscheinungstyp zeigt aber sowohl bei echten Hermaphroditen als auch bei Pseudohermaphroditen (Abb. 19—21) alle Übergänge vom Weiblichen zum Männlichen, und zwar zumeist unabhängig von der Hormonausscheidung, wie der männliche Gesamttyp bei dem vorwiegend weibliche Hormone ausscheidende echte Hermaphrodit von STIRLING z. B. zeigt. Man kann sogar eine Gruppe von Pseudohermaphroditen mit Testes und rein weiblichem Genitale und Äußerem abtrennen, die sich im übrigen durch das Fehlen von Scham- und Axillarbehaarung (Abb. 22—24) und familiäres Auftreten

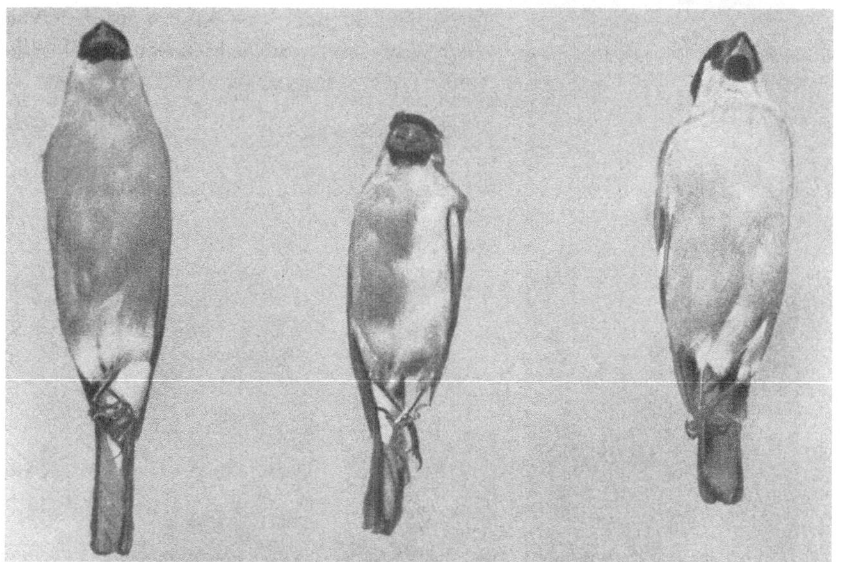

Abb. 18. Halbseitenzwitter beim Gimpel (Pyrrhula pyrrhula).
Links rotbrüstiges Männchen, rechts braunbrüstiges Weibchen, in der Mitte ein Halbseitenzwitter. Bei den wenigen bekannt gewordenen Fällen fand sich immer diese Seitenverteilung, die der Gonadenentwicklung entsprach. Häufiger sind die Halbseitenzwitter beim Schmetterling. Sie entstehen durch eine anomale Verteilung der Geschlechtschromosomen in der ersten Teilung der befruchteten Eizelle. Beim Menschen ist Gynandromorphie unbekannt

auszeichnet (GOLDBERG, SCHNEIDER, MORRIS, BEATTY, BOTELLA-LLUSIÁ) und damit auf eine Genschädigung hinweist, wie der Pseudohermaphroditismus bekanntlich häufig familiär vorkommt (Zusammenstellung bei OVERZIER). Im übrigen kann sich aber bei echten Hermaphroditen der äußere Aspekt unter der sich wandelnden Hormonaktivität ändern. Ein Fall (ENGEL-YEAW-LATTIMER) sei aber hier besonders erwähnt, weil ihm meines Erachtens prinzipielle Bedeutung zukommt:

Im Alter von 11 Jahren war die Gesamterscheinung dieses Negers noch jugendlich-indifferent (Abb. 25). Es wurde ein Ovar und ein Ovotestis entfernt und eine Gonade, die makroskopisch und im Probestück mikroskopisch als Hoden anzusprechen war, belassen. Mit 14 Jahren hatte der Neger ein rein weibliches Äußeres und man stellte fest, daß der Hoden mosaikartig von Ovarialgewebe, Stroma, Follikeln und Eiern durchsetzt war (Abb. 26). Eine solche mosaikartige Anordnung war bislang nicht bei Menschen, wohl aber bei Schweinen (KREDIET) beobachtet worden und man geht wohl nicht fehl, wenn man eine spezielle Stimulierung des zuvor unwesentlichen und verborgenen ovariellen Anteils in dieser Gonade durch Gonadotropine nach operativer Entfernung des anderen ovariellen Gewebes annimmt. Man wird doch kaum einen Umbau von Hodengewebe in Ovar annehmen können — im umgekehrten Falle wäre man nach den

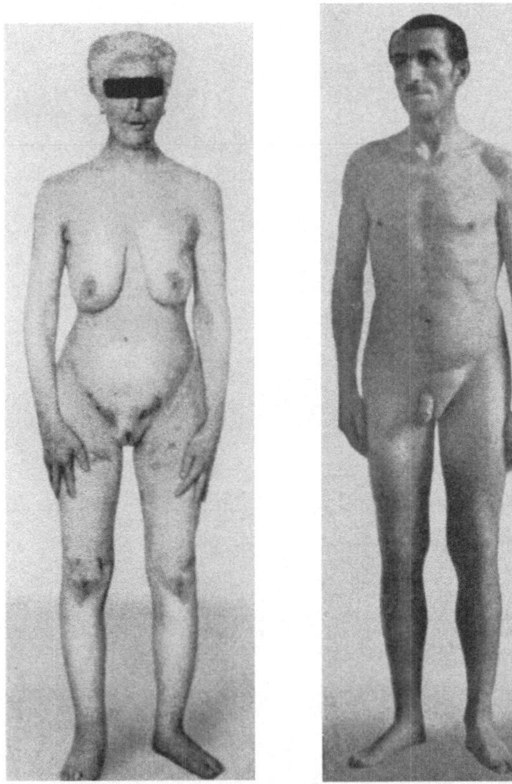
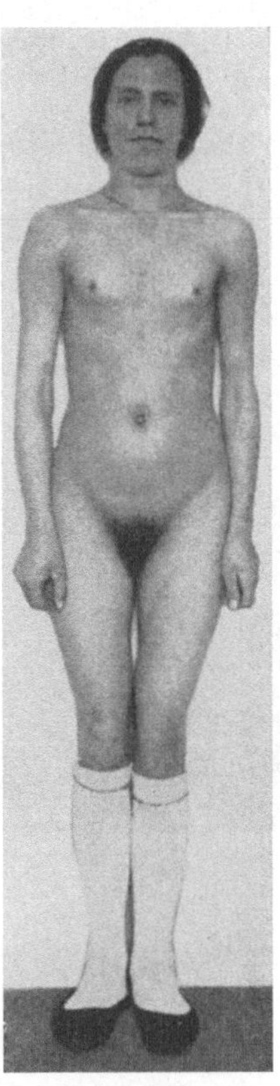

Abb. 19   Abb. 20   Abb. 21

Abb. 19—21. Verschiedene Erscheinungsformen des männlichen Pseudohermaphroditismus
Abb. 19. Fall USANDIZAGA-SANCHEZ-LUCAS. 63jährige Witwe. Äußeres Genitale weiblich, jedoch Clitorishypertrophie. Vagina 3 cm lang. Leistenhoden bds. Abb. 20. Fall DVORAK, 40 Jahre. Äußeres Genitale männlich, Uterus, Tuben, Disgerminom links, Testis abdominalis rechts. Abb. 21. Fall SSERDJUKOW, 21 Jahre. Äußeres Genitale eher weiblich, Clitorishypertrophie, keine Vagina. Hoden im Bruchsack rechts[1]

bestehenden Vorstellungen aber sicher zu dieser Annahme bereit gewesen, meines Erachtens aber auch da mit Unrecht.

Nachdem nun die Bedeutung des Keimdrüsengewebes für die Entwicklung der WOLFFschen und MÜLLERschen Gänge nach den vorliegenden Beobachtungen auch beim Menschen behauptet wurde, bedarf es noch des Gegenbeweises: Dieser bietet sich mir an in zwei Fällen, Geschwistern (Abb. 27), die kürzlich in Mainz beobachtet wurden und die ich mit LINDEN bearbeite[2]. Es handelt sich um zwei Kinder von 10 und 13 Jahren, die als Mädchen galten. Bei der Laparoskopie bzw. Laparotomie erwiesen sie sich aber als gonadenlos. Das äußere Genitale zeigte

---

[1] Abb. 19 aus Progr. Clinica **1931**, Nr. 516, Abb. 20 aus Virchows Archiv **251**, 616 (1924), Abb. 21 aus Endokrinol. 8, 184 (1931).

[2] Genaue Mitteilung in Gynaecologia (Basel): **142,** 215 (1956).

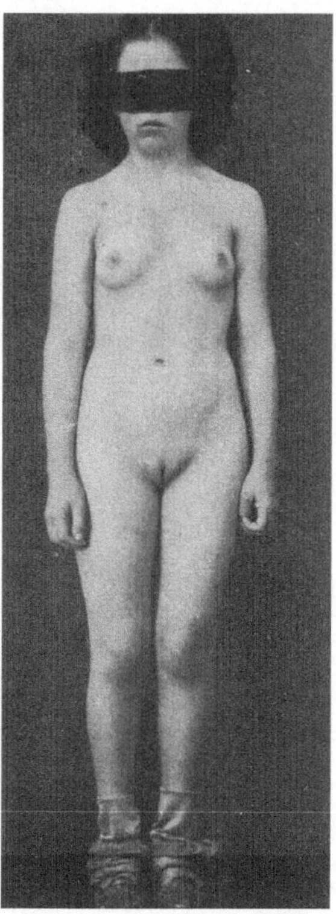

Abb. 22

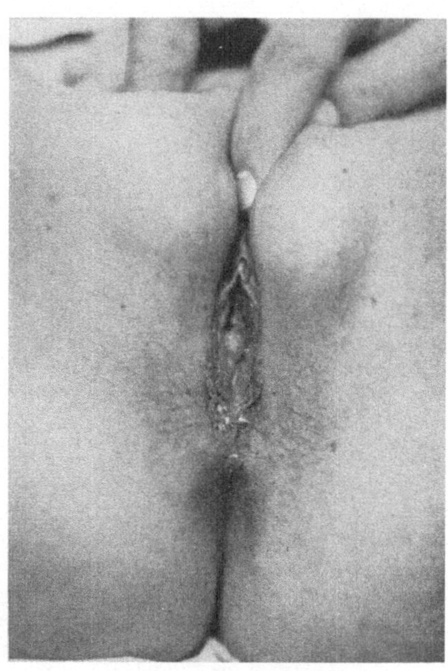

Abb. 23

Abb. 22—24. Syndrom des Pseudohermaphroditismus masculinus mit totaler Feminisierung (Fall BOTELLA-LYSLA).

Abb. 22. 16jähriger Pseudohermaphrodit mit weiblichem Äußeren und Genitale mit normaler Clitoris, Scheide, Uterus, rudimentären Tuben, Testes in den großen Labien, keine Nebenhoden, Samenleiter oder Prostata also entsprechend Typ I der Abb. 12. 13,4 mg 17-Ketosteroidausscheidung. Abb. 23. Genitale des männlichen Hermaphroditen mit totaler Feminisierung (Fall BOTELLA-LLUSIÁ): Vulva mit Leistenhoden. Hymen intakt Abb. 24. Gonade des männlichen Hermaphroditen: Rudimentäres Hodengewebe

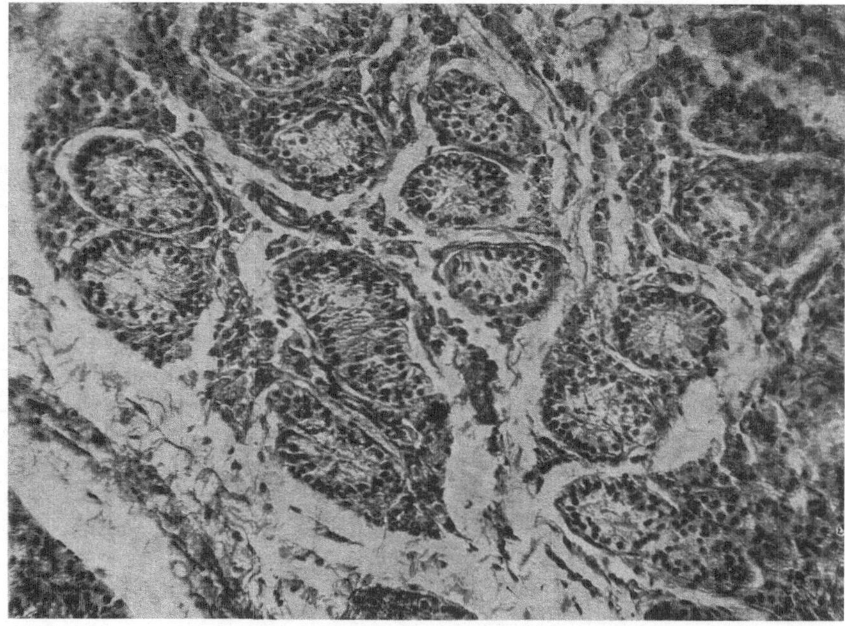

Abb. 24

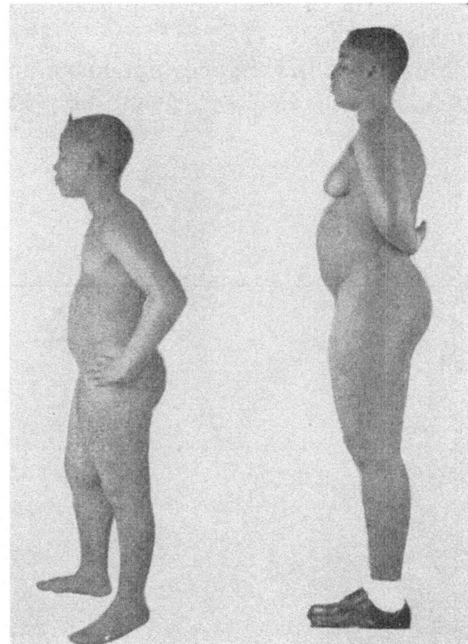

Abb. 25. Echter Hermaphrodit
(Fall ENGLE-YEAW-LATTIMER).

(Links): Indifferente (jugendliche) Gesamterscheinung mit 11 Jahren. Ein Ovar und ein Ovotestis wurden entfernt, eine in der Probeexcision als Testis anzusprechende Gonade belassen.
(Rechts): Rein-weibliche Gesamterscheinung dieses Hermaphroditen m. 14 Jahren. Entfernung der letzten, früher als Testis angesprochenen Gonade (s. Abb. 26)

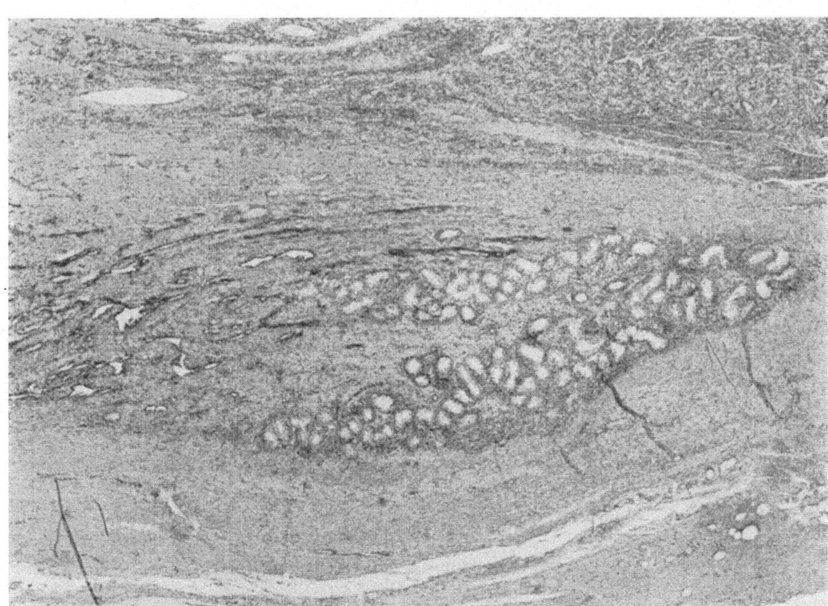

Abb. 26. Ovotestis des Hermaphroditen Fall ENGLE-YEAW-LATTIMER (vergl. Abb. 25).

Die bei der Probeexcision drei Jahre zuvor als Hoden imponierenden Gonade erwies sich jetzt nach Entfernung als Ovotestis. Neben den Samenkanälchen liegen in mosaikartiger Anordnung auch große Follikel mit Eiern. (Vergrößerte Ausschnitte der Abbildung findet man in der Originalarbeit). Bei der mosaikartigen Anordnung des beidgeschlechtlichen Gonadengewebes ist es wenig wahrscheinlich, daß bei der Probeexcision zufällig eine reine Hodenstelle getroffen wurde, wahrscheinlicher, daß nach der Entfernung des Ovars kleine versprengte ovarielle Keime in dem Testis besonders stimuliert worden sind. Eine mosaikartige Anordnung der beiden Gonadenanteile im Ovotestis wurde bisher nur bei Schweinen beobachtet (KREDIET)

bei beiden Geschwistern genau dieselbe Form, einen männlichen Typ mit einem in männlicher Weise von einer Harnröhre durchbrochenem penisähnlichen Gebilde (Abb. 28), kein Scrotum, keine Vagina, bei der operativen Nachschau kein Uterus oder dergleichen, nach dem Tastbefund keine Prostata. Der Haut-

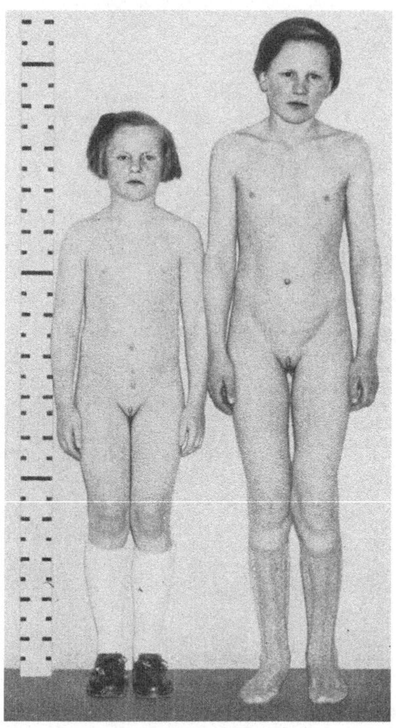

Abb. 27

Abb. 27—30. Echter Agonadismus (Anorchismus)

Abb. 27. Das Geschwisterpaar — Heidi 12⁰/₁₂ und Antonie 15³/₁₂ Jahre — wies genau den gleichen Befund auf: Normalwuchs ohne Mißbildungen jedoch ein kleines, von einer Urethra durchbrochenes penisähnliches Gebilde (Abb. 28) und im Bauchraum oberhalb der Linea terminalis eine fetale Tube und ein Epoophroron in 2 cm Ausdehnung (Abb. 29 u. 30), jedoch keine Gonaden oder Gonadenrudimente, kein Uterus, keine Vagina oder Sinus urogenitalis. Genetisch sind die Kinder männlich.

Das Erscheinungsbild unterscheidet sich also wesentlich von dem TURNER-Syndrom, bei dem das weibliche Gangsystem mehr oder weniger gut ausgebildet ist und immer ein Uterus gefunden wird. In Übereinstimmung mit den im Text angeführten experimentellen Befunden und klinischen Beobachtungen stelle ich daher die *Theorie der Initial- und Dauerinduktion* auf, die besagt, daß die erste Gonadenanlage — vielleicht schon bevor eine anatomische Formation erkennbar ist — die erste Anlage der Gänge stimuliert (Initialinduktion) und daß die weiter entwickelte Gonadenanlage dann durch Dauerinduktion das männliche oder weibliche Gangsystem aufbaut. Fehlt die Dauerinduktion, wie das im Experiment bei frühembryonaler Kastration der Fall ist, dann läuft bei genetisch-weiblichen und bei genetisch-männlichen Feten die durch die Initialinduktion angestoßene Entwicklung der Gänge gleichermaßen in weiblicher Richtung weiter. Das entspricht dem klinischen Bild des TURNER-Syndroms, bei dem die Gonaden frühembryonal untergegangen bzw. auf rudimentärer Stufe stehen geblieben sind, was manche Autoren trotz Abbildung oder Beschreibung dieser Rudimente leider nicht hindert von Agenesie oder Aplasie der Ovarien zu sprechen. Ich glaube aber mit diesem Geschwisterpaar die ersten Fälle von echtem Agonadismus vorzustellen, bei denen die Gonaden infolge Genschädigung nie angelegt wurden. Mangels Initialinduktion blieb das Gangsystem auf früher Stufe stehen und dehnte sich auch nicht aus. Diese Fälle zeigen auch eindeutig, daß die Placenta nicht in der Lage ist, frühembryonal das Gangsystem zu stimulieren

kerntyp und der Leukocytenkerntyp ist männlich. Bei diesen gonadenlosen Kindern wurde lediglich ein kleiner Bürzel oberhalb der Linea innominata beiderseits gefunden, auf dessen Schnitt (Abb. 29/30) man eine fetale Tube und ein gut entwickeltes Epoophoron sieht und das bei einem 10jährigen Kind! Das angelegte Gangsystem hat hier also keine weitere Entwicklung oder Ausdehnung erfahren.

Bei diesen Geschwistern mit dem genau gleichen Erscheinungsbild ist man erstmalig sicher berechtigt, eine Genschädigung anzunehmen und damit einen echten Agonadismus, während für frühere Fälle auch ein fetaler Untergang der Gonaden diskutiert wurde (RÖSSLE und WALLART u. a.) und — wie mir trotz vielfacher Ablehnung dieser Vermutung nach Kenntnis dieser Geschwister jetzt scheint — mit Recht, denn diese Fälle hatten einen Uterus und eine Vagina[1]. Auch die embryonal kastrierten männlichen Tiere bauten ein weibliches Urogenitalsystem auf. Der Schluß, daß der Aufbau des weiblichen Urogenitalsystems der Gonaden nicht

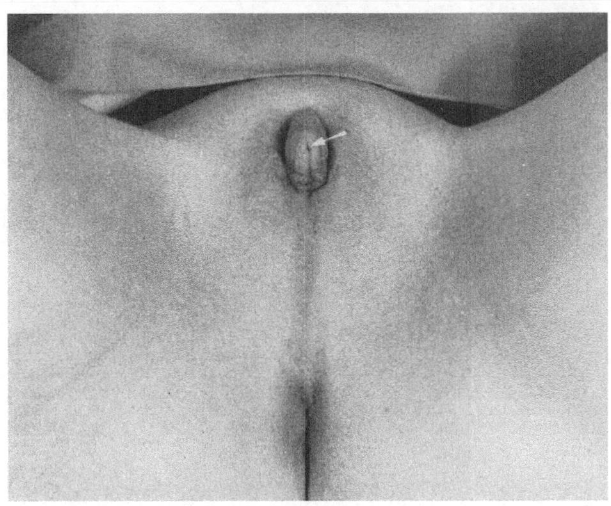

Abb. 28

Abb. 28. *Äußeres Genital* des älteren Kindes. Das jüngere Kind hat genau die gleiche Mißbildung. Auch das äußere Genitale zeigt, daß keine Gemeinsamkeit mit dem TURNER-Syndrom besteht: Es findet sich ein kleines penisähnliches Gebilde mit Urethra (Pfeil = Orificium externum urethrae), kein Sinus urogenitalis, keine Vagina, keine Labien (oder Scrotum), keine tastbare Prostata

bedarf, wird dahingehend einzuschränken sein, daß ein Mindestentwicklungsstand vor Ausfall der Gonaden erreicht sein muß, dann läuft die weitere Differenzierung in weiblichem Sinne weiter. Ist das nicht der Fall, wie hier bei den offenbar genetisch gonadenlosen Geschwistern, dann bleibt das Gangsystem auf frühembryonaler Stufe stehen.

Es scheint mir daher berechtigt, von einem *Initialimpuls und einem Dauerimpuls durch die Gonadenanlage bzw. die Gonaden* zu sprechen: Der Initialimpuls stößt im frühesten Fetalleben die Entwicklung des Gangsystems an und läuft diese dann ab, dann erfolgt die weitere Differenzierung entweder in männlicher Richtung, wenn männliche Gonaden einen Dauerimpuls auf die Differenzierung ausüben oder in weiblicher Richtung, wenn männliche Gonaden fehlen, d. h. bei weiblichen Individuen oder kastrierten männlichen Individuen. Aber auch die weiblichen Gonaden üben einen gewissen Dauerimpuls aus, wie wir z. B. aus der bei echten Hermaphroditen immer wieder getroffenen Feststellung einer besseren

---

[1] Tatsächlich hatten z. B. die 3 Fälle von WILKINS und FLEISCHMANN Ovarien, die sogar abgebildet wurden, wenn auch ganz rudimentäre, nur aus primitivem Stroma bestehend, und dennoch ist die Arbeit betitelt: "Ovarian Agenesis"!

Ausbildung der Tuben und des Uterus auf der Seite des Ovars entnehmen können. Die Entwicklung des männlichen Systems bedarf aber des spezielleren Dauer-

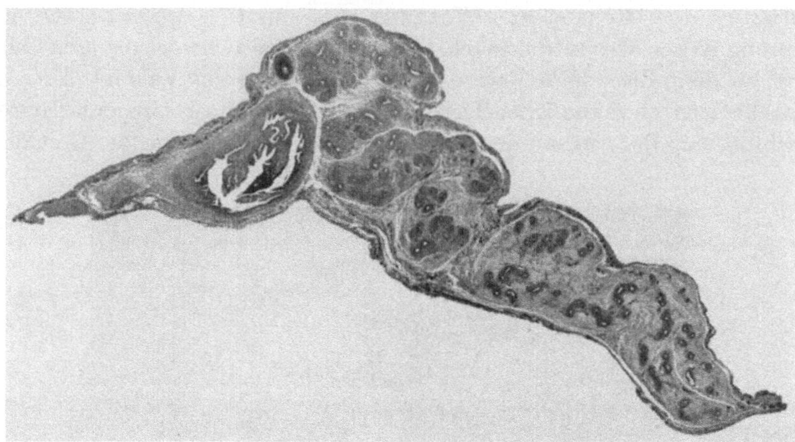

Abb. 29. *Fetale Tube und Epoophoron.* Bei den Geschwistern aus Abb. 27/28 fand sich bei der Laparotomie lediglich oberhalb der Linea innominata beiderseits ein kleiner, 20 mm langer und 3 mm dicker Bürzel: Es fanden sich darin keine Elemente einer männlichen oder weiblichen Gonade, sondern, wie der Übersichtsschnitt zeigt, eine fetale Tube und ein sehr gut entwickeltes Epoophoron (vergrößerter Ausschnitt siehe Abb. 30) bestehend aus zahlreichen gewundenen Kanälchen, die mit kubischem Epithel ausgekleidet sind und in der Wand einige Muskelfasern aufweisen. Im letzten Abschnitt ist die Lichtung der Kanälchen weiter und mit hohem Cylinderepithel ausgekleidet, wobei auch zahlreichere Muskelfasern beobachtet werden. Dieses Gangsystem dürfte also im oberen Anteil den Ductuli efferentes des Nebenhodens und im letzten Drittel dem Körper und Schwanz des Nebenhodens, also dem stark gewundenen WOLFFschen Gang entsprechen. (Paraffin, H. E., Abbm. 35:1)[1]

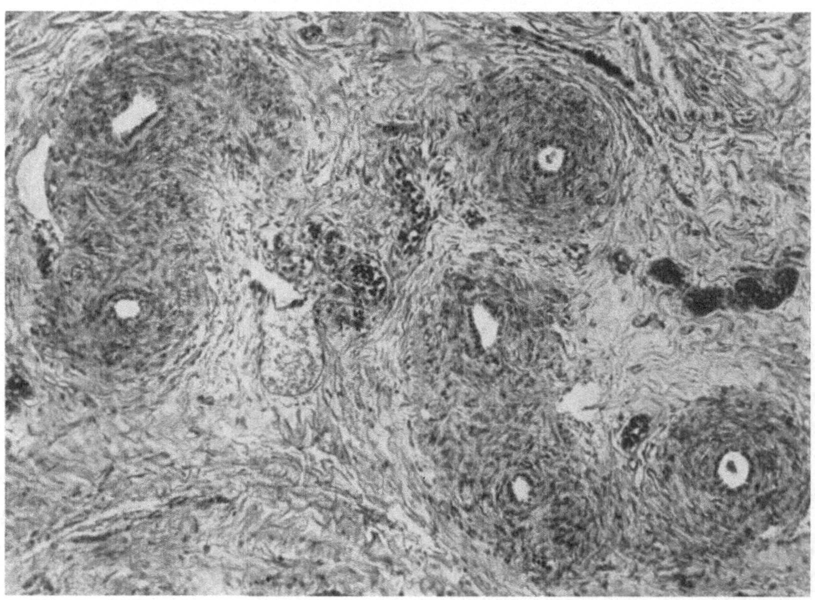

Abb. 30. *Ausschnitt aus Abb. 29. Das Epoophoron.* Zur weiteren Entwicklung und Ausdehnung der WOLFFschen Gänge hätte es außer der Initialinduktion auch der Dauerinduktion durch männliche Gonaden bedurft. (Abbm. 115:1)

---

[1] Herrn Prof. M. WATZKA verdanken wir die histologische Bestätigung des Falles.

impulses. Fehlt der Initialimpuls, dann bleibt die Entwicklung des Gangsystems auf frühembryonaler Stufe stehen[1]. (Auch für einen von der Placenta ausgehenden Impuls bieten unsere Fälle keinen Anhalt.)

Das TURNER-Syndrom mit weiblichem Genitaltrakt unterscheidet sich also durch diesen Initialimpuls von den vorliegenden Fällen. Man muß folglich annehmen, daß beim TURNER-Syndrom die angelegten Gonaden frühembryonal untergegangen sind, und zwar bei genetisch-weiblichen oder genetisch-männlichen Individuen. Daß es tatsächlich genetisch-männliche TURNER-Fälle mit weiblichem Genitaltrakt gibt, wies POLANI kürzlich bei 3 Patienten mit dem Hautkerntest nach. Man sieht schon aus dieser Mitteilung, daß man mit der Zweiteilung in „weibliches TURNER-Syndrom" (mit weiblichem Urogenitaltrakt) einerseits und „männliches TURNER-Syndrom" (mit übergroßem Penis, kleinen Hoden mit Hypoplasie der Tubuli und relativer Vermehrung der interstitiellen Zellen sowie Zwergwuchs — Fälle von FLAVELL, GREENBLATT-NIEBURGS, REFORZO-MEMBRIVES; vgl. auch ORTHNER) — andererseits die Zweiteilung nicht richtig getroffen hat.

So eindrucksvoll das Gesamtbild des Hermaphroditismus sich darstellt, so wenig bietet uns bis jetzt die klinische Hormonuntersuchung. Fälle, wie die bereits zitierten von WITSCHI-MENGERT, WEISMAN-SCHWARZ, MISHELL, BETTINGER und WILLIAMS, Pseudohermaphroditen mit weiblicher Hormonwirkung ausgehend von einem Hoden, sind wissenschaftlich hochinteressant, aber klinisch allein aus der Hormonausscheidung nicht diagnostizierbar. Ein spezieller Hormonbefund, der auf das Vorliegen eines echten Hermaphroditismus oder Pseudohermaphroditismus hindeutet, ist nicht bekannt, ausgenommen selbstverständlich jene Fälle von Virilismus und adrenogenitalem Syndrom, deren Darstellung außerhalb meines Auftrags liegt. Auch der fluorescierende Pregnandiol-Abkömmling von ZONDEK wird nur bei Nebennierenrinden-bedingtem Pseudohermaphroditismus vermehrt ausgeschieden. Leider hat sich auch die bei dem Treffen in Marburg von DIBBELT geschlechtsgebunden angenommene Abbauweise des Progesterons nicht bestätigt, wie mir DIBBELT mitteilte, so daß auch die damals von mir ausgesprochene Hoffnung auf eine diagnostische Reaktion für den Hermaphroditismus bzw. Pseudohermaphroditismus hinfällig wurde. Die Schwierigkeit liegt darin, daß auch normalerweise Oestrogene *und* Androgene gefunden werden und daß die quantitativen Verhältnisse nicht nur vom Geschlecht, sondern auch vom Funktionszustand des Keimdrüsengewebes abhängen. Die im Harn auftretenden Hormone sind zudem nur Metaboliten und eine nicht unbeträchtliche Menge der in den Gonaden gebildeten Hormone ist im Harn überhaupt nicht mehr als Steroide faßbar. Zum Teil sind nur unsichere Rückschlüsse auf die Bildungsstätte möglich. Die Verfolgung der 17-Ketosteroid-Ausscheidung und des Gonadotropin-Testes bringt jedoch wenigstens da weiter, wo es gilt, den operativen Erfolg einer Teilkastration zu überprüfen. Während also bei Pseudohermaphroditen aus dem Hormonstatus Rückschlüsse auf die Diagnose evtl. möglich sind, ist das bei echten Hermaphroditen je nach dem Funktionszustand der Gonaden nur sehr bedingt möglich, jedenfalls nur indirekt.

Dennoch zeigen Experiment und Klinik, daß der Hermaphroditismus nicht nur ein genetisches, sondern auch ein endokrinologisches Problem darstellt, dessen

---

[1] Ausführliche Begründung in Acta endocrinol. (Copenh.) **21**, 97—105 (1956).

Bedeutung nicht an der nur kleinen Zahl klinischer Beobachtungen gemessen werden sollte, sondern an der Möglichkeit, hieraus auch allgemein gültige Rückschlüsse zu ziehen.

Die mit LINDEN beobachteten Fälle sollen ausführlich in der Gynaecologia (Basel) veröffentlicht werden: **142,** 215 (1956).

Literatur

BARR, M. L. (Univ. Western Ontario): Briefliche Mitteilung v. 17. 1. 1955.
BEATTY, D. C., C. J. CHAMP and G. I. M. SWYER: Brit. Med. J. **1953,** 1369.
BENOIT, J.: Proc. 2nd Internat. Congress for Sex Research, S. 162. 1930.
BERARDINELLI, W.: Acta endocrinol. (Copenh.) **9,** 297 (1952).
BETTINGER, H.: Surg. etc. **78,** 91 (1944).
BOTELLA-LLUSIÁ, J., u. F. NOGALES: Arch. Gynäk. **182,** 675 (1953).
BRENTNALL, C. P.: Brit. Med. J. **1945,** 420.
— J. Obstetr. Gyn. Brit. Emp. **52,** 235 (1945).
BREWER, J. I., H. O. J. JONES and H. CULVER: Amer. J. Med. Assoc. **148,** 431 (1952).
BRIDE, J. W.: Brit. Med. J. **1945,** 420.
BROMWICH, A. F.: Brit. Med. J. **1955,** 395.
BROSTER, L. R., C. ALLEN, H. W. C. VINES, J. PATTERSON, A. W. GREENWOOD, G. F. MARRIAN and G. C. BUTTLER: The Adrenal Cortex and Intersexuality, p. 42. London: Chapman a. Hall 1938.
BURNS, R. K.: Proc. Soc. Exper. Biol. a. Med. **41,** 60, 270 (1939).
DIBBELT: Treffen der Dtsch. Ges. Endokrinologie, Marburg 1953.
DANTSCHAKOFF, V.: Der Aufbau des Geschlechts bei höheren Wirbeltieren. Jena 1941.
— Z. Zellforsch. **14,** 376 (1931).
DELORE, P., R. NOEL, J. PERRIN, P. GUINET and J. BLANC: Pédiatrie (Lyon) **8,** 458 (1953).
ENGLE, E. T., R. C. YEAW and I. K. LATTIMER: J. of Urol. **50,** 481 (1943); **56,** 731 (1946).
FLAVELL, C.: Brit. J. Surg. **31,** 150 (1943).
GOLDBERG, M. B., and A. F. MAXWELL: J. Clin. Endocrin. **8,** 367 (1948).
GOLDSCHMIDT, R.: Die sexuellen Zwischenstufen. Berlin 1931.
GREENBLATT, R. B., and H. E. NIEBURGS: J. Clin. Endocrin. **8,** 993 (1948).
GREENE, B. J.: Amer. J. Obstetr. **36,** 1038 (1938).
GREENE, R., D. MATTHEWS, P. E. HUGHESDON and A. HOWARD: Brit. J. Surg. **40,** 263 (1952); **41,** Nr. 169 (1954).
GREENE, R. R., and A. C. IVY: Science (Lancaster, Pa.) **86,** 200 (1937).
— M. W. BURILL and A. C. IVY: Science (Lancaster, Pa.) **87,** 396 (1938); **88,** 130 (1938).
— — — Proc. Soc. Exper. Biol. a. Med. **38,** 1 (1938).
— — — Amer. J. Anat. **67,** 415 (1940).
— — — Physiologic. Zool. **15,** 1 (1942).
HUNTER, W. F., and B. LENNOX: Lancet **1954,** 633.
JOST, A.: C. r. Soc. Biol. (Paris) **140,** 126, 135, 275 (1946); **141,** 126 (1947).
— Gynéc. et Obstétr. **49,** 44 (1950).
— Geburtsh. u. Frauenheilk. **14,** 687 (1954).
KELLNER, K.: Wien. tierärztl. Mschr. **7** (1922).
KRIEDIET, C.: Anat. Anz. **55,** (20/21) (1922).
LAYCOCK, H. T., and D. V. DAVIES: Brit. J. Surg. **41,** 79 (1953).
LILLIE, F. R.: Science (Lancaster, Pa.) **43,** 611 (1916).
LINDVALL, S., u. F. WAHLGREN: Virchows Arch. **297,** 1 (1936).
MARSHALL, V. F. M., J. A. PAQUIN and J. M. PEARCE: J. of Urol. **72,** 77 (1954).
MISHELL,: Amer. J. Obstetr. **255,** 30 (1938).
MOORE, C. R.: Physiologic. Zool. **14,** 1 (1941).
— J. of Exper. Zool. **94,** 415 (1943).
— Amer. Naturalist **78,** 97 (1944).
— and D. PRICE: J. of Exper. Zool. **90,** 229 (1942).
— and CH. F. MORGAN: Endocrinology (Springfield, Ill.) **32,** 17 (1943).

Morris, J. M.: Amer. J. Obstetr. a. Gynecol. **65**, 1192 (1953).

Orthner, H.: Im Handbuch der medizinischen Sexualforschung, Stuttgart 1955.

Overzier, C.: Im Handbuch der medizinischen Sexualforschung, Stuttgart 1955; Acta endocrinol. (Copenh.) **20**, 63 (1955) und **21**, 97 (1956); Gynaecologia (Basel): **142**, 215 (1956).

Philipp, E.: Dtsch. med. Wschr. **1953**, 1530.

Polani, P. E., W. F. Hunter and B. Lennox: Lancet **1954**, 120.

Poll, H.: Sitzungsber. Ges. Nat. Freunde. Berlin 1909.

Rabadan, M., F. N. Oritz, A. de la Peña y J. B. Llusiá: Obstetr. latino-amer. 8, 294 (1950).

Raynaud, A.: C. r. Soc. Biol. (Paris) **126**, 866 (1937).

— C. r. Acad. Sci. (Paris) **205**, 1453 (1937).

— Bull. biol. France et Belg. **72**, 297 (1938).

— C. r. Soc. Biol. (Paris) **127**, 993 (1938).

— C. r. Acad. Sci. (Paris) **211**, 572 (1940).

— et M. Frilley: Ann. d'Endocrin. 8, 400 (1947).

Reagan, F. P.: Anat. Rec. 11, 489 (1936).

Reforzo-Membrives, J., A. Trabucco and F. Escardó: J. Clin. Endocrinol. 9, 1333 (1949).

Rössle, R., u. J. Wallart: Beitr. path. Anat. 84, 401 (1930).

Selye, H.: Anat. Rec. **76**, 145 (1940).

Schneider R. W., R. A. von Ommen and S. O. Hoerr: J. Clin. Endocrin. 12, 423 (1952).

Smith, Ph. E.: Endocrinology (Springfield, Ill.) **55**, 655 (1954).

Stieve, H.: Handbuch der mikroskopischen Anatomie des Menschen, Bd. VII/2. Berlin 1930.

Tandler, J., u. K. Keller: Wien. tierärztl. Mschr. **1916**, 513.

Turner, H. H.: Endocrinology (Springfield, Ill.) **23**, 566 (1938).

Wagenen, G. van, and J. B. Hamilton: Essays in Biology. Univ. Calif. Press **1943**, 583

Weisman, A. J., and A. Schwarz: J. Amer. Med. Assoc. **117**, 2248 (1941).

Wilkins, L., and W. Fleischmann: J. Clin. Endocrin. 4, 357 (1944).

Williams, D. J. Brit. Med. J. **1952**, 1264.

Witschi, E., and W. F. Mengert: J. Clin. Endocrin. 2, 179 (1942).

Wolff, E.: C. r. Soc. Biol. (Paris) **120**, 1312, 1314 (1935).

Zander, J., u. H. A. Müller: Geburtsh. u. Frauenheilk. **13**, 216 (1953).

Zondek, B., u. M. Finkelstein: Acta endocrinol (Copenh.) **17**, 452 (1954).

Aus der Universitäts-Kinderklinik Hamburg-Eppendorf
(Direktor: Prof. Dr. K. H. Schäfer)

Entstehung und Symptomatik des kongenitalen adrenogenitalen Syndroms

Von

J. R. Bierich

Mit 10 Abbildungen

Das angeborene adrenogenitale Syndrom, über das ich zu sprechen habe, umfaßt mehrere Gruppen mit sehr verschiedenen Erscheinungsbildern:

beim Mädchen den Pseudohermaphroditismus femininus,

beim männlichen Kinde die Makrogenitosomia praecox und vielleicht die sehr seltenen Fälle von Pseudohermaphroditismus masculinus mit angeborener NNR-Hyperplasie.

Das Syndrom ist im Kindesalter weitaus die häufigste Nebennierenerkrankung. Die Kasuistik ist kaum noch übersehbar, es sind weit mehr als 1000 Fälle beschrieben. Die Geschlechtsverteilung ist männlich:weiblich wie etwa 1:5. Häufig finden sich in einer Familie mehrere Betroffene; bisher sind etwas mehr als 100 solcher Fälle beschrieben worden. Der Erbgang ist nach Knudson, der 1951 39 Familien übersah, recessiv.

Bei Patienten mit angeborenem Interrenalismus sind auch weitere körperliche Mißbildungen überdurchschnittlich häufig: Analatresien und persistierende Kloakenhöhle, Nabelschnurbruch, Poly- und besonders häufig Syndaktylien und andere Hemmungsmißbildungen.

Besonders seit von Gierkes Veröffentlichung im Jahre 1928 wissen wir, daß sich mit dem AGS beim Neugeborenen häufig Stoffwechselstörungen verbinden. Butler, Talbot u. Mitarb. und zugleich Wilkins u. Mitarb. haben 1939 festgestellt, daß es sich dabei um Addison-artige Erscheinungen handelt, die mit NNR-Präparaten erfolgreich behandelt werden können. — Neben Zeichen partieller Hyperfunktion finden sich also auch solche partieller Hypofunktion.

Bei der Schilderung des *klinischen Bildes* möchte ich die Symptome der Überfunktion an den Anfang stellen. Beim isosexuellen Virilismus des Knaben läßt sich beim Neugeborenen am Sexualapparat nichts Auffälliges feststellen. Von Anfang an ist das Wachstum beschleunigt. Zwischen 2. bis 6. Jahr erscheinen Pubes, bald darauf axilläre Behaarung und Hypertrichose, später Bartwuchs. Der Penis wächst unverhältnismäßig stark, während die Hoden infantil bleiben und auch später keine Reifung zeigen.

Beim Mädchen mit angeborenem AGS fällt der Genitalbefund bereits bei der Geburt auf. Ich zeige Ihnen die verschiedenen Ausprägungen in Abbildungen (Abb. 1—4). Aus dem am äußeren Genitale erhobenen Befund lassen sich, wie

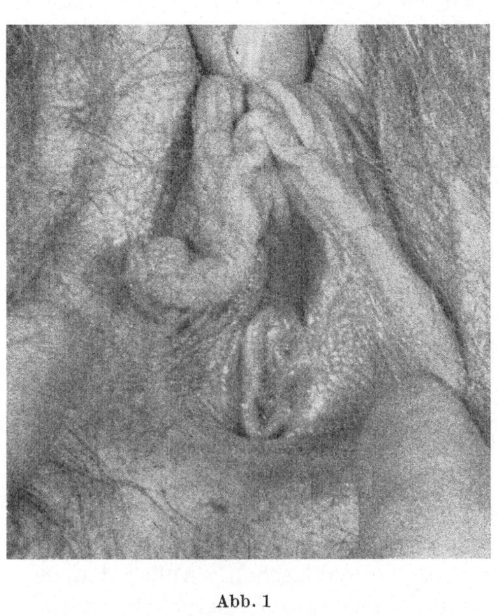

Abb. 1

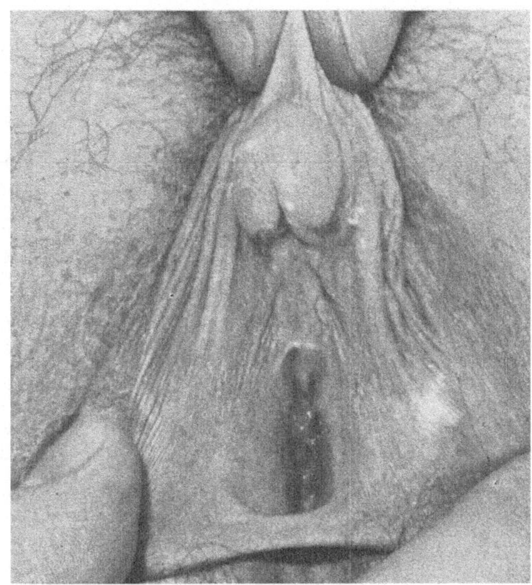

Abb. 2

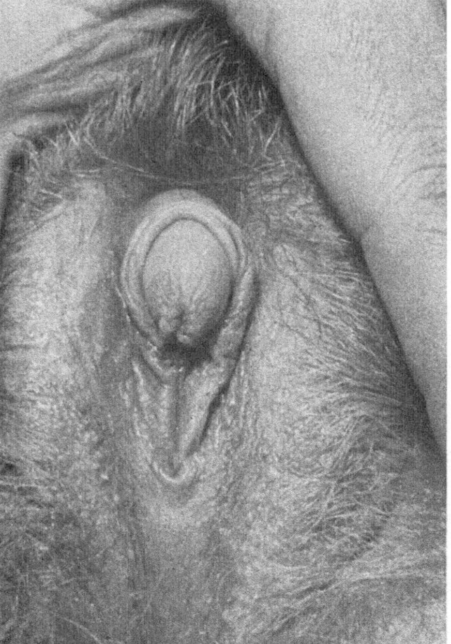

Abb. 3

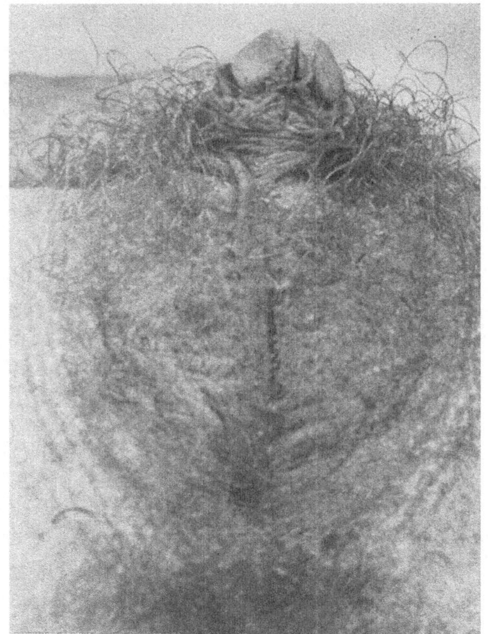

Abb. 4

Abb. 1—4. Formen des äußeren Genitales bei angeborenem AGS. Verschiedene Grade fetaler Virilisierung. (Erklärungen s. Text)

6*

Prader kürzlich wieder betonte, Rückschlüsse auf den Zeitpunkt des Beginns der Störung ziehen.

Bei unserem ersten Fall ist das Vestibulum regelrecht ausgebildet, Urethra und Vagina sind getrennt, nur die Clitoris ist hypertrophisch. Nach diesem Befund ist anzunehmen, daß die fetale Entwicklung bis zur 20. Woche etwa normal gewesen ist. Die Androgene haben bis zu dieser Zeit nicht oder nur schwach gewirkt. Beim zweiten Fall ist das Vestibulum, welches aus dem caudalen Sinus urogenitalis hervorgeht, eng und vertieft. Die kleinen Labien bilden ein Präputium. Beim dritten münden schließlich Urethra und Vagina in einem gemeinsamen engen Sinus urogenitalis; die normalerweise eintretende Trennung durch das Septum urethro-vaginale ist verhindert worden. Die Störung muß demnach etwa um die 15. Fetalwoche begonnen haben. Setzt die Androgenwirkung noch früher, gegen Ende des dritten Fetalmonats ein, so verwachsen wie beim Knaben die Geschlechtsfalten über der Fissura urogenitalis, es wird eine Pars phallica der Urethra ausgebildet, und die Geschlechtswülste schließen sich zum Scrotum zusammen. Das Kind, von dem Abb. 4 stammt, wurde als Knabe erzogen und kam zu uns mit der Diagnose Kryptorchismus. Hoden waren nicht vorhanden. Das chromosomale Geschlecht, beurteilt nach den neutrophilen Leukocyten, war weiblich. — Die inneren Genitalien solcher Patientinnen sind normal weiblich. Ovarien und Uterus bleiben aber auch später auf frühinfantiler Stufe stehen. Bei Autopsien werden nicht selten maskuline akzessorische Drüsen gefunden, besonders eine Prostata, zuweilen auch regelrechte Samenbläschen. Außer den geschilderten 2 Gruppen des Syndroms, die mit Virilisierung einhergehen, ist eine kleine Anzahl von Fällen beobachtet worden, bei welchen sich eine NNR-Hypertrophie mit *Pseudohermaphroditismus masculinus* kombinierte. Mißt man der NNR in diesen Fällen den entscheidenden pathogenetischen Einfluß zu, so müßte dieser in einer Feminisierung bestehen. Aus der vorwiegend pathologisch-anatomischen Literatur habe ich 12 derartige Fälle zusammenstellen können, u. a. denjenigen Werthemanns, welcher 2 Geschwister mit Pseudohermaphroditismus fem. hatte. Hinsichtlich des Genitalbefundes sind alle Übergänge bis zu einer vollkommen weiblich gestalteten Vulva beschrieben worden. Der Descensus der Hoden bleibt fast immer aus. Angaben über eine vorzeitige sexuelle Entwicklung, die für das AGS charakteristisch und hinweisend ist, habe ich nicht gefunden. Hormonbestimmungen sind bisher nicht bekannt geworden. Auf der gleichen biochemischen Basis wie das AGS mit Virilismus lassen sich diese Fälle nicht ohne weiteres erklären. Es erscheint heute noch nicht möglich, ein exaktes Bild dieser Krankheitsgruppe zu geben und sie nosologisch einzuordnen.

Bei Knaben und Mädchen mit kongenitalem AGS kommt es zu beschleunigter körperlicher Entwicklung. Ich zeige ein Diagramm Praders, das aus der Beobachtung von 19 Fällen zusammengestellt wurde (Abb. 5): Auf der Abscisse ist das jeweilige chronologische Alter der Kinder aufgetragen, auf der Ordinate die Altersstufe, welche der Körperlänge, der Skeletentwicklung und der Zahnentwicklung entspricht. Besonders die Entwicklung der Ossifikationszentren ist beschleunigt. In allen Fällen kommt es aber frühzeitig zum Schluß der Epiphysenfugen, so daß die endgültige Körperlänge stets gering ist, im Durchschnitt 140—145 cm. Die Statur der virilisierten Kinder ist gedrungen; die Muskulatur ist stark entwickelt, so daß man bei Knaben vom „kindlichen Herkules" gesprochen hat; besonders in späteren Jahren besteht Hypertrichose (Abb. 6).

Die Keimdrüsen werden weder beim männlichen noch beim weiblichen Individuum funktionstüchtig. Unter dem Einfluß der adrenalen Androgene und Oestrogene wird die Gonadotropinbildung im Hypophysenvorderlappen unterdrückt. Bremst man die adrenale Steroidproduktion durch Cortisonbehandlung, so erfolgt sofort, auch schon bei 9—10jährigen Kindern, eine stürmische Entwicklung der Keimdrüsen. WILKINS u. Mitarb. und NOWAKOWSKI und PÜSCHEL haben Gonadotropinbestimmungen vor und während der Cortisonbehandlung durchgeführt und entsprechende Titeranstiege beobachtet.

Zu den Erscheinungen der Hyperfunktion gehören schließlich noch als fakultatives und seltenes Symptom arterielle Hypertensionen mit systolischen Blutdruckwerten bis zu 220 mm Hg, welche von SHEPARD und

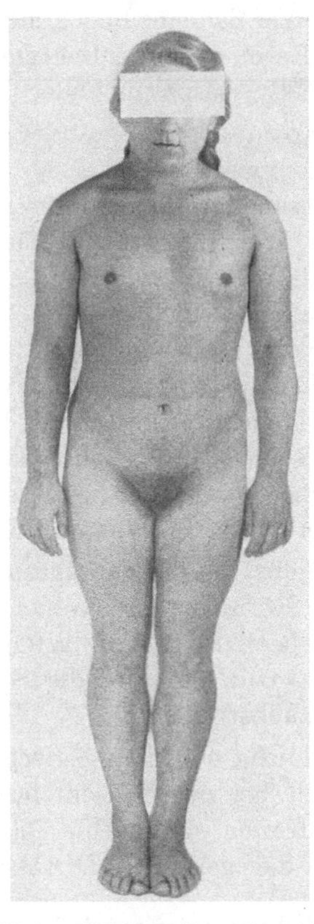

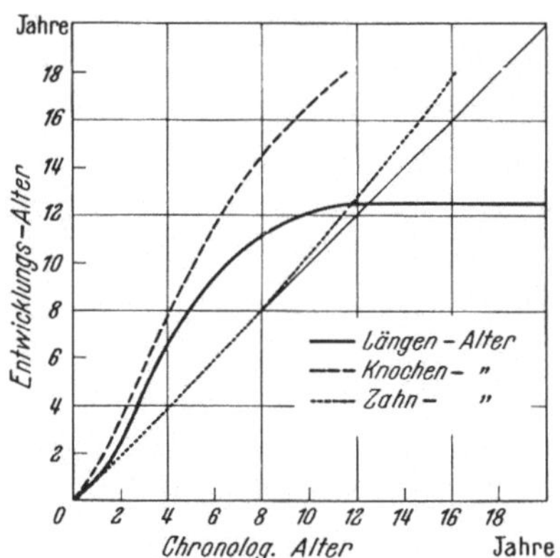

Abb. 5. Beschleunigung des Körperwachstums, der Skelet- und Gebißentwicklung bei angeborenem AGS (nach PRADER)

Abb. 6. 14jähriges Mädchen mit angeborenem AGS. Gedrungene Statur, breite Schultern bei relativ schmalem Becken, kräftige Muskulatur, Hirsutismus

CLAUSEN, von WILKINS u. Mitarb. und auch von uns gesehen wurden. Unter Cortisonbehandlung verschwindet die Hypertonie.

Die NN-Überfunktion findet ihren Ausdruck in der vermehrten Ausscheidung von 17-Ketosteroiden. Auch bei größeren Kindern und bei Erwachsenen übersteigen die Werte im allgemeinen nicht 60—70 mg am Tag; der prozentuale Anteil an β-Steroiden variiert, erreicht aber kaum so hohe Werte wie bei Geschwülsten. Gleichzeitig läßt sich regelmäßig eine ebenso deutliche Vermehrung der Harnoestrogene nachweisen, wie von WILKINS u. Mitarb., von MIGEON u. a. gezeigt worden ist. Die biologische Aktivität eines Teils der ausgeschiedenen Androgene und Oestrogene ist mehrfach unter Beweis gestellt worden.

Obgleich niemals Cushing-artige Symptome vorliegen, werden auch die reduzierenden Corticoide im Harn vermehrt ausgeschieden. Im biologischen Test wird eine vermehrte Corticosteroidaktivität im Harnextrakt dagegen vermißt. Ich komme hierauf noch zurück.

NNR-Insuffizienzerscheinungen sind besonders bei Neugeborenen mit AGS häufig. Die Stoffwechselstörung beginnt in den ersten Lebenstagen oder -wochen. Im Vordergrund des Bildes steht das Erbrechen, das oft einen spastischen Charakter hat, weiter Durchfälle und Nahrungsverweigerung. Die Kinder entwickeln in kurzer Zeit eine hochgradige Exsiccose und zeigen enorme Gewichtsstürze. — In der Regel wird die richtige Diagnose nicht gestellt. Die Erkrankung wird für einen Pylorospasmus oder für eine Ernährungsstörung gehalten.

Konstant sind besonders die Veränderungen im Elektrolythaushalt. Es kommt zu extremem Absinken von Natrium und Chlorid im Blut; trotzdem wird weiter Kochsalz im Harn ausgeschieden. Kalium und Rest-N steigen im Serum auf hohe Werte an. Hohe Hämatokritwerte zeigen die Bluteindickung an. Das Syndrom wird treffend als „Salzverlustsyndrom" bezeichnet. Die Behandlung macht keine Schwierigkeiten, wenn die richtige Diagnose gestellt wird. DOCA in Dosen zwischen 2 und 9 mg täglich und zusätzlich 1—6 g Kochsalz beenden rasch das Erbrechen und normalisieren den Elektrolythaushalt. Die 17-Ketosteroidausscheidung wird hierdurch nicht beeinflußt; diese sinkt erst unter Cortison ab. Man sollte darum stets versuchen, von DOCA auf Cortison überzugehen, was auch in diesem Alter schon möglich ist. Im ersten Jahr ist man dabei häufig gezwungen, Kochsalzzulagen zu geben.

Selbst bei ausgeprägten Elektrolytverschiebungen im Sinne des M. Addison sind Störungen des Kohlenhydrathaushaltes bemerkenswert selten. Ausnahmen sind beobachtet von White und Sutton, von Wilkins u. Mitarb. und von Kelley u. Mitarb., die Spontanhypoglykämien bis zu Werten von 18 mg-% Blutzucker fanden.

Häufig und diagnostisch hinweisend sind dagegen bräunliche Hautpigmentationen bei den Patienten, die auch ohne sonstige Addison-artige Symptome anzutreffen sind (Abb. 7). Die Pigmentationen verschwinden unter Cortison, nicht dagegen unter DOCA-Therapie.

Sieht man von all diesen Patienten mit deutlichen Symptomen einer NNR-Insuffizienz ab, so bleibt eine große Gruppe übrig, welche auf den ersten Blick nur die Zeichen vermehrter Androgenwirkung aufweist. Erst in den letzten Jahren wurde erkannt, daß eine latente Hypofunktion der NNR auch bei diesen Patienten besteht. 1951 beobachteten Bartter, Albright u. Mitarb. bei drei Kindern mit angeborenem AGS, welche im übrigen gesund erschienen, daß die Applikation von ACTH zwar unter Umständen zum Anstieg der 17-Ketosteroide im Harn, nicht aber der reduzierenden Corticoide führte. 1951 wurde von uns berichtet, daß bei solchen Patienten, die im übrigen klinisch sowie hinsichtlich des Mineral- und Zuckerstoffwechsels gesund erschienen, abnorme und bedrohliche Stress-Reaktionen nach operativen Eingriffen vorkommen, die Addisonkrisen entsprechen. — Mangelhafter Eosinophilensturz im Blut unter ACTH wurde von Décourt u. Mitarb., Bartter u. Mitarb., Wilkins u. Mitarb., Bergstrand u. Mitarb. und von uns in vielen Fällen registriert. — Das mangelhafte Ansprechen der Corticoidausscheidung auf ACTH wurde vermißt von Wilkins und von DÉCOURT u. Mitarb. Wir selbst haben bisher in allen daraufhin untersuchten Fällen einen pathologischen Ausfall dieses Tests gefunden (Abb. 8).

Verwirrend ist die schon erwähnte Tatsache, daß beim AGS regelmäßig große Mengen reduzierender Corticoide ausgeschieden werden, häufig in der Größenordnung wie beim M. Cushing. Hieraus haben ANDERSON u. Mitarb. sowie früher WILKINS u. a. geschlossen, daß eine corticale Unterfunktion nicht vorliegen könne. Es ist aber daran zu erinnern, daß es sich bei diesen Bestimmungen um chemische Gruppenreaktionen *ohne* strenge Spezifität handelt, in die bei pathologischem Steroidstoffwechsel möglicherweise Derivate biologisch wenig aktiver Steroide mit erhaltener Ketolseitenkette eingehen können. Mit biologischen Tests war es VENNING und BROWNE und BARTTER u. Mitarb. nicht möglich, eine Vermehrung der glykogenetischen Harnsteroide nachzuweisen. — Neue Ergebnisse hat für dieses Problem die Bestimmung der 17-OH-Corticosteroide nach NELSON und SAMUELS gebracht. Als erste haben KELLEY u. Mitarb., später BONGIOVANNI u. Mitarb. sowie KASSENAAR u. Mitarb. und BERGSTRAND und GEMZELL gezeigt, daß der Blutspiegel dieser Steroide bei Patienten mit angeborenem Interrenalismus erniedrigt ist, und daß er auch unter ACTH nicht wie üblich ansteigt. Zu den hier bestimmten Steroiden gehört in erster Linie das 17-OH-Corticosteron oder Hydrocortison, das für den menschlichen Organismus das quantitativ wichtigste Corticosteroid

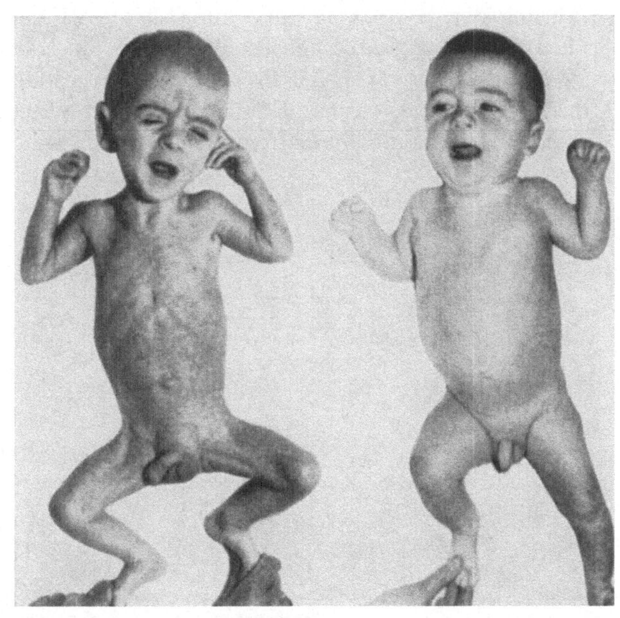

Abb. 7. Knabe mit angeborenem AGS; links vor, rechts während Behandlung. Dystrophie und Addison-artige Pigmentationen (nach WILKINS)

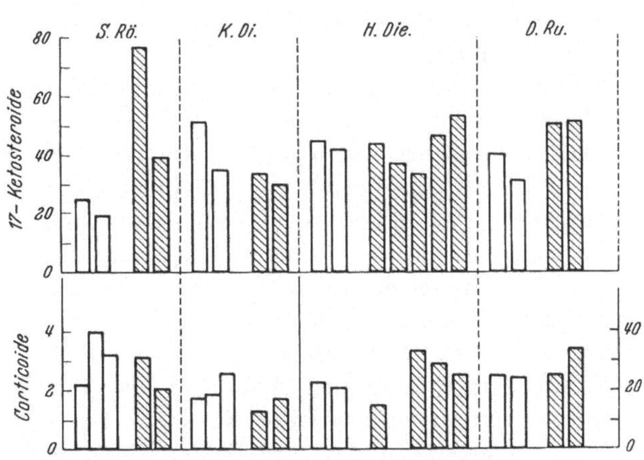

Abb. 8. ACTH-Tests nach FERRAZINI, BORTH und MACH bei 4 Kindern mit angeborenem AGS. Mangelhaftes Ansprechen der Harncorticoide und, außer im Fall S. Rö., der 17-Ketosteroide

darstellt. Die Synthese dieses Steroids ist offenbar beim AGS mehr oder minder blockiert.

Ich zeige nach dem folgenden Schema nach Hechter und Pincus den Ablauf der Biosynthese dieses Hormons (Abb. 9). Nach den Ergebnissen von Bongiovanni, von Jailer und von Dorfman betrifft der Block beim AGS die Einführung der Hydroxylgruppe am C-Atom 21 des 17-Hydroxyprogesterons. In allen daraufhin untersuchten Fällen ist im Harn eine Mehrausscheidung von Pregnantriol (und 17-OH-Pregenolon) festgestellt worden, einem Abkömmling des 17-OH-Progesterons, der zuerst 1937 von Butler und Marrian beim AGS aufgefunden wurde und offenbar geradezu spezifisch für diese Erkrankung ist.

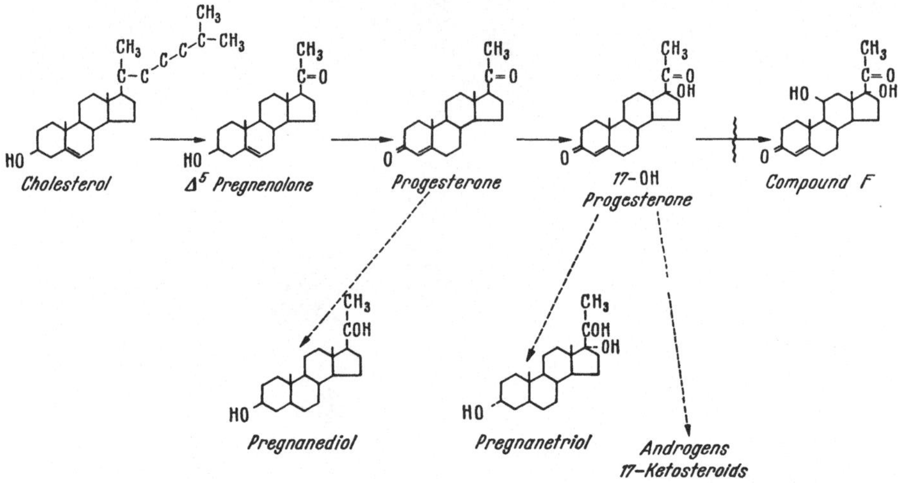

Abb. 9. Der Block in der Biosynthese der Corticosteroide beim angeborenen AGS (nach Bongiovanni)

Die Hemmung der C-21-Hydroxylierung betrifft möglicherweise nur das 17-OH-Progesteron. Ich habe schon erwähnt, daß im übrigen Steroide mit einer reduzierenden Ketolseitenkette sogar vermehrt ausgeschieden werden. Sie werden vielleicht auf dem Wege über Progesteron—Desoxycorticosteron—Corticosteron gebildet.

Während nach diesen Resultaten die Synthese des Hydrocortisons gehemmt oder vermindert erscheint, treten im Harn eine Anzahl von Steroiden bekanntlich deutlich vermehrt auf, u. a. 17-Ketosteroide mit einer Sauerstoffunktion an C_{11} (oder einer entsprechenden $\Delta_{9:11}$-Doppelbindung), und regelmäßig auch oestrogene Steroide. Die Erklärung hierfür muß in einem *weiteren* pathogenetischen Mechanismus gesucht werden und kann nur *in einer endogenen ACTH-Mehrproduktion* bestehen. Diese Hypothese, die zugleich auch die Hyperplasie der NN und akzessorischen Rindengewebes erklärt, wurde 1951 von Bartter u. Mitarb., von Gardner u. Mitarb. und von uns aufgestellt. Ich zeige das Schema von Bartter und Albright (Abb. 10). Es wird angenommen, daß die Synthesestörung und Insuffizienz der NNR zur Entzügelung der ACTH-Abgabe führt, welche ihrerseits zur Hyperplasie der Rinde und zur unvermeidlichen Steigerung der Androgen- und Oestrogenproduktion führt. Oft wird die Kompensation auf diese Weise erreicht, bei den Addison-artigen Fällen dagegen nicht. — Dieser

Mechanismus hat sich für einen großen Teil der Fälle als zutreffend erwiesen. SYDNOR, SAYERS u. Mitarb. haben ACTH vermehrt im Blut nachweisen können. GROEN u. Mitarb. und, zusammen mit BOHE und VOIGT, auch wir haben im vorigen Jahr über einige ähnliche Ergebnisse berichtet. Andere Autoren haben eine Erhöhung des ACTH-Spiegels allerdings nicht beobachtet, wie ergänzend gesagt werden muß (ANDERSON u. Mitarb.). Zur endgültigen Entscheidung dieser Frage sind noch weitere Untersuchungen notwendig.

Am Schluß möchte ich auf 2 Sachverhalte hinweisen, welche für die Diskussion des Syndroms als fetale Endokrinopathie von Bedeutung sind. — Erstens führt der geschilderte pathogenetische Zusammenhang zu der Annahme, daß die fetale

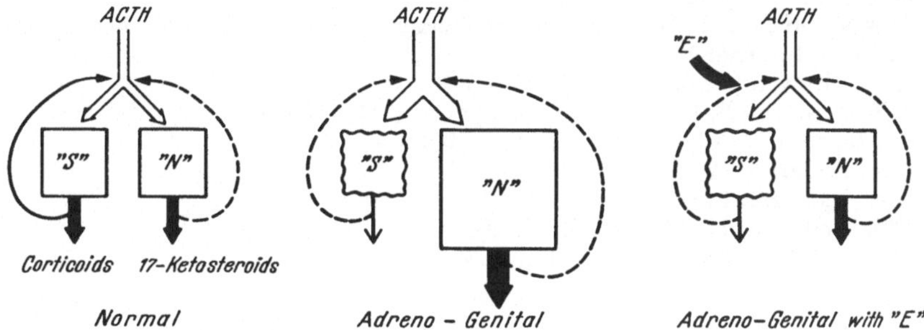

Abb. 10. Schema der Hormonproduktion der NNR und ihrer Beziehung zum ACTH; links: beim Normalen; Mitte: beim unbehandelten AGS; rechts: beim AGS unter Cortisonmedikation. „S" = „Sugarhormone" = Glucocorticoid; „N" = „Nitrogen retaining hormone" = adrenales Androgen. Normale „S"-Abgabe oder exogenes Cortison hemmen die ACTH-Sekretion; „S"-Verminderung enthemmt die ACTH-Sekretion (nach BARTTER et al.)

Hypophyse bereits in der etwa 12. Woche eine kompensatorisch gesteigerte Aktivität entfalten können muß. — Zweitens ergibt sich daraus, daß solche Kinder oft bald nach der Geburt mit Insuffizienzerscheinungen erkranken, die Schlußfolgerung, daß in utero die Corticosteroide der Placenta oder der Mutter das kindliche Defizit zu einem Teil ausgleichen können. Nach ihrem Fortfall kommt es zur manifesten NNR-Insuffizienz.

Auf die anderslautenden Erklärungsversuche von LANDIG und GOLD, die ursächlich eine Mehrproduktion von Luteinisierungshormon vermuten, und von WITSCHI, der die Nebennierenhyperplasie der placentaren Oestrogenmehrproduktion in der Gravidität zur Last legen möchte, kann ich nur hinweisen.

Meine Damen und Herren! In der kurzen Zeit, die mir zur Verfügung stand, konnte ich Ihnen nur einen Teilausschnitt aus dem Gesamtgebiet des Syndroms referieren. Ich habe versucht, das Bild der Erkrankung aus dem zu entwickeln, was an gesicherten klinischen und biochemischen Egebnissen vorliegt, und habe Hypothetisches nur gestreift. Auf Analogien, die sich aus Tierexperimenten ergeben und auf vieles andere konnte ich nicht eingehen. Die gegebene Darstellung kann darum nur eine Umrißskizze sein, in der viele Details fehlen.

Literatur

ANDERSON, H., et al.: Ugeskr. Laeg. 1952, 837; Ref. Zbl. Kinderheilk. 45, 323 (1953).
BARTTER, F. C., F. ALBRIGHT et al.: J. Clin. Invest. 30, 237 (1951).
BERGSTRAND, C. G., G. BIRKE et al.: Acta endocrinol. (Copenh.) 15, 210 (1954).

Bierich, J. R., E. Bohe and Kl. D. Voigt: First Acta Endocrinol. Congress, Copenhagen 1954. Acta endocrinol. (Copenh.) **18**, 512 (1955).

Bongiovanni, A. M.: J. Clin. Endocrin. **13**, 847 (1953).

Dorfman, R. I.: Trans. 5th Conf. Adrenal Cortex. New York: Josiah Macy 1954.

Gardner, L. J., et al.: Pediatrics **1950**, 808.

Groen, A., J. A. de Vries and D. de Wied: First Acta Endocrinol. Congress, Copenhagen 1954. Acta endocrinol. (Copenh.) (im Druck).

Jailer, J. W.: Bull. N. Y. Acad. Med. **29**, 377 (1953).

Kassenaar, A. A. H., et al.: First Acta Endocrinol. Congress, Copenhagen 1954. Acta endocrinol. (Copenh.) (im Druck).

Kelley, V. C., R. S. Ely and R. B. Raile: J. Clin. Endocrin. **12**, 1140 (1952).

Knudson, A. G.: J. of Pediatr. **39**, 408 (1951).

Landing, B. H., and E. Gold: J. Clin. Endocrin. **11**, 1436 (1951).

Migeon, Cl.: J. Clin. Endocrin. **13**, 674 (1953).

Nowakowski, H., u. L. Püschel: 1. Freiburger Symposion, S. 198. Berlin-Göttingen-Heidelberg: Springer-Verlag 1953.

Prader, A.: Helvet. paediatr. Acta **9**, 231 (1954).

White, F. P., and L. E. Sutton: J. Clin. Endocrin. **11**, 1395 (1951).

Wilkins, L., et al.: J. Clin. Endocrin. **11**, 1 (1951).

— J. Clin. Endocrin. **12**, 257 (1952).

— J. Clin. Endocrin. **12**, 277 (1952).

— J. Clin. Endocrin. **12**, 1015 (1952).

Witschi, E.: J. Clin. Endocrin. **13**, 316 (1953).

Aus der Universitäts-Frauenklinik Leipzig
(Direktor: Prof. Dr. Dr. h. c. Dr. h. c. R. Schröder)

Klinische Beiträge zur Differentialdiagnose des adrenogenitalen Syndroms der Frau

Von

A. Würterle

Mit 24 Abbildungen

Das äußere Erscheinungsbild des adrenogenitalen Syndroms (AGS) bei der Frau wird von einer Reihe von Vermännlichungserscheinungen beherrscht, deren Entstehen auf die in der Nebennierenrinde (NNR) im Überschuß gebildeten Steroide mit vermännlichender Wirkung zurückzuführen ist. Die Erscheinungen des Virilismus bestehen in Veränderungen des Haarkleides, der Stimme, des Habitus, in einer Hypertrophie der Clitoris und in Störungen der Ovarialfunktion, die bis zur Amenorrhoe ausgeprägt sein können. Die Fortschritte der Forschung auf dem Gebiete der Endokrinologie haben nicht nur dazu geführt, daß die Diagnose dieses Krankheitsbildes in exakter Weise möglich geworden ist, sie haben auch dazu geführt, seine Ursache zu differenzieren und eine Unterscheidung zu ermöglichen, ob es ein Tumor der NNR ist, der das Krankheitsbild hervorruft oder eine Hyperplasie. Unter den dafür wichtigsten Steroidhormonanalysen aus dem Harn hat sich die Bestimmung der neutralen 17-Ketosteroide (17-KS) mittels der Zimmermannschen Reaktion und die chemisch-quantitative Bestimmung der Corticoide z. B. mit dem von Staudinger und Schmeisser angegebenen Verfahren außerordentlich bewährt, zumal beide Methoden in einem klinischen Laboratorium gut durchführbar sind.

Die Differenzierung zwischen Tumor und Hyperplasie ist gleichfalls durch Harnsteroidhormonanalysen möglich, da beim Tumor die β-Fraktion der neutralen 17-KS, welche in der Hauptsache das Dehydro-iso-androsteron enthält, erhöht ist. Das Dehydro-iso-androsteron läßt sich sehr gut mit einem von Dirscherl und Zilliken angegebenen Verfahren bestimmen. Für diese Differenzierung ist besonders die zuerst von Wilkins u. Mitarb. mitgeteilte Beobachtung von Bedeutung, daß eine perorale oder parenterale Zufuhr von Cortison in adäquater Dosis bei der Hyperplasie der NNR zu einer charakteristischen Depression der erhöhten Ausscheidung der 17-KS führt, nicht hingegen beim Tumor der NNR. Mittels röntgendiagnostischer Verfahren, z. B. mit der Luftauffüllung des Retroperitonealraums, läßt sich eine Seitenlokalisation, besonders bei Tumoren der NNR, treffen. Dies ist für die Therapie wichtig, welche beim Tumor der NNR

in der Operation und bei der Hyperplasie in einer langdauernden Cortisonbehandlung besteht. Diese langdauernde Cortisonverabreichung muß wiederum
unter der Kontrolle der 17-KS-Ausscheidung des Harns durchgeführt werden.
Interessant ist die Beobachtung von Jores, Nowakowski und Rausch, welche
eine solche Depression der 17-KS-Ausscheidung auch nach Verabreichung von
Thiosemicarbazonen beobachteten.

Differentialdiagnostisch muß das AGS gegen andere Krankheitsbilder ab-
gegrenzt werden, welche mit dem gleichen äußeren Erscheinungsbild des Virilismus
einhergehen. Es ist dies in erster Linie das adrenocorticale Syndrom, welches
klinisch unter dem Bild der Cushingschen Krankheit verläuft und bei dem angenommen wird, daß es auf eine Überproduktion von Glucocorticoiden zurückzuführen ist. Dementsprechend findet man bei diesem Syndrom neben den für
den M. Cushing typischen Stoffwechsel- und Skeletveränderungen eine stark
erhöhte Ausscheidung der Corticoide, während die Ausscheidung der 17-KS nicht
so deutlich erhöht zu sein braucht. Der Unterschied zwischen dem adrenogenitalen
und dem adrenocorticalen Syndrom soll nach Jailer u. Mitarb. in einer angeborenen Störung des Steroidstoffwechsels innerhalb der NNR selbst liegen. Es
liegt in der Natur eines solch komplizierten Geschehens, daß sich diese Syndrome
nicht immer klar voneinander trennen lassen, und daß Mischformen beider
Syndrome relativ häufig sind. Darauf ist erst kürzlich in anderem Zusammenhang
von Nowakowski und Püschel hingewiesen worden.

Im weiteren hat die Differentialdiagnose die sog. virilisierenden Ovarial-
tumoren zu berücksichtigen; es sind dies, neben den gelegentlich gleichfalls mit
Virilismus einhergehenden Dysgerminomen oder Seminomen, im besonderen das
Arrhenoblastom und der hypernephroide Tumor des Ovariums. Diese Ovarial-
tumoren sind im allgemeinen durch die gynäkologische Palpation feststellbar,
können aber manchmal sehr klein sein, so daß sie der einfachen Tastuntersuchung
auch entgehen können. Dann kann auch dabei die Harnanalyse der Steroid-
hormonausscheidung von Bedeutung sein. Beim Arrhenoblastom pflegt nach
eigenen Erfahrungen und den sehr spärlichen Berichten der Literatur die Ausscheidung von 17-KS und Corticoiden normal oder nur wenig erhöht zu sein,
während beim hypernephroiden Tumor des Ovariums, bei dem die Geschwulst
Nebennierenrindencharakter hat, die Ausscheidung von 17-KS und auch Corticoiden sehr hoch sein kann, wie es von J. Bauer an einem eindrucksvollen Fall
demonstriert werden konnte.

Noch eine weitere Dysfunktion des Ovariums ist mit Vermännlichungserscheinungen vergesellschaftet, das sog. Stein-Leventhal-Syndrom, mit polycystischen Ovarien und Hyperplasie der Theca interna. Die 17-KS-Ausscheidung
bei diesem Krankheitsbild pflegt normal oder nur leicht erhöht zu sein. In
Deutschland hat sich damit vor allem Philipp befaßt und über ein großes Kranken-
gut berichtet.

Schließlich gibt es noch Frauen mit Hirsutismus, bei denen sich keine dieser
Ursachen nachweisen lassen. Man spricht in diesen Fällen vom konstitutionellen
Hirsutismus, dessen Ursache von manchen Autoren in einer quantitativen Verschiebung des hormonalen Gleichgewichtes zwischen Androgenen und Oestrogenen
zugunsten der Androgene angenommen wird.

Anhand einiger Fälle, die wir an der Leipziger Universitäts-Frauenklinik zu beobachten Gelegenheit hatten, sollen diese Möglichkeiten von Diagnose und Differentialdiagnose kurz erörtert werden.

Fall 1. Im ersten Fall handelt es sich um eine 30jährige Patientin, welche nach zunächst normaler Entwicklung vom 14. Lebensjahr an eine allmählich zunehmende Behaarung am Stamm, an den Extremitäten, der Genitalregion und im Gesicht beobachtete. Im 18. Lebensjahr Menarche mit zunächst regelmäßigem Menstruationscyclus für die Dauer eines Jahres, dann erst unregelmäßige und sehr seltene Blutungen, vom 20. Lebensjahr an Amenorrhoe. In dieser Zeit weitere Zunahme der Behaarung, Tieferwerden der Stimme und auffällige Wachstums-

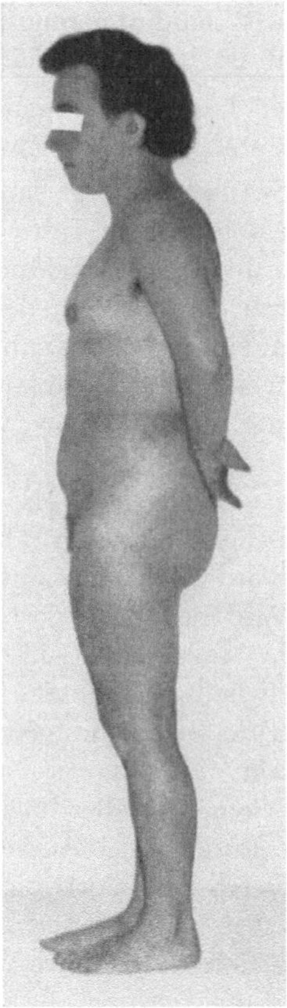

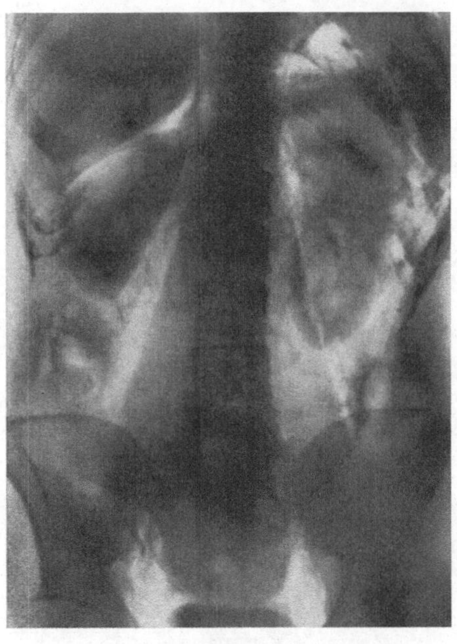

Abb. 1. *Fall 1*. Pat. mit NNR-Tumor
vor der Operation

Abb. 2. *Fall 1*. Röntgendarstellung des NNR-Tumors
(Retropneumoperitoneum)

zunahme der Clitoris. Durch intensive Follikelhormonverabreichung wurden vereinzelt genitale Blutungen erzielt. Schließlich wurde wegen Verdacht auf einen virilisierenden Ovarialtumor anderen Orts eine Probelaparatomie durchgeführt und dabei ein normales, aber sehr hypoplastisches, weibliches, inneres Genitale gefunden. Die hypertrophische Clitoris wurde später amputiert. Der Haarwuchs hat in der Folgezeit noch zugenommen. Als die Patientin in unsere Klinik kam, bot sie folgendes äußeres Erscheinungsbild (Abb. 1).

Die Ausscheidung der 17-KS war beträchtlich erhöht, die Corticoidausscheidung normal. Ebenso ergab die Untersuchung der Serumelektrolyte, des Blutzuckers usw., wie auch die Röntgenuntersuchung des Skelets normale Befunde. Die

Röntgenuntersuchung mittels präsacraler Luftauffüllung des Retroperitonealraums zeigt eine tumorverdächtige Verschattung oberhalb der linken Niere, wie es in Abb. 2 zu sehen ist.

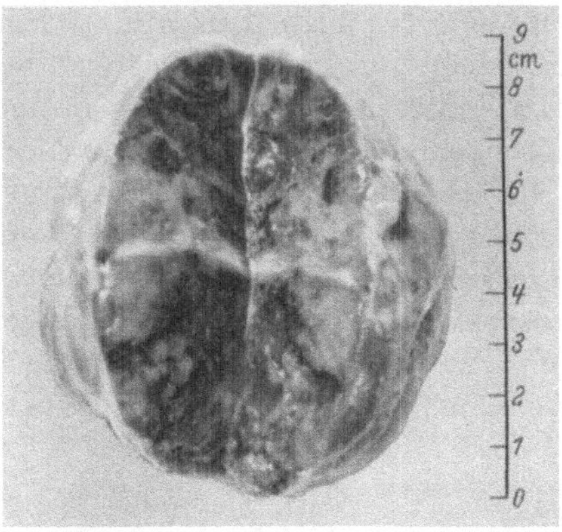

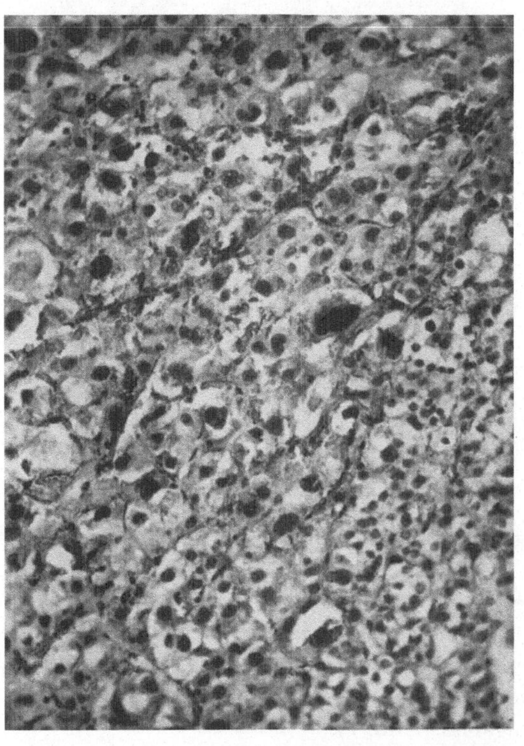

Abb. 3. *Fall 1.* Operationspräparat, NNR-Tumor

Der Tumor wurde operativ entfernt[1], der Operationsverlauf war unter Verabreichung von DCA, Cortison, ACTH und Kochsalzverabreichung völlig komplikationslos. Das fast kleinhühnereigroße Operationspräparat ist in Abb. 3 dargestellt.

Histologisch[2] handelte es sich um ein Carcinom, wie aus Abb. 4 ersichtlich ist.

Die 17-KS-Ausscheidung sank nach der Operation signifikant ab und ist seitdem in normaler Ausscheidungshöhe, bzw. im unteren Streubereich der Norm, wie wir sie an einer großen Zahl gesunder Frauen in eigenen Untersuchungen ermittelt haben, geblieben. Die 17-KS-Ausscheidung dieses Falles vor und nach der Operation ist in Abb. 5 wiedergegeben.

Im weiteren Verlauf trat 8 Wochen nach der Operation die erste Menstruationsblutung ein, seitdem menstruiert die Patientin regelmäßig in vierwöchentlichen Abständen. Die Virilisierungserscheinungen sind langsam zurückgegangen, der Haarwuchs ist allerdings immer noch stark. Die Ausscheidung der 17-KS und Corticoide ergab auch bei der letzten Untersuchung, jetzt $1^1/_2$ Jahre nach der Operation, normale Werte. Das äußere Erscheinungsbild der Patientin $1^1/_2$ Jahre nach der Operation zeigt Abb. 6.

Fall 2. Der nächste Fall betrifft eine 19jährige Patientin, bei welcher im 15. Lebensjahr nach normaler Entwicklung die Menarche eintrat. Im darauffolgenden Jahr zunächst regelmäßige Menstruationen, dann etwa 1 Jahr lang Tempoanomalien

Abb. 4. *Fall 1.* Histol. Bild des NNR-Tumors (vergr. 183mal)

---

[1] Operateur Prof. Mörl, Krankenhaus St. Georg, Leipzig.
[2] Prof. Bredt, Pathologisches Institut der Universität Leipzig.

und schließlich Amenorrhoe. In dieser Zeit bemerkte die Patientin ein allmählich stark zunehmendes Wachstum von Gesichts-, Stamm- und Genitalbehaarung.

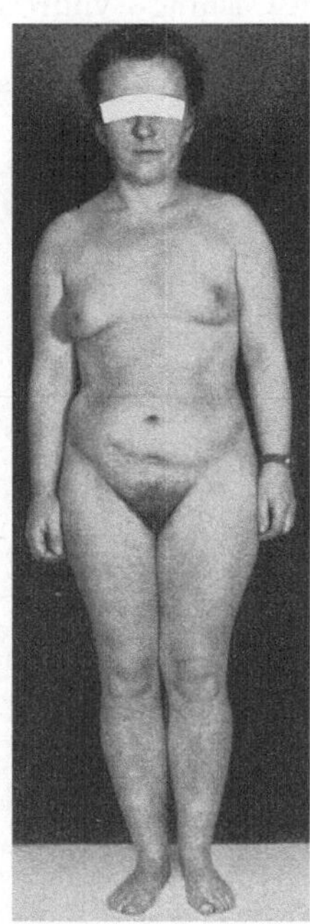

Abb. 6. *Fall 1*. Pat. 1½ Jahre nach der Entfernung des NNR-Tumors, deutliche Wiederverweiblichung

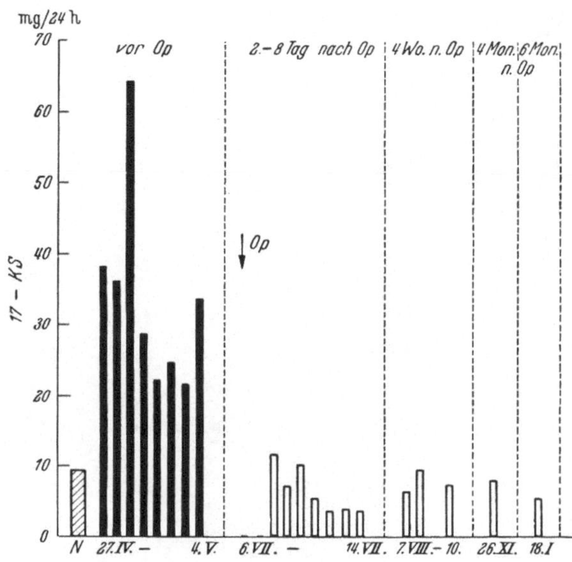

Abb. 5. *Fall 1*. 17-KS-Ausscheidung vor und nach der operativen Entfernung des NNR-Tumors (N = Normalausscheidung der 17-KS)

Das Körperbild wurde muskulös-kräftig, die Stimme auffällig tief und die Clitoris hypertrophisch. Wiederholte internistische Untersuchungen ergaben keine für

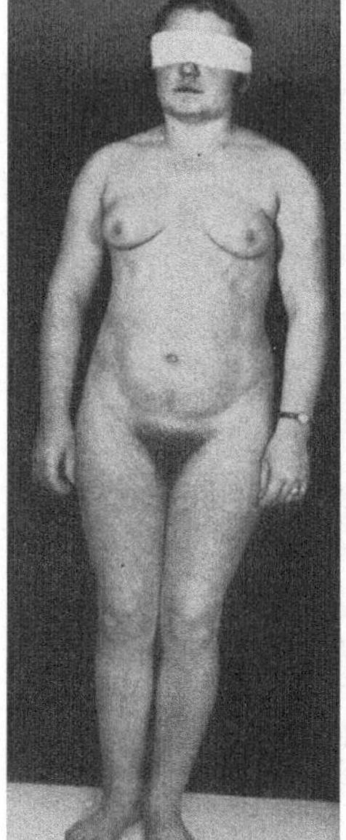

Abb. 7. *Fall 2*. Virilisierung durch Arrhenoblastom, Aufnahme vor der Operation

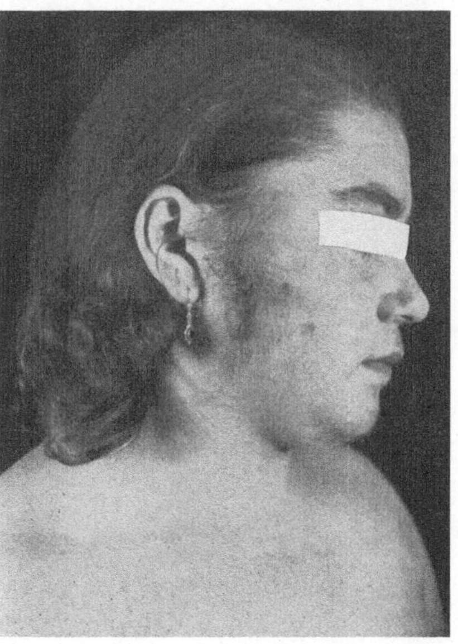

Abb. 8. *Fall 2*. Hypertrichose des Gesichts

ein Cushing-Syndrom typischen Befunde. Die Patientin wurde schließlich mit der Diagnose pluriglanduläre Insuffizienz unserer Klinik zugewiesen. Das Erscheinungsbild der Patientin zur Zeit der Aufnahme zeigen die Abbildungen 7, 8 und 9.

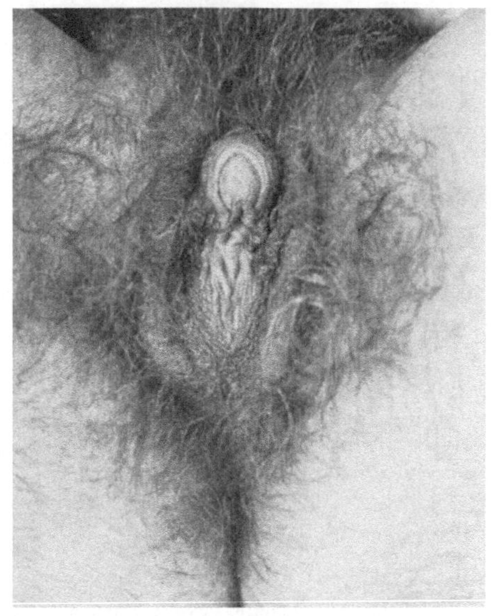

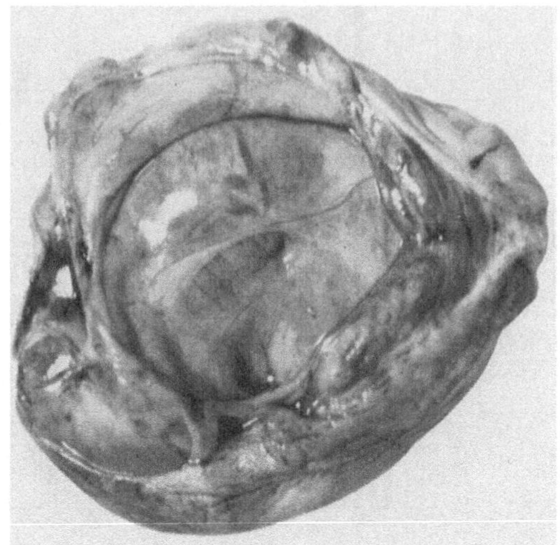

Abb. 9. *Fall 2*. Hypertrophie der Clitoris   Abb. 10. *Fall 2*. Arrhenoblastoma ovarii, Operationspräparat

Gynäkologisch fand sich außer der hypertrophischen Clitoris ein normales äußeres und inneres Genitale mit dem Verdacht eines kleinen Ovarialtumors.

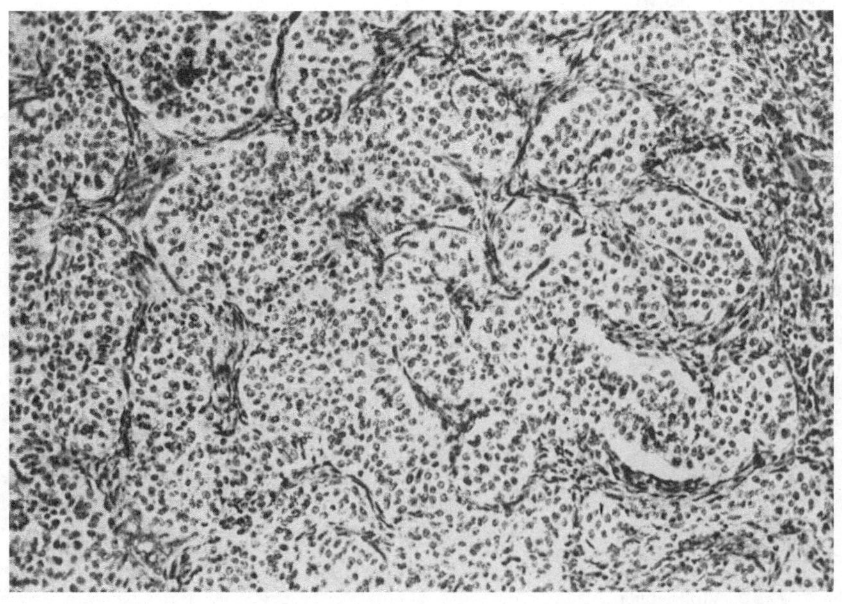

Abb. 11. *Fall 2*. Histologisches Bild des Ovarialtumors, Arrhenoblastom (vergr. 200 mal)

Dieser Verdacht wurde durch eine douglaskopische Untersuchung bestätigt. Die Ausscheidung der 17-KS ergab Werte im oberen Streubereich der Norm. Es wurde laparatomiert, und ein kleinmandarinengroßer, solider Ovarialtumor links entfernt. Abb. 10 zeigt das Operationspräparat.

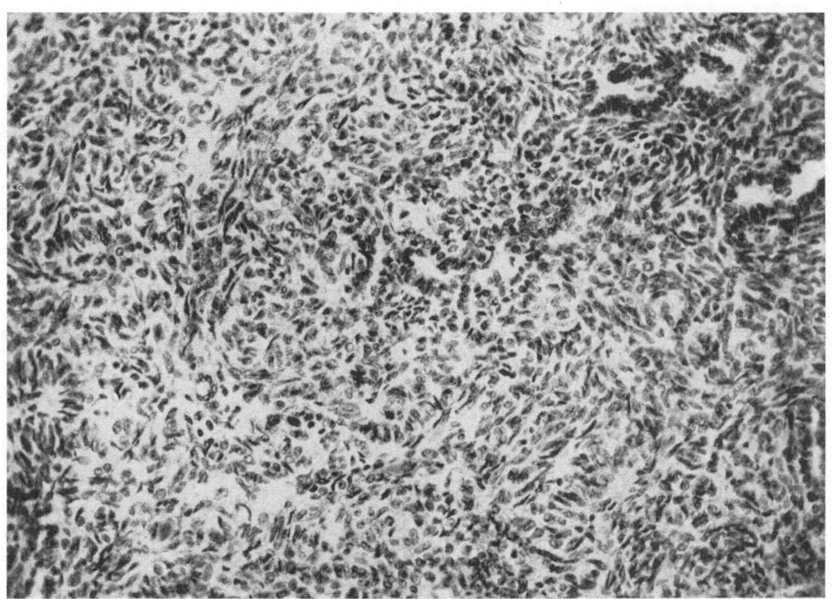

Abb. 12. *Fall 2.* Histol. Bild des Ovarialtumors, Arrhenoblastom mit Zeichen der Malignität (vergr. 160 mal)

Histologisch handelt es sich um ein typisches Arrhenoblastom, welches an einigen Stellen Zeichen der Malignität aufwies, wie es die beiden nächsten Abbildungen zeigen (Abb. 11 und 12).

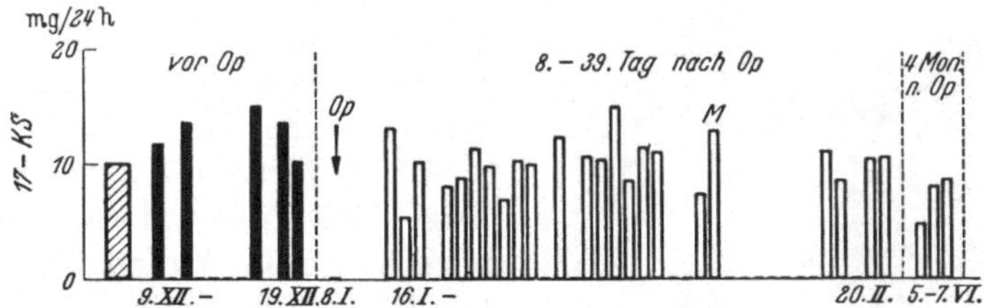

Abb. 13. *Fall 2.* Ausscheidung der 17-KS vor und nach der operativen Entfernung des Arrhenoblastoms

Die Ausscheidung der 17-KS veränderte sich im unmittelbaren postoperativen Verlauf nur wenig. Bei einer Untersuchung 4 Monate nach der Operation lagen die Werte deutlich unter der präoperativen Ausscheidungshöhe. Die 17-KS-Werte dieser Patientin sind in Abb. 13 dargestellt.

Die Patientin hatte 4 Wochen nach der Operation eine erste genitale Blutung und menstruiert seitdem in regelmäßigen vierwöchentlichen Abständen. Der Haarwuchs ist deutlich zurückgegangen, die Stimme ist allerdings noch unverändert tief. Die hypertrophierte Clitoris ist kleiner geworden. Das äußere

Erscheinungsbild der Patientin 2 Jahre nach der Operation zeigen folgende Abbildungen (Abb. 14, 15 und 16).

Zusammenfassend ist zu beiden Fällen festzustellen: bei fast gleichem äußeren Erscheinungsbild mit annähernd gleichem Verlauf wurden in dem einen Fall die

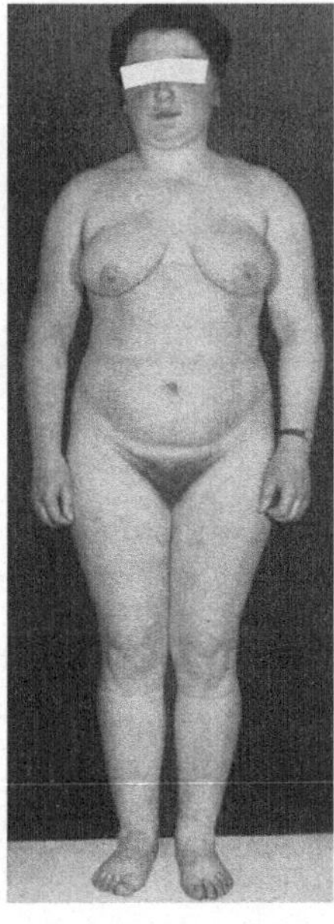

Abb. 14. *Fall 2*. Pat. 2 Jahre nach der Operation, deutliche Rückbildung der Hypertrichose

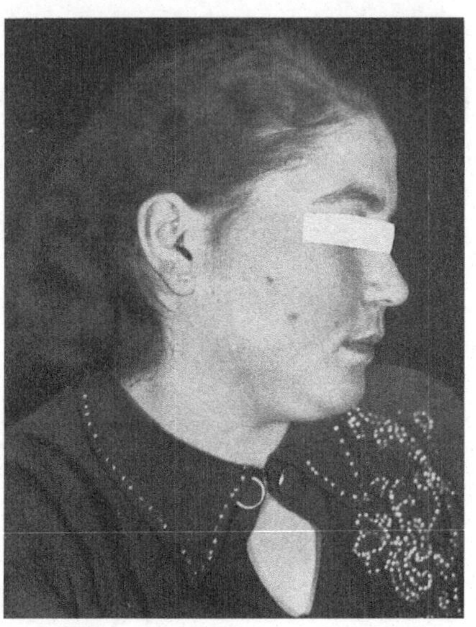

Abb. 15. *Fall 2*. 2 Jahre nach der Operation, deutliche Rückbildung der Hypertrichose des Gesichts

Vermännlichungserscheinungen durch einen Tumor der NNR hervorgerufen, es hat sich also um ein typisches AGS gehandelt, und in dem anderen Fall war die Ursache ein virilisierender Ovarialtumor, ein Arrhenoblastom, das man wegen seiner malignen Partien auch als Arrheno-Carcinom bezeichnen könnte. Die Ausscheidung der 17-KS zeigte ein typisches Verhalten. Beträchtlich erhöht beim NNR-Tumor, normal oder nur wenig erhöht beim Arrhenoblastom. Warum bei diesem die Ausscheidung der 17-KS normal oder nur wenig erhöht ist, bei im Vergleich zum NNR-Tumor wohl gleich intensiver Androgenwirkung, ist noch unklar. Es ist daran zu denken, daß beim Arrhenoblastom die Androgene nicht als 17-KS ausgeschieden werden, sondern einen anderen Stoffwechselprozeß durchmachen.

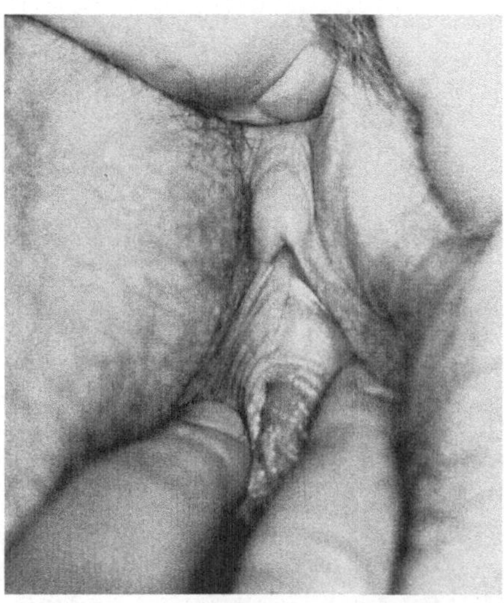

Abb. 16. *Fall 2*. 2 Jahre nach der Operation, Rückbildung der hypertrophierten Clitoris

Während sich bei beiden eben demonstrierten Krankheitsfällen die Krank-

heitserscheinungen erst postpubertal entwickelt haben, zeigt der folgende Fall
ein anderes Verhalten.

Fall 3. Bei dem jetzt 14jährigen Mädchen haben bereits nach der Geburt
Zweifel am Geschlecht bestanden, da die Clitoris auffällig groß gewesen sei. Es
erfolgte aber eine Zuordnung zum weiblichen Geschlecht. Nach glatter Entwicklung in der Folgezeit habe das Mädchen ein immer mehr knabenhaftes
Aussehen bekommen. Die Clitoris sei größer geworden. Im 12. Lebensjahr
habe eine starke Entwicklung der Schambehaa-
rung eingesetzt. Gleichzeitig begann sie häufig

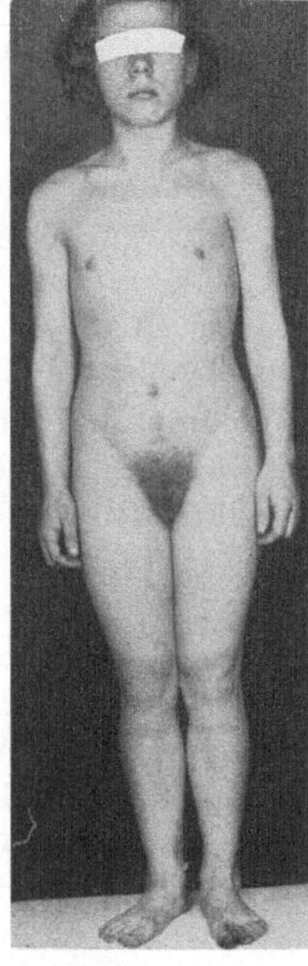

Abb. 17. *Fall 3.* Kongenitales AGS,
typisch pueril-viriler Habitus

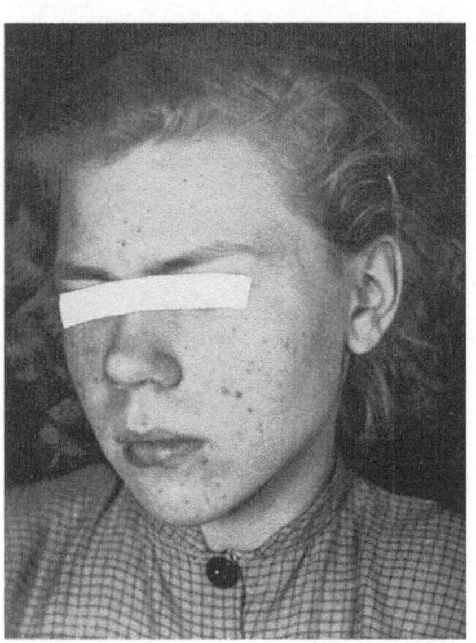

Abb. 18. *Fall 3.* Kongenitales AGS, Gesichtsacne

einen acneartigen Ausschlag zu bekommen. Die Menarche ist noch nicht eingetreten. Das Kind wird der Klinik zur Klärung des Geschlechtes zugewiesen.
Das äußere Erscheinungsbild des Mädchens ist auffällig knabenhaft. Es hat am
ganzen Körper, besonders aber im Gesicht eine Acne vulgaris, wie das Abb. 17
und 18 zeigen.

Am äußeren Genitale befindet sich eine 3 cm lange Clitoris, an deren Basis
eine Harnröhrenöffnung besteht, darunter ein durch ein Hymen unvollständig
verschlossener Introitus vaginae. Die Sondierung ergibt eine Scheidenlänge von
6 cm. Das äußere Genitale ist in Abb. 19 dargestellt.

Rectal kann man einen kleinen Uterus tasten, die Adnexe lassen sich nicht
mit Sicherheit abgrenzen, Hoden sind nirgends palpabel.

Die Ausscheidung der 17-KS ist beträchtlich erhöht. Die Corticoidausscheidung
ist normal. Die Untersuchungen der Serumelektrolyte, des Blutzuckers usw.
ergaben normale Werte. Die Röntgenuntersuchung des Skelets ergab einen
altersentsprechenden Befund. Follikelhormon im Harn unter 20 ME, 50 ME
Follikelreifungshormon, unter 20 ME Luteinisierungshormon.

7*

Eine Cortisonbelastung zeigt eine typische Depression der 17-KS-Ausscheidung. Nach Absetzen des Cortisons rascher Anstieg der 17-KS-Ausscheidung auf die Ausgangswerte. Das Verhalten der 17-KS-Ausscheidung dieses Falles ist in Abb. 20 dargestellt.

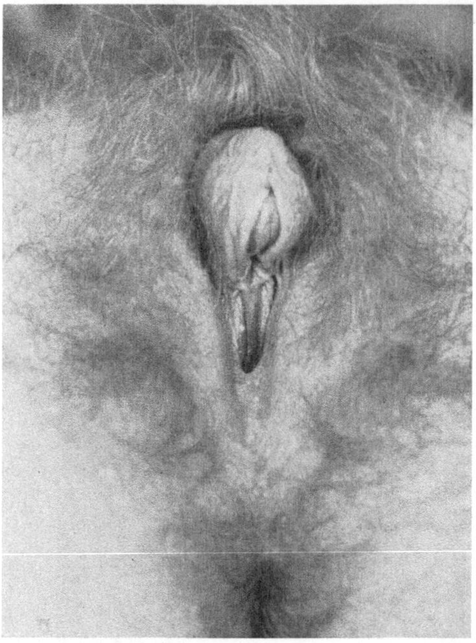

Die präsacrale Luftdarstellung des retroperitonealen Raums ergab keinen Anhalt für einen Tumor der NNR. Doch erscheint besonders die rechte NNR vergrößert. Eine Zielaufnahme bei leichter Drehung zeigt die entsprechende Region der rechten Seite (Abb. 21).

Aus diesen Befunden wird im Zusammenhang mit der Anamnese ein kongenitales AGS auf der Basis einer Hyperplasie der NNR mit dem Erscheinungsbild des Pseudohermaphroditismus femininus externus angenommen. Es wird zur Zeit eine Cortisonbehandlung durchgeführt, etwas Endgültiges läßt sich noch nicht aussagen.

Die diagnostische Klärung solcher Fälle mittels verhältnismäßig einfacher Untersuchungsmethoden erscheint besonders wichtig, da sie gleichzeitig eine Abgrenzung gegenüber dem maskulinen Pseudohermaphroditismus ermöglicht, dessen Keimdrüsen Hoden sind, und bei dem die 17-KS-Werte des Harns im allgemeinen normal

Abb. 19. *Fall 3*. Kongenitales AGS, Hypertrophie der Clitoris

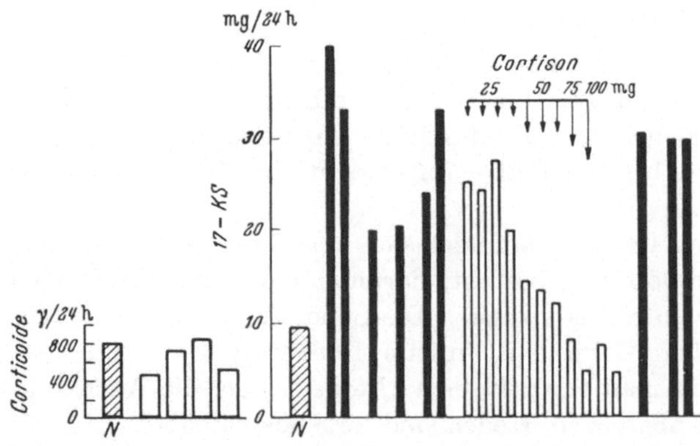

Abb. 20. *Fall 3*. Kongenitales AGS, charakteristische Depression der 17-KS-Ausscheidung unter Cortisonzufuhr, normale Corticoidausscheidung. (N = Normalausscheidung der 17-KS und Corticoide)

oder unter Berücksichtigung des männlichen Geschlechts eher subnormal sind. Dies soll im nächsten Fall gezeigt werden.

Fall 4. Die jetzt 18jährige Person wurde bei der Geburt trotz eines nicht ganz klaren Genitalbefundes dem weiblichen Geschlecht zugeordnet und in der Folgezeit als Mädchen erzogen. Mit zunehmender Entwicklung bekam sie einen mehr knabenhaften Habitus. Die Clitoris sei immer größer geworden. Am ganzen Körper, im Gesicht und in der Schamregion sei eine besonders starke Behaarung eingetreten. In ihrer psychischen Orientierung habe sich das Kind immer weiblich gefühlt, darin wurde es von den Eltern betont bestärkt. Wegen guter Leistungen im Sport wurde sie in eine Sportschule aufgenommen. Hier entstanden den anderen Sportlerinnen, welchen das etwas verschlossene Mädchen mit der auffällig starken Körperbehaarung auffiel, Zweifel am Geschlecht ihrer Kollegin, weswegen schließlich eine Untersuchung zur Klärung des Geschlechts von der Sportbehörde veranlaßt wurde. Das äußere Erscheinungsbild zur Zeit der Untersuchung an unserer Klinik zeigt Abb. 22. Den Genitalbefund dieser Patientin zeigt Abb. 23. Es findet sich ein 5 cm langer Phallus, an dessen Basis eine Harnröhrenöffnung nachweisbar ist, und dicht darunter eine schmale Öffnung, durch welche man in eine etwa 6 cm lange Scheide gelangt. Am obersten Pol dieser Scheide läßt sich ganz deutlich eine kleine Portio vaginalis nachweisen. Die rectale Palpation läßt einen etwa daumenendgliedgroßen Uterus abgrenzen, Adnexe oder Hoden sind nicht tastbar. Die 17-KS-Ausscheidung dieses Falles zeigt normale Werte, wie in Abb. 24 dargestellt.

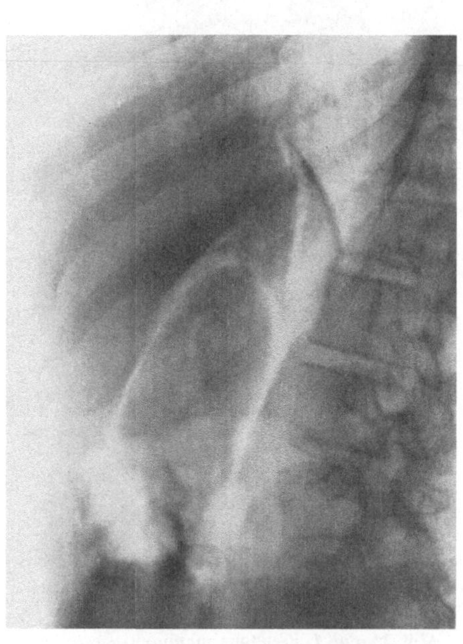

Abb. 21. *Fall 3.* Kongenitales AGS, vergrößerte rechte Nebenniere im Röntgenbild (Retropneumoperitoneum)

Im weiteren Verlauf wurde von chirurgischer Seite eine explorative Laparatomie durchgeführt, wobei nur auf einer Seite ein etwa kirschgroßer Hoden mit Nebenhoden gefunden und exstirpiert wurde. Außerdem fand sich ein daumenendgliedgroßer Uterus ohne Tuben und Ovarien, aber mit ganz zarten Ligamenta rotunda. Die histologische Untersuchung zeigte Testisgewebe und Nebenhoden ohne Zeichen der Aktivität.

In diesem Fall handelte es sich also um einen typischen Pseudohermaphroditismus masculinus mit normalen oder in bezug auf die Werte gleichaltriger, geschlechtstüchtiger Männer eher subnormalen Werte der 17-KS des Harns.

Dieser Bericht sollte zeigen, daß die diagnostischen und differentialdiagnostischen Möglichkeiten der Klinik durch die Ergebnisse der Steroidhormonforschung eine wesentliche Bereicherung erfahren haben. Nicht immer allerdings wird man mit den verhältnismäßig einfachen Steroidhormonanalysen auskommen, wie es überhaupt wünschenswert wäre, möglichst viele Hormonmetaboliten nebeneinander am gleichen Kranken zu bestimmen. Doch sind hier dem klinischen

Laboratorium wohl vorläufig noch erhebliche methodische Grenzen gesetzt. Immerhin haben auch die therapeutischen Möglichkeiten auf diesem Wege eine Bereicherung erfahren, die, wie die Berichte von Wanke sowie Linder u. a.

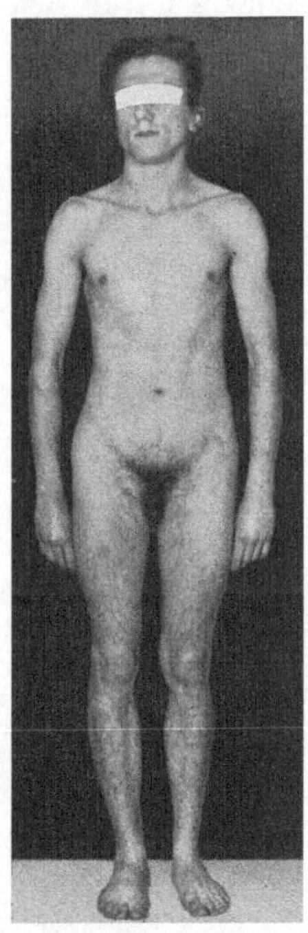

Abb. 22. *Fall 4*. Pseudohermaphroditismus masculinus, äußeres Erscheinungsbild

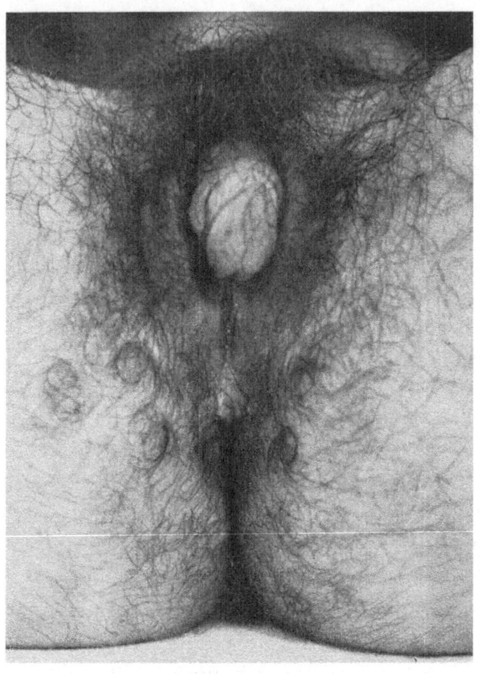

Abb. 23. *Fall 4*. Pseudohermaphroditismus masculinus, äußeres Genitale

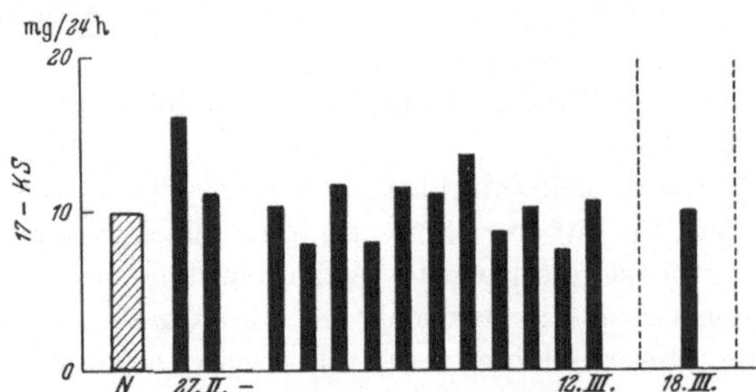

Abb. 24. *Fall 4*. Pseudohermaphroditismus masculinus, Ausscheidung der 17-KS (N = Normalausscheidung der 17-KS gleichaltriger weiblicher Individuen)

zeigen, sehr erfolgreich sein kann. Und gerade die Möglichkeit einer erfolgreichen Therapie erfordert es, daß sich auch der Gynäkologe mit dieser Frage beschäftigt, weil sich gerade an ihn diese Patientinnen oft zuerst wenden.

Literatur

Bauer, J.: Münch. med. Wschr. **1952**, 16.
— u. J. Karl: Z. exper. Med. **118**, 425 (1952).

Dirscherl, W., u. F. Zilliken: Naturwiss. **31**, 349 (1943).

Jailer, J., J. J. Gold and E. Z. Wallace: Amer. J. Med. **16**, 340 (1954).

Jores, A.: Fortbildungskursus in Regensburg 14. 10. 1950 in „Regensburger Jahrbuch", Bd. 2, S. 165. München: Robert Lerche 1951.

— H. Nowakowski and F. Rausch: In Ciba Foundation Colloquia on Endocrinology, Bd. 4, S. 363. London: J. & A. Churchill 1952.

Linder, F.: Dtsch. med. J. **5**, 187 (1954).

Nowakowski, H., u. L. Püschel: Acta endocrinol. (Copenh.) **11**, 320 (1952).

Philipp, E., u. H. H. Stange: Dtsch. med. Wschr. **1954**, 1519.

Staudinger, Hj., u. M. Schmeisser: Biochem. Z. **321**, 83 (1950).

Wanke, R.: Dtsch. med. J. **4**, 12 (1953).

Wilkins, L., R. A. Lewis, R. Klein, L. J. Gardner, J. F. Crigler jr., E. Rosemberg u. C. J. Migeon: J. Clin. Endocrin. **11**, 1 (1951).

Würterle, A.: Zbl. Gynäk. **76**, 619 (1953).

Zimmermann, W.: Z. physiol. Chem. **233**, 257 (1953).

— Klin. Wschr. **1938**, 1103.

— Dtsch. med. Wschr. **1951**, 1363.

— Dtsch. med. Wschr. **1949**, 325.

Aus der Universitäts-Kinderpoliklinik München
(Direktor: Prof. Dr. G. WEBER)

Das chromosomale Geschlecht von Patienten mit „ovarieller Agenesie"

Von

WOLFGANG EHRENGUT

Das Fehlen der weiblichen Keimdrüsen stellt ein so bekanntes Krankheitsbild dar, daß ich es mir ersparen darf, auf die Symptomatologie des Leidens einzugehen. Die Ätiologie und Pathogenese der ovariellen Agenesie sind jedoch mehr als unklar. Es erschien uns vor allem die Tatsache eigentümlich, daß ein analoges Krankheitsbild mit Minderwuchs beim Manne nicht bekannt ist (2b). Die wenigen Fälle eines TURNER-Syndroms bei männlichen Individuen ließen das wichtigste Merkmal, den Gonadenmangel, vermissen. Auch war uns weiterhin auffällig, daß der von LISSER u. Mitarb. (6) beschriebene erhöhte Brustumfang nicht in allen von uns beobachteten 6 Fällen, die wir zum Teil schon publizierten (2a), vorhanden war. So stellten wir uns die Frage, ob unter diesen Patienten sich vielleicht eine Gruppe genetisch männlicher Individuen verbergen könnte, bei denen sich durch Ausbleiben der Gonadenentwicklung — analog den Tierversuchen von JOST (4) und von RAYNAUD u. Mitarb. (9) — ein Genitale vom weiblichen Typ entwickelte.

Die durch die Anatomen der Western Ontario University in Canada entwickelte Methode zur Feststellung des genetischen Geschlechts an einfachen Hautschnitten ergab eine Möglichkeit, dem Problem weiter nachzugehen. Herr Prof. BARR hat freundlicherweise Hautschnitte von dreien unserer Probanden untersucht und dabei 2mal genetisch männlich und 1mal genetisch weiblich differenziertes Gewebe gefunden. Nachdem wir Hautbiopsien bei 3 unserer Patienten vorgenommen hatten, erschien eine kurze Mitteilung von WILKINS u. Mitarb. (11) mit ähnlichen Befunden bei 8 Patienten mit ovarieller Agenesie. 2 Fälle hatten einen weiblichen, die übrigen Fälle einen männlichen Chromosomenstand. Unabhängig davon haben POLANI u. Mitarb. (8) über 3 Fälle von ovarieller Agenesie mit Aortenisthmusstenose und genetisch männlicher Differenzierung berichtet. Nachdem nun gleiche Ergebnisse von 3 Seiten vorliegen, machten wir den Vorschlag, die phänisch einheitliche Gruppe der ovariellen Agenesie in eine „testiculäre und „ovarielle" Agenesie zu unterteilen (2b).

Weiter können wir eine interessante Feststellung machen: *bei fehlender Gonadenentwicklung kommt es auch bei genetisch männlichen Individuen zur Ausbildung des restlichen Genitaltraktes im weiblichen Sinne. Demnach ist zur Differenzierung eines männlichen Genitales die Anwesenheit von Testikeln erforderlich.*

Es erhebt sich die Frage nach den hier zu erwartenden *Störungen der Geschlechtsdifferenzierung*. Die erste Möglichkeit bestünde darin, daß *die Faktoren, die die Differenzierung der Gonaden veranlassen, nicht vorhanden sind* und daß demgemäß die Geschlechtsdifferenzierung außerhalb der Steuerung durch den Geschlechtschromosomenmechanismus stünde. Einschränkend ist aber hierzu gleich zu bemerken, daß die von BARR u. Mitarb. (*1*) angegebene Methode nur die Unterscheidung zwischen chromosomal männlich und weiblich differenziertem Gewebe zu erlauben scheint, wobei die Autoren annehmen, daß durch die Vereinigung von 2 X-Chromosomen sich beim Weibe das „Geschlechtschromatin" bildet, das im histologischen Präparat an der inneren Fläche der Kernmembran nachzuweisen ist. Beim männlichen Gewebe läßt sich dieses Geschlechtschromatin — möglicherweise wegen der geringeren Größe des Y-Chromosoms — in ähnlicher Gestalt und Größe nicht nachweisen. Wenn nun theoretisch *in der Zygote eine abnorme Verteilung der Geschlechtschromosomen vorliegt*, etwa im Sinne von XXY oder von X allein oder wenn gar keine Geschlechtschromosomen vorhanden sind, so wäre mit der obigen Methode auch morphologisch kein anderes Bild zu erwarten. Die Entscheidung darüber kann nur auf Grund von Untersuchungen mit geeigneteren Methoden gefällt werden. Es wäre also denkbar, daß eine fehlerhafte Verteilung von Geschlechtschromosomen einer Differenzierung der Gonaden im Wege steht und wir müßten keine *autosomalen Faktoren für die Ausbildung der Gonade* fordern.

Eine andere Ursache der hier vorliegenden Anomalie könnte in Veränderungen *der Quantität der männlichkeits- und weiblichkeitsbestimmenden Gene* beruhen — wenn man sich die klassischen Untersuchungen GOLDSCHMIDTs (*3*) vor Augen hält —, was einer *Intersexualität* gleichkommt und wofür der Fall von Gonadenagenesie von MEYER (*7*) mit heterosexuellen Zügen ein Hinweis wäre. GOLDSCHMIDT (zit. bei LENZ) fand bei der Kreuzung von europäischen mit japanischen Schmetterlingsrassen hetero- und homogametische Männchen, die bemerkenswerterweise phänisch und in ihren Instinkten dem dort normalerweise homogametischen männlichen Geschlecht glichen. [Die Möglichkeit einer Geschlechtsumwandlung eines heterogametischen Mannes infolge abnormer Genkombination wurde bereits vom Genetiker LENZ erwogen (*5*).]

Endlich wären an möglichen Ursachen der ausgebliebenen Gonadenentwicklung noch *exogene Faktoren* zu berücksichtigen. In der Anamnese der Mütter unserer Probanden ist wiederholt von *Abortneigung* vor bzw. nach der Geburt der Patienten die Rede. Da als endokrine Ursachen von Fehlgeburten auch verminderte Produktion vom Corpus luteum-Hormon und Follikelhormon in Betracht kommen [SIMONNET u. Mitarb. (*10*)], könnten dadurch auch Störungen im fetalen Organismus und somit vielleicht in der Differenzierung der Gonaden ausgelöst werden.

Literatur

1. BARR et al.: Surg. etc. **96**, 641 (1953); **99**, 184 (1954).
2. EHRENGUT: (a) Z. Kinderheilk. **75**, 224 (1954); (b) Münch. med. Wschr. **1955**, 162.
3. GOLDSCHMIDT: Zit. bei LENZ.
4. JOST: Arch. d'Anat. microsc. **36**, 271 (1947).
5. LENZ: In J. LANGE, F. LENZ, O. v. VERSCHUER u. W. WEITZ: Erbpathologie, S. 504. München-Berlin: J. F. Lehmann 1940.
6. LISSER et al.: J. Clin. Endocrin. **7**, 665 (1947).

7. MEYER: Arch. Gynäk. **145**, 2 (1931).
8. POLANI et al.: Lancet **1954 II**, 6829.
9. RAYNAUD et al.: Ann. d'Endocrin. **8**, 400 (1947); zit. bei POLANI.
10. SIMONNET et al.: Gynécol. et Obstétr. **53**, 78 (1954).
11. WILKINS et al.: J. Clin. Endocrin. **14**, 1270 (1954).

Diskussion

H. Voss (Mannheim-Waldhof):

Wir wissen, daß im Hoden und in den Ovarien sowohl oestrogene als auch androgene Stoffe gebildet werden, und es kommt wohl auf das Verhältnis dieser beiden Stoffe an, welches für die Gestaltung, für die Prägung des einzelnen Individuums entscheidend ist. Daß diese Produktion der sozusagen heterosexuellen Hormone der Ovarien durch äußere Umstände verändert werden kann, vor allem quantitativ, ist sicher, denn wir kennen die Untersuchungen von HILL, der die Ovarien von Mäusen in die Ohrmuschel transplantierte und dann außerordentlich deutliche androgene Wirkungen, die von diesen Ovarien ausgehen, bei den Mäusen feststellen konnte. Und deswegen glaube ich auch, daß bei den Hermaphroditismusfällen das histologische Bild zur Diagnose nicht genügt, sondern daß man auf die Bestimmung der Produktion der betreffenden Hormone zurückgehen muß. Die Frage der Produktion der Androgene im Ovarium ist ja durch die soeben veröffentlichten Untersuchungen von Herrn JUNKMANN in sehr überzeugender Weise dargestellt und uns in ihrer Bedeutung nähergebracht worden. — Nun darf ich vielleicht noch ganz kurz den Fall von Herrn ZANDER erwähnen. Ich bin nicht so überzeugt, daß die Entwicklung der hypertrophischen Clitoris bei diesem Fall wirklich auf den Einfluß von Methylandrostendiol zurückzuführen ist und gerade das 2. Bild, das Sie, Herr OVERZIER, zeigten, wo die Clitoris, wenn überhaupt, nur sehr wenig zurückgebildet ist, spricht sehr dafür, daß es sich mehr um eine anlagemäßige als eine durch die Behandlung der Mutter mit MAD induzierte Entwicklung handelt.

H. H. STANGE (Kiel):

Gestatten Sie mir einige Bemerkungen über das Syndrom des Pseudohermaphroditismus masculinus mit totaler Feminisierung. Diese Personen besitzen bekanntlich Leistenhoden, aber weder Nebenhoden, Samenleiter, Samenblasen noch Prostata und Penis. Man findet jedoch rudimentäre Uterushörner, infantile Tuben, einen Sinus urogenitalis und gut ausgebildete Brüste. Psyche und Interessensphäre sind vollkommen weiblich gestaltet. Die Ausscheidung der C 17-KS ist normal, der Scheidenabstrich zeigt einen mäßigen Oestrogeneffekt. Darüber, daß es sich bei diesen Wesen um männliche Individuen handelt, kann kein Zweifel bestehen. Wodurch ist jedoch die Feminisierung bedingt? Mehrere Autoren sehen in den Nebennieren die wirksame Oestrogenquelle. Es liegen jedoch Berichte vor (WILKINS, WEISSMANN, SCHWARZ und GOLDBERG), in denen es nach Exstirpation solcher Leistenhoden zur Atrophie der Brüste und zum Anstieg der FSH-Ausscheidung gekommen ist. So wird man nicht fehlgehen, den Sitz des oestrogenen Impulses in die Zwischenzellen, die hier in hyperplastischen Verbänden vorhanden sind, zu legen. Diese Vermutung ist auch mehrfach ausgesprochen worden. Der Beweis steht jedoch noch bis heute aus. Wir hatten kürzlich Gelegenheit, solche Testikel einer 13 jährigen Probandin histologisch und histochemisch zu untersuchen und fanden neben hypoplastischem Hodengewebe, welches keine Zeichen einer Spermiogenese erkennen ließ, neben einem tubulären Adenom rechts, eine hochgradige Hyperplasie der Zwischenzellen (Abb. 1 und 2). Nun wissen wir aus den Untersuchungen von BERNHARDT, daß die Zwischenzellen eines funktionsfähigen Hodens zum großen Teil bei der VINES-Färbung positiv reagieren, d. h., es färbt sich das Cytoplasma burgunderrot. VINES selbst hält die fuchsinophile Substanz für ein männliches Hormon, andere Autoren sehen diese Tropfen als den färberisch erfaßbaren Eiweißanteil des als Steroid-Eiweißkomplex abgegebenen männlichen Hormons an. Trotz zahlreicher Versuche ist es uns nicht gelungen, eine positive Färbung zu erzielen. Im Gegensatz dazu reagierten jedoch weitaus die meisten Zwischenzellen bei der Ketosteroidfärbung (Modifikation nach ASHBEL und SELIGMAN) mit der charakteristischen blauen Tüpfelung (Abb. 3). Will man die Spezifität dieser Reaktion, die bekanntlich bei den C 3-, C 17- und C 20-Ketosteroiden in vitro positiv ausfällt und auf eine Reaktion des Phenylhydrazins mit der aktiven Carbonylgruppe der Steroide beruht, nicht bezweifeln, dann offenbart dieses Verhalten möglicherweise eine Verschiebung in der Steroidproduktion zugunsten der Oestron-Komponente. Genau wie die Theca- und Hiluszellen wären dann die Zwischenzellen befähigt, weibliches und männliches Sexualhormon zu bilden.

Wir hatten kürzlich Gelegenheit, die Ovarien von 3 Frauen mit adrenogenitalem Syndrom histologisch und histochemisch zu untersuchen. Dabei fanden wir in einem Fall, bei dem es sich um eine 26jährige Person mit kongenitalem Syndrom handelte, kleine, fibröse und funktionslose Gebilde, in den zwei anderen Fällen, in welchen die Vermännlichungserscheinungen erst mit dem 12. und 15. Lebensjahr auftraten, aber große, graue, polycystische Ovarien, wie man sie beim STEIN-LEVENTHAL-Syndrom sieht. Herr Prof. KLOOS hat bereits eingehend über die Histologie der Nebennierenrinden dieser 3 Fälle berichtet. Gestatten Sie mir noch zusätzlich einige Bemerkungen über die Histologie und Histochemie dieser polycystischen Ovarien der beiden letzten Fälle. Zuvor jedoch die Bemerkung, daß das STEIN-LEVENTHAL-Syndrom etwa zu 50% mit Hirsutismus vergesellschaftet ist. Man nimmt an, daß die hyperplastische und teils luteinisierte Theca interna die Quelle dieser Androgenproduktion darstellt. Angesichts der Tatsache, daß diese Ovarien in jeder Weise die Charakteristika der STEIN-LEVENTHAL-Eierstöcke aufweisen, ergibt sich die Frage, ob hier ursprüngliche Zusammenhänge vorliegen. Wenn wir das polycystische Ovar als hormonale Fehlbildung, hervorgerufen durch eine überstürzte, fetale Entwicklungsbildung unter Einwirkung eines erhöhten Choriongonadotropinspiegels auffassen wollen, wobei es dann zur Zeit der Geschlechtsreife zu einer sekundären Korrelationsstörung zwischen Ovar und Hypophyse kommt, so ist es auch durchaus denkbar, daß die Nebenniere zu diesem Zeitpunkt mit in den Störungsbereich einbezogen wird und unter Umständen mit einer Anpassungshyperplasie reagiert. Wir wissen durch die Untersuchungen von BOTELLA-LLUSIÁ u. a., daß gerade das Luteinisierungshormon (LH), dessen Ausscheidung auch in unseren Fällen erhöht war, die sog. Sexualzone der Nebennieren wesentlich mit stimuliert. Vielleicht müssen wir 2 Arten von Nebennierenhyperplasie unterscheiden: Die primäre Nebennierenhyperplasie, die in jedem Alter, auch im fetalen Leben, auftreten kann und kleine, derbe, funktionslose Ovarien aufweist, sowie die sich auf dem Boden einer placentar bedingten, primär ovariellen Störung erst zur Zeit der Geschlechtsreife entwickelnde sekundäre Nebennierenhyperplasie mit großen polycystischen Ovarien. Unsere Hypothese gewinnt insofern noch an Wahrscheinlichkeit, als Herr Prof. KLOOS bereits auf das verschiedene Verhalten der Nebennierenrinde in diesen Fällen hinwies.

A. PRADER (Zürich):

Wir haben in Zürich 20 Patienten mit *kongenitalem adrenogenitalem Syndrom* mit Cortison behandelt und dabei die gleichen Erfahrungen gemacht wie Herr BIERICH. Zwei Probleme möchte ich aber besonders hervorheben. Die Elektrolytstörung tritt nach unserer Erfahrung nicht schon bei der Geburt, sondern immer erst einige Tage (bis Wochen) später in Erscheinung. In den ersten Lebenstagen sind die Serumelektrolyte vollkommen normal, und nichts läßt das bevorstehende addisonartige Stoffwechselversagen voraussehen. Das zweite Problem ist die Beobachtung, daß die 17-Hydroxycorticoide im Plasma oft, aber nicht immer erniedrigt sind. Dr. LABHART fand bei unseren Fällen sogar häufiger Werte, die noch im Normalbereich liegen. Entscheidend ist aber die Tatsache, daß die Plasma-17-Hydroxycorticoide unter einer ACTH-Infusion nicht genügend ansteigen. Wie LABHART und FRÖSCH bei unseren Patienten zeigen konnten, bleibt auch bei der intravenösen Insulinbelastung der normale Anstieg der Plasma-17-Hydroxycorticoide aus, obgleich die Blutzuckerkurve ganz normal verläuft.

Mehrfach wurde heute ein anderes Syndrom, nämlich männliche Individuen mit rein weiblichem äußerem Genitale und weiblichen sekundären Geschlechtsmerkmalen erwähnt. Ich schlage vor, daß man sich dabei zum gegenseitigen Verständnis an den von MORRIS und von DEAMER geprägten Ausdruck „*testiculäre Feminisierung*" hält. Diese Bezeichnung ist berechtigt, da die Entfernung der Testes zur Atrophie der weiblichen Brüste und der Vaginalschleimhaut und zum Auftreten von Wallungen führt (WILKINS). Vor kurzem sahen wir einen solchen Fall im Säuglingsalter, der dazu wie die klassischen Fälle von kongenitalem adrenogenitalem Syndrom eine addisonartige Störung der Elektrolytregulation und eine kongenitale Nebennierenrindenhyperplasie, aber keine erhöhte 17-Ketosteroidausscheidung aufwies. Bei diesem und den paar ähnlichen Fällen der Literatur handelt es sich nicht um eine adrenale Virilisierung wie beim klassischen adrenogenitalen Syndrom, sondern offenbar um eine intrauterin beginnende „*adrenale Feminisierung*". Die Pathogenese dieses Syndroms ist unbekannt. Es läßt sich nicht einmal sagen, ob es mit dem Syndrom der testiculären Feminisierung identisch ist. Sicher aber muß es vom klassischen adrenogenitalen Syndrom trotz gewissen Ähnlichkeiten scharf abgetrennt werden.

Wenn ich mir noch eine Bemerkung zu Herrn OVERZIER erlauben darf, so ist es die Verwunderung, daß in der Beobachtung von ZANDER die Clitoris nach der Geburt kleiner geworden ist. Dies verwundert mich deshalb, weil man beim Mädchen mit adrenogenitalem Syndrom durch die Cortisonbehandlung nur das weitere Wachstum der Clitoris verhindern, nicht aber eine Regression der Clitoris erreichen kann.

E. PHILIPP (Kiel):

Daß die Clitoris kleiner werden kann, habe ich einmal beobachtet, allerdings nicht bei einem Fall, der mit Cortison behandelt wurde. Ein junges Mädchen von 7 oder 9 Jahren kam zu mir, weil die Mutter das Wachstum der Clitoris beobachtet hatte. Als ich es einige Jahre später sah, war die Clitoris noch unverändert groß. Ich habe es dann nach dem Kriege im Alter von 22 Jahren wieder untersucht und fand dabei ein ganz normales äußeres Genitale. Das ist der einzige Fall, den ich kenne. Offenbar hat sich hier die Nebenniere im Laufe der Zeit ohne Therapie wieder normalisiert.

L. WEISSBECKER (Freiburg):

Herr BIERICH hat angegeben, daß beim adrenogenitalen Syndrom beim Kind 80 mg Ketosteroide im 24-Std.-Harn die obere Grenze seien. Sie liegt beim Erwachsenen sicher höher. Eine meiner Patientinnen, 27 Jahre alt, hatte eine Ausscheidung von 120—140 mg in 24 Std. Auf 25 iE ACTH i.m. stieg sie auf 200 mg in 24 Std. an. Dehydroepiandrosteron sank unter Cortisonbelastung ab, wie das ja auch von amerikanischen Autoren beschrieben worden ist. — Noch einige kurze Bemerkungen zum Chromatogramm: Herr STAUDINGER war so freundlich, bei meinen Fällen ein Chromatogramm zu machen. Er fand eine charakteristische Vermehrung in der 11-Oxy-, 11-Hydroxy-Gruppe und 11-Keto-Gruppe, also in der Fraktion VII und VIII. Das ist eine sehr wertvolle Ergänzung zur Untersuchung der 17-Ketosteroide. — Jetzt noch eine Frage: Herr BIERICH hat angedeutet, daß die Störung im Umbau des Oxyprogesterons zu dem Compound-F liegt. Wenn das der Fall wäre, dann müßte sich Progesteron normal oder vermehrt nachweisen lassen. Herr ZANDER war so freundlich, bei einem Fall den Progesterongehalt im Blut zu bestimmen; er fand überhaupt kein Progesteron, sondern eine Substanz, deren Struktur noch nicht bestimmt wurde. Bei einem unserer Fälle stiegen unter ACTH auch die reduzierenden Corticoide an, und zwar auch die 17-OH-Corticoide. Hier kann die Störung nicht an der 17-Hydroxylierung liegen. Daß beim adrenogenitalen Syndrom gelegentlich eine Hypertonie auftritt, die auf Cortison zurückgeht, deckt sich mit anderen Erfahrungen. Desoxycorticosteron macht eine Hypertonie und sensibilisiert gegen Adrenalin. Wir haben eine Reihe von Patienten mit Cortison behandelt und deren Empfindlichkeit gegenüber Adrenalin durchgeprüft. Cortison desensibilisiert gegen Adrenalin, es gibt auch einige Cushingfälle ohne Hypertonie, bei denen die Adrenalinempfindlichkeit deutlich herabgesetzt ist. Es wäre die Frage, ob bei diesen adrenogenitalen Syndromen mit Hypertonie nicht eine Sekretionsumschaltung in der Nebennierenrinde selbst vorliegt, ob hier nicht Aldosteron-ähnliche Substanzen auftreten und durch das Cortison unterdrückt werden. Und schließlich noch eine Frage an Herrn WÜRTERLE: Uns Kliniker drückt ja immer der idiopathische Hirsutismus und darüber haben wir leider bis jetzt noch nichts gehört. Wir fanden mehrfach eine geringe Erhöhung des Dehydroepiandosterons, aber sonst ist eigentlich an dem ganzen Problem von seiten der Kinderkliniker nicht gerührt worden. — Zu Herrn EHRENGUT: Man kann diesen Chromosomentest auch im Blut vornehmen, denn es lassen sich ohne weiteres männliche Leukocyten von weiblichen Leukocyten unterscheiden.

K.-D. VOIGT (Hamburg-Eppendorf):

Im Anschluß an die interessanten Ausführungen von Herrn WEISSBECKER möchte ich fragen, ob es sich bei den von ihm gefundenen Metaboliten um Ätiocholan- oder Androsteronderivate bzw. deren 11-Keto- und 11-Oxyverbindungen gehandelt hat?

L. WEISSBECKER (Freiburg):

Beides.

K.-D. Voigt (Hamburg-Eppendorf):

Wir haben mit einer neu entwickelten Methode beim adrenogenitalen Syndrom bei allen Patienten eine starke Erhöhung des Androsteronanteils gefunden. Das stimmt weitgehend mit dem vor allem von Dorfman aufgezeigten Weg des Steroidabbaues überein. Bei einer Vermehrung der Ätiocholanderivate müßte man annehmen, daß eine Synthese von 21 α-Ketolen möglich wäre, ein Schritt, der beim AGS fermentativ blockiert sein soll. Zusätzlich ist ein weiterer Punkt anzumerken, nämlich der, daß häufig von einer Dehydroisoandrosteronvermehrung gesprochen wird. Eine solche ist durchaus nicht in allen Fällen von AGS nachweisbar und es erhebt sich also die Frage, worauf man sie zurückführen soll. Meiner Meinung nach basiert die vermehrte Dehydroisoandrosteronausscheidung auf einem gesteigerten ACTH-Angebot in den Fällen, bei denen eine Nebennierenrindenhypofunktion vorliegt.

W. Zimmermann (Trier):

Ich möchte darauf hinweisen, daß die Anteilverhältnisse nicht ganz konstant sind. Dazu ein Beispiel: Wir haben einen Fall von Pubertas praecox — ein Junge, der jetzt etwa 9 Jahre alt ist — über mehrere Jahre lang beobachtet und in dieser Zeit auch mehrfach chromatographisch untersucht. Die Gesamt-17-Ketoausscheidung war 10fach erhöht im Vergleich mit den Werten des entsprechenden Alters. Bei der Chromatographie und bei der α-β-Trennung war zum Teil der β-Anteil auf 50% und mehr angestiegen; ein paar Monate später manchmal wieder normal und ebenso wechselten die Maxima bei der Chromatographie, und zwar war zum Teil der Androsteronanteil sehr stark erhöht, ein anderes Mal war es wieder relativ der Dehydroisoandrosteronanteil. Auch die 11-O-Steroide waren manchmal vermehrt vorhanden, ein anderes Mal wieder ganz normal. Die Dinge sind also nicht so ganz konstant, man müßte viele Untersuchungen beim gleichen Patienten durchführen.

E. Philipp (Kiel):

Nun darf ich noch eine Frage an Herrn Overzier stellen: Er hat uns einen sehr interessanten Fall vorgestellt, bei dem er eine totale Agenesie der Keimdrüse annimmt und außer einem penisartigen kleinen Gebilde eigentlich nichts da ist. Ich bin nicht so überzeugt, daß es sich wirklich um eine reine Keimdrüsenagenesie handelt. Auch wenn keine Keimdrüse da ist, entwickeln sich Ausführungsgänge. Bei einer totalen Agenesie der Keimdrüse kommt es meiner Meinung nach immer zur Ausbildung eines Uterus und von Tuben, und zwar unter der Einwirkung der Oestrogene der Placenta. Also hier möchte ich eine Schädigung sowohl der Keimdrüse als auch der Ausführungsgänge annehmen und nicht nur eine Agenesie der Keimdrüse als solche. Vielleicht können Sie dazu nachher noch etwas sagen.

C. Overzier (Mainz):

Darf ich vielleicht mit der letzten Frage beginnen? Diese Fälle betrachte ich gerade als Gegenbeispiel. Der Vortrag sollte zeigen, daß die Keimdrüsen die Entwicklung der Geschlechtsgänge induzieren. Fehlen die Keimdrüsen, dann fehlt auch ihre geschlechtsspezifische induzierende Wirkung auf die Ganganlagen. Eine Induktion von einer dritten Stelle aus scheint nicht zu erfolgen und — in Übereinstimmung mit dem Experiment — auch nicht nötig zu sein. In der Kasuistik wird leider oft von „Agenesie" oder „Aplasie" der Keimdrüsen gesprochen, wenn diese tatsächlich angelegt waren, aber nicht weiterentwickelt wurden oder in der weiteren Entwicklung untergingen. Sie können z. B. frühembryonal die Ganganlagen induziert haben und im späteren Embryonalleben selbst verkümmert bzw. untergegangen sein. Dann wird bei vollzogener Gangentwicklung leicht eine Stimulation der Gänge ohne Gonaden angenommen, z. B. fälschlich durch die Placenta. Tatsächlich liegt aber für die Einwirkung der Placenta auf die Ganganlagen meines Wissens frühembryonal kein Beweis vor.

Darf ich dann zu den Ausführungen von Herrn Voss noch etwas sagen? Selbstverständlich werden auch normalerweise Androgene und Oestrogene gebildet. Ich hatte das bei dem Bericht über die pathologischen Fälle auch nachdrücklich herausgestellt, z. B. bei dem Fall von Witschi und Mengert. Dort haben hodenähnliche Gebilde weibliche Hormone ausgeschieden. Die Definition des Hermaphroditen geht aber vom anatomischen Bild aus. Von echtem Hermaphroditismus kann man nur dann sprechen, wenn männliche und weibliche Gonaden vorhanden sind. Nach der Hormonleistung wäre jeder Mensch Hermaphrodit. Man muß sich also zunächst an das anatomische Bild halten und dann die Besonderheiten beschreiben. Die Besonderheiten wurden von Moszkowicz und vielen anderen herausgestellt.

Die Diskrepanz kann schließlich soweit gehen wie bei den eben gezeigten Pseudohermaphroditen von Botella-Llusiá, die trotz äußerlich vollkommen weiblichem Erscheinungsbild Testes aufwiesen. Schließlich sei auf die Experimente von Hill verwiesen, der zeigte, daß die Hormonleistung des transplantierten Ovars von der Umgebungstemperatur abhängt. Bei den 74 echten Hermaphroditen, die ich im Schrifttum dieses Jahrhunderts finden konnte, habe ich auf die Lageverhältnisse der Gonaden besonders geachtet. Bisweilen fanden sich Ovarien im Scrotum oder auch Testes an der für Ovarien vorgesehenen Stelle. Soweit bei diesen Fällen überhaupt Hormonuntersuchungen durchgeführt worden waren, ließen ihre Ergebnisse keine Beziehungen zur totographischen Lage der Gonaden erkennen, vielmehr lediglich zu deren Entwicklungsstand. Es gibt allerdings männliche Pseudohermaphroditen und auch echte Hermaphroditen mit vorwiegend testiculärem Gonadenanteil, die dennoch keine Androgene ausgeschieden haben.

Dann zum Fall Zander, bei dem Sie die Beeinflussung durch Methylandrostendiol bezweifeln: Selbstverständlich kann zufällig auch eine endogene Zwitterbildung vorgelegen haben. Klinisch wird man das nie ausschließen können. Ich halte das aber für ganz unwahrscheinlich. Van Wagenen konnte durch Testosteronbehandlung des Muttertiers beim Affen weibliche Pseudohermaphroditen im Wurf erzeugen. Jost gelang dies, angeregt durch den Fall Zander, bei Ratten mit Methylandrostendiol, allerdings — gewichtsmäßig umgerechnet — mit einer 10fachen Menge. Der Fall Zander zeigte übrigens keine Vermehrung der 17-Ketosteroid-Ausscheidung, wie sonst durchweg bei weiblichen Pseudohermaphroditen. (Weibliche Pseudohermaphroditen ohne Nebennierenrindenhyperplasie sind ganz außerordentlich selten.)

Zur Clitorishypertrophie: Die Clitoris kann sich zurückbilden, wie in einem von Philipp veröffentlichten Fall. Meist bildet sie sich nicht zurück. Bei dem von mir vorgewiesenen Fall von Zander war die Veränderung im Beobachtungszeitraum, wie ich sagte, nicht eindeutig.

J. R. Bierich (Hamburg):

Zum Votum Herrn Praders: Der Spiegel der 17-Hydroxycorticosteroide ist sicher nicht nur in den Fällen niedrig, bei denen eine Hypoglykämieneigung gefunden wird. Es gibt z. B. eine Serie aus dem Wilkinsschen Material, veröffentlicht von Bongiovanni u. Mitarb., von der unter 9 Fällen 7 sehr niedrige 17-Hydroxycorticosteroide hatten, ohne daß Hypoglykämie beobachtet wurde; 2 Fälle hatten einen normalen Steroidspiegel. Nur 2 dieser Kinder reagierten normal auf ACTH. Es gibt also innerhalb des AGS verschiedene Ausprägungen, die sich in der Intensität der Stoffwechselstörung unterscheiden.— Hinsichtlich der weiteren Fragen Herrn Praders: Es gibt eine sehr interessante Untersuchung von Werthemann, der 3 Fälle von angeborenem AGS mit Salzmangelsyndrom in einer Familie beschreibt. Darunter waren 2 männliche Kinder, Fälle von Pseudohermaphroditismus masculinus, mit Hoden und mit einer riesigen NNR-Hyperplasie; das 3. war ein Mädchen mit typischem Pseudohermaphroditismus feminalis. Eine Therapie war damals unmöglich; die Kinder starben. Stoffwechsel- und Hormonuntersuchungen liegen daher bei diesen Beobachtungen nicht vor, so daß die Diskussion darüber heute schwierig ist. — Hinsichtlich der Geschlechtsdiagnose mit Hilfe des mikroskopischen Bildes der Leukocyten: auch bei uns wurde die richtige Diagnose bei einem Zwitter erst durch diese Methode ermöglicht. — Daß es unter Cortisonbehandlung nicht zum Kleinerwerden der Clitoris kommt, gibt auch Wilkins an. In unseren Fällen ist das ebenfalls nicht eingetreten. Allerdings kann die Clitoris an Turgor verlieren und schrumpfen, und das ist, glaube ich, in dem Zanderschen Fall beschrieben worden.

Herrn Prof. Weissbecker möchte ich antworten: Ich habe nicht gesagt, daß die 17-Ketosteroide 80 mg täglich nicht übersteigen können; ich habe nur gesagt, daß sie es im allgemeinen nicht tun. Im Durchschnitt sind die Werte niedriger. Auch wir haben Ausscheidungen bis 140 mg täglich sogar schon bei Kindern gesehen, doch ist das die Ausnahme. — Daß Progesteron im Blut nicht aufgefunden werden konnte, ist interessant. Nichtsdestoweniger kann kein Zweifel darüber bestehen, daß die Synthesestufe des Progesteron erreicht wird; denn das stark vermehrt ausgeschiedene Pregnantriol zeigt, daß bereits eine weitere Synthesestufe, nämlich das 17-Hydroxyprogesteron, erreicht worden ist. — Zu der von Herrn Prof. Weissbecker angeschnittenen Frage der Hypertension: Ich glaube, daß das Vorhandensein einer aldosteronartigen Substanz durchaus diskutiert werden muß. Hierzu würden unter Umständen pathologisch-anatomische Befunde passen, die in den letzten Jahren veröffentlicht worden sind. Die Fälle von Salzmangelsyndrom, die seziert wurden, wiesen großenteils keine, bzw.

nur eine sehr schmale Zona glomerulosa auf. Dagegen berichteten WILKINS u. Mitarb. von einem Kinde mit Hypertension bei AGS, welches einseitig adrenalektomiert wurde, bei dem die exstirpierte Nebenniere eine ungeheuer breite Zona glomerulosa zeigte. Diese Befunde könnten im Sinne einer vermehrten Produktion von Mineralocorticoiden bzw. Aldosteron sprechen. Die Lokalisierbarkeit der Bildungsstätten der verschiedenen Steroidgruppen in der NNR ist allerdings bekanntlich sehr umstritten; hierzu kann ich als Kliniker aber kaum Stellung nehmen[1].

Schließlich zur Chromatographie nach DINGEMANSE: Sicherlich erscheint in Fraktion IV das Androsteron, gleichzeitig aber auch, wie DOBRINER im Infrarot-Spektrum festgestellt hat, das 9,11-Androstenolon, eine Hydrolyseartefakt des 11 β-Hydroxyandrosteron, dessen Vorgänger letztlich das Adrenosteron ist. Insofern ist eine starke Fraktion IV beim AGS von besonderem Interesse.

A. WÜRTERLE (Leipzig):

Es ist zu erwarten, daß bei Frauen mit geringen Vermännlichungserscheinungen ohne pathologisch veränderte 17-Ketosteroidausscheidung im Harn, bei denen man deshalb von einem konstitutionellen oder idiopathischen Virilismus spricht, bei intensiver Untersuchung des Steroidhormonstoffwechsels doch noch manche interessante Befunde erhoben werden können. In allen solchen Fällen sollte deshalb der Steroidstoffwechsel in einem möglichst breiten Spektrum erfaßt werden, und zwar nicht nur im Harn, sondern auch im Blut. Leider wird dies aber nur in einzelnen Laboratorien möglich sein. Für die Klinik scheinen zunächst aber doch die Gruppenreaktionen zum Nachweis der 17-Ketosteroide und der Corticoide ausreichend zu sein, da der Kliniker zur Differentialdiagnose auch die klinischen Befunde heranzieht. Im Zweifelsfall kann dann auch immer noch der anatomisch histologische Befund (durch Probelaparatomie usw.) die Klärung bringen.

---

[1] *Anmerkung bei der Korrektur:* Inzwischen wissen wir, daß das Aldosteron kaum Hypertension verursacht [R. GAUNT u. Mitarb.: J. Clin. Endocrin. 15, 621 (1955)]. Und BONGIOVANNI und EBERLEIN [Pediatr. **16**, 628 (1955)] haben gezeigt, daß eine pathologisch gesteigerte Produktion von Desoxycorticosteron und Compound S die Hypertension beim AGS verursacht.

Aus der II. Medizinischen Universitätsklinik und Poliklinik Hamburg-Eppendorf
(Direktor: Prof. Dr. A. Jores)

Wechselbeziehungen zwischen mütterlichem und fetalem Endokrinium

Von

A. Jores

Die Wechselwirkungen zwischen dem Endokrinium der Mutter und dem des Kindes lassen sich an zwei Phänomenen ablesen. Wenn bei der Mutter eine endokrine Störung besteht mit einer Überproduktion von Hormonen, so kann diese Folgen für die Entwicklung des Feten haben. Die zweite Möglichkeit ist die, daß bei Unterfunktionszuständen des Endokriniums der Mutter das Endokrinium des Feten vicariierend eintritt und so die endokrine Störung der Mutter mindestens während der Gravidität teilweise ausgeglichen wird. Die Frage hängt damit auf das engste zusammen mit der Frage der Durchlässigkeit der Placenta für die verschiedenen Hormone. Zu diesem Problem liegen eine Reihe von experimentellen Untersuchungen vor, doch wollen wir das Problem nur von dem Gesichtspunkt der Klinik betrachten. Hier muß allerdings vermerkt werden, daß es nur sehr spärliche Beobachtungen in der Literatur gibt, die über die aufgeworfene Frage eine Antwort gestatten. Die Mitteilungen sind überdies außerordentlich verstreut, und ich bin keineswegs sicher, daß es mir wirklich möglich gewesen ist, alle diesbezüglichen Arbeiten in der Literatur aufzufinden. Es ist wohl am zweckmäßigsten, die Frage nach den endokrinen Drüsen getrennt zu behandeln.

1. Hypophyse

Die geringen akromegaloiden Veränderungen, die bei Schwangeren zuweilen beobachtet werden, wie die Entwicklung auch einer echten Akromegalie nicht ganz selten in der Gravidität, sprechen dafür, daß schon in der normalen Gravidität eine gewisse vermehrte Bildung des Wachstumshormons stattfindet, die aber keine Rückwirkung auf den Feten ausübt. Die Akromegalie selbst führt in etwa 60% der Fälle zu Menstruationsstörungen, so daß Graviditäten bei Akromegalen selten sind. Sie kommen aber vor, Besonderheiten der Kinder sind nicht beschrieben worden. Cushing berichtet über ein überentwickeltes Kind bei einer Akromegalen, das in seiner späteren Entwicklung Zeichen der Frühreife bot und mit zwei Jahren bereits menstruiert war, mit 6 Jahren alle Zeichen der Pubertas praecox aufwies. Kloeppner teilt eine Beobachtung mit bei einer 40jährigen Frau, die seit 9 Jahren akromegal war und nur etwa alle halbe Jahre eine Menstruation hatte. Trotzdem wurde sie schwanger, es war ihre erste Gravidität. Nach 10stündiger Geburt wurde ein Knabe geboren, der 4020 g wog und 52 cm lang war. An Schläfen und Kreuzbeingegend bestand eine starke Behaarung. Nach $2^1/_2$ Jahren wurde das Kind nachuntersucht. Es erwies sich als imbezill. Beide Beobachtungen sprechen nicht dafür, daß die Überproduktion an Wachstumshormon des mütterlichen Organismus sich auf den Feten ausgewirkt hat. In der Beobachtung von KLOEPPNER könnte man höchstens die Größe von 52 cm hierfür ins Feld führen, doch kommt eine derartige Größe auch ohne Akromegalie zur Beobachtung. Die spätere Imbezillität des Kindes in dem einen Falle, und in der Beobachtung von CUSHING die Pubertas praecox, dürften wohl kaum mit der Überproduktion an Wachstumshormon von seiten der Mutter in einem Zusammenhange stehen. Sie deuten darauf hin, daß bei beiden Kindern andere, vielleicht kongenitale Störungen, vorhanden waren, von denen nicht ausgesagt werden kann, daß sie mit der hormonalen Störung der Mutter in einem Zusammenhange stehen.

Auch der Zwergwuchs geht meistens mit einer genitalen Unterentwicklung einher, so daß Graviditäten sehr selten zur Beobachtung gekommen sind. Sie können sich aber auch ereignen. Die völlig normale Größe von Kindern solcher Zwerge wird in der Literatur immer betont. Die normale Größe macht es häufig notwendig, die Entbindung durch eine Sectio caesaria vorzunehmen. Darüber, daß in solchen Fällen noch ein zusätzliches Wachstum der Mutter in der Gravidität eingesetzt hat, ist nichts bekannt.

Bei der HVL-Insuffizienz, insbesondere dem SHEEHAN-Syndrom, verhindert eine verminderte Gonadotropinbildung fast immer eine erneute Gravidität. Die Beobachtung von SHEEHAN, daß sich, wenn doch eine solche Gravidität eintritt, die Symptome der Erkrankung bei der Mutter ganz wesentlich bessern, hat SHEEHAN dazu veranlaßt, gerade die Provozierung einer Gravidität als wichtigste therapeutische Maßnahme herauszustellen. SHEEHAN u. Mitarb. sind auch dazu übergegangen, evtl. mit Hilfe von Ovarialhormonen eine Gravidität zu ermöglichen. Die eindeutige klinische Besserung der Mutter während der Gravidität pflegt aber auch nach der Entbindung anzuhalten, so daß man kaum annehmen kann, daß die fetale Hypophyse vicariierend eintritt und für die Besserung des Krankheitsbildes der Mutter verantwortlich gemacht werden kann. Es dürfte vielmehr so sein, daß die Reste des HVL die in der Gravidität bekannte Umbildung erfahren, und so eine Art Regeneration des HVL stattfindet.

Beim Diabetes insipidus ist ebenfalls nichts darüber bekannt, daß während der Gravidität das Symptom als solches sich bessert. Es gibt aber Beobachtungen, in denen der Diabetes insipidus in der Schwangerschaft auftritt; er kann nach einer Gravidität auch wieder verschwinden. Ich halte es für überwiegend wahrscheinlich, daß in diesen Fällen kein echter Diabetes insipidus, sondern mehr eine nervöse Polydipsie vorgelegen hat. DUVOIR u. Mitarb. beobachteten eine Patientin, bei der im 4. Monat der Gravidität die Polyurie sich verminderte und schließlich ganz verschwand. Am Tage nach der Entbindung waren Polyurie und Polydipsie wieder deutlich. Die Verhältnisse beim Diabetes insipidus werden durch die Tatsache erschwert, daß hier die nervösen und die organisch-bedingten Momente sich in einer oft kaum zu durchschauenden Weise durchflechten. Jedenfalls scheinen mir die klinischen Beobachtungen nicht ausreichend für den Schluß, daß etwa während eines Diabetes insipidus der Mutter die Hypophyse des Feten vicariierend eintreten kann.

2. Schilddrüse

Beim Basedow ist die Menstruation ebenfalls häufig gestört, so daß Graviditäten selten sind. Sie können eine ernste Belastung der Mutter bedeuten, so daß vor einer rationellen Basedow-Therapie eine gewisse Indikation zur Interruptio bestand. Nach Follmer, der über 33 Fälle von Morbus Basedow und 29 Fälle von Thyreotoxikosen mit Gravidität berichtet, wird die Gravidität heute immer gut überstanden. Die Kinder boten nichts Auffallendes. Auch andere Autoren berichten, daß die Gravidität beim Basedow nicht selten mit Abort endet, daß aber die Kinder keinerlei Störungen bieten. Dies ist aber nicht immer der Fall. Im Jahre 1953 wurde in der Kinderklinik des Eppendorfer Krankenhauses ein neugeborener Junge beobachtet, der einen Exophthalmus bot und alle Zeichen der Thyreotoxikose und eine deutlich vergrößerte Schilddrüse. Die 38jährige Mutter des Kindes hatte einen ausgeprägten Basedow. Nach etwa 6 Wochen waren die Zeichen der Thyreotoxikose abgeklungen. Im Alter von 9 und 12 Monaten wurden Nachuntersuchungen vorgenommen, die nichts Krankhaftes mehr ergaben. In einer Arbeit von Jirsová und Brychnáč wird über eine ähnliche Beobachtung berichtet, nur war der Basedow der Mutter in ihrem 29. Lebensjahr durch eine Strumektomie behandelt worden. Es war ein sich etwas verstärkender Exophthalmus zurückgeblieben. Die Gravidität ereignete sich in ihrem 31. Lebensjahr. Die Verff. sprechen hier die Vermutung aus, daß thyreotropes Hormon hier für die Stimulierung der fetalen Schilddrüse verantwortlich gemacht werden muß. Nach 6 Wochen war das Kind wieder normal. Daß zwischen mütterlichem und kindlichem Organismus doch ein gewisser Austausch des Thyroxins stattfindet, dafür sprechen auch Analysen des Hormonjods durch Man u. Mitarb. Sie fanden zwischen mütterlichem Blut und Nabelschnurblut keine signifikante Differenz. Während sich Cholesterol und Fettsäuren sehr different verhielten. Einige Tage nach der Geburt steigt der Gehalt an Hormonjod in dem kindlichen Organismus bis auf Werte an, die beim Erwachsenen nur bei Thyreotoxikosen gefunden werden. Die Passage von Thyreoglobulin durch die Placenta ist sicher schwer vorstellbar, doch wissen wir aus den Untersuchungen von Horst, daß doch ein Teil des Hormonjods frei im Serum vorkommt.

Ein gewisses Interesse beanspruchen in diesem Zusammenhang auch die Beobachtungen einer Rückwirkung der Thiouracilbehandlung in der Schwangerschaft auf den Feten. Beim Menschen berichtete Astwood darüber, daß er irgendwelche Schädigungen bei · 22 Graviden nicht beobachtet habe. Doch wurden später einige Schädigungen bekannt. So berichtet Elphinstone über ein eindeutiges Myxödem, das sie selbst beobachtete und über 10 weitere Fälle von Schädigungen aus der Literatur. In der eigenen Beobachtung bildeten sich die Zeichen des Myxödems wohl zurück, es blieb aber eine geistige Schädigung. Die Frage einer Schädigung ist abhängig von der Dosis und der Dauer der Medikation.

Für das Myxödem gilt ähnliches. Auch bei dieser Erkrankung sind Graviditäten selten. Wenn sie vorkommen, ist wiederholt Abort beschrieben worden (Litzenberg und Careg). Nach Parkin und Greene sind in der Literatur 16 Fälle von Gravidität beim Myxödem beobachtet worden. Die Autoren selbst berichten über einen Fall von Kretinismus, zwei von juvenilem Myxödem und drei von Myxödem des Erwachsenen mit Gravidität. In allen Fällen boten die Kinder nichts Auffallendes. Eine besonders interessante Beobachtung verdanken wir HODGES u. Mitarb., die eine Patientin schilderten, die von ihrem 10. Lebensjahr ab die Zeichen eines Myxödems bot. Das Myxödem hatte zur Zeit der Beobachtung 15 Jahre bestanden. Die Menses stellten sich im 16. Lebensjahr ein mit Intervallen von 3 Monaten. Sie hatte 6 Kinder, von denen 2 starben, eines unmittelbar nach der Geburt, eines im 7. Lebensmonat an einer Pneumonie. Die 4 lebenden Kinder wurden von den Verff. nachuntersucht. Keines bot Zeichen einer Schilddrüsenerkrankung. Die Kinder waren aber in der geistigen und körperlichen Entwicklung retardiert, eines war debil, eines mongoloid-idiotisch, und eines zeigte geringe kongenitale Defekte. Nur das jüngste Kind erwies sich als völlig normal. Die Mutter war während dieser Gravidität erstmalig mit Schilddrüsensubstanz behandelt worden. Die Schilddrüsenfunktion der Kinder wurde von den Verff. eingehend geprüft und erwies sich bei allen vieren als normal. Der Unterfunktionszustand der Schilddrüse der Mutter hat also auf die fetale Schilddrüse keinen Einfluß gehabt. Auch die sich normal entwickelnde Schilddrüse der Kinder hatte keine Wirkung auf die mütterliche Schilddrüse. Wir dürfen bei der Mutter einen erhöhten Gehalt des Blutes an TSH vermuten. Auch dieses hat die Placenta offensichtlich nicht passiert. Das steht in Übereinstimmung mit Befunden von PETERSON und YOUNG an Meerschweinchen. Die Mißbildungen der Kinder sprechen nur dafür, daß der myxödematöse Zustand der Mutter evtl. die allgemeine Entwicklung der Kinder ungünstig beeinflußt hat.

Nebenschilddrüse

Auch der Hyperparathyreoidismus führt zu Regelanomalien, so daß Graviditäten selten sind. PETITE und CLARK berichteten 1947 über 8 Fälle in der Literatur, in denen aber Schädigungen der Kinder nicht bekannt wurden. Eine besondere Bedeutung kommt aber der Mitteilung von FRIDERICHSEN zu. Er wurde zu einem 5 Monate alten Kind mit einer schweren Tetanie gerufen. Die Tetanie war kaum zu beeinflussen, eine Spasmophilie konnte mit Sicherheit ausgeschlossen werden. Bei einer genaueren Untersuchung der Mutter ergab sich bei dieser eine Ostitis fibrosa generalisata mit einem Epithelkörperchenadenom, das dann später operativ entfernt werden konnte. Die Tetanie des Kindes kam nach dem Abstillen zum Ausbruch. Der Verfasser vermutet, daß in den ersten 5 Monaten der reichliche Ca-Gehalt der Milch und evtl. auch eine Hormonübertragung mit der Milch den Ausbruch der Tetanie verhinderte. Weiter ist bemerkenswert, daß das Kind in seinem Knochenalter dem Lebensalter voraus war. Diese Beobachtung scheint dafür zu sprechen, daß die Erkrankung der Mutter zu einem verminderten Entwicklungszustand der Nebenschilddrüse des Feten geführt hat. Diese Beobachtung von FRIDERICHSEN findet eine Bestätigung in einer weiteren von WALTON, der über Zwillinge berichtet, die 1 Monat zu früh geboren wurden und 8 Tage nach der Geburt an hypocalcämischen Krämpfen litten. Die Untersuchung der Mutter zeigte einen Hyperparathyreoidismus, der bis dahin, da nur ein Nierenstein und keine Knochenveränderungen bestanden hatten, unerkannt geblieben war. Die Mutter hatte vorher bereits 2 Schwangerschaften durchgemacht, die beide mit Tot- bzw. Frühgeburt endeten. WALTON berichtet noch über 2 weitere einschlägige Beobachtungen von TALBOT. LIÈVRE teilt einen weiteren Fall mit, in dem im 8. Monat infolge starker Knochenschmerzen die Diagnose gestellt wurde. Die Mutter wurde erfolgreich operiert, erholte sich überraschend und schenkte einem gesunden Kind das Leben. Sie hatte 3 Jahre vorher bei großer Schwäche und Hinfälligkeit eine Sectio durchgemacht, das Kind war gestorben. Das Parathormon kann die Placenta nicht passieren (HOSKINS und SNYDER). Die Rückwirkungen der Krankheit der Mutter auf den Fet sind daher nur über den Calciumspiegel möglich.

Die echte, auf einem Mangel an Epithelkörperchenhormon beruhende Tetanie ist eine seltene Erkrankung. Sie pflegt aber des öfteren in der Gravidität oder auch Stillperiode manifest zu werden (Maternitätstetanie). Dies hängt nach heutiger Auffassung mit der starken Belastung des Kalkhaushaltes in der Schwangerschaft zusammen. Sie kann nach der Entbindung wieder verschwinden, um bei erneuten Graviditäten wieder erneut manifest zu werden. Von den Kindern wird berichtet, daß es häufig zu Abort oder Frühgeburt kommt und daß die Kinder nicht selten an Krampfanfällen nach der Geburt leiden. An sich sollte man eine Hypertrophie der Epithelkörperchen erwarten, die aber bis heute bei Kindern von Müttern mit Tetanie nicht beobachtet worden ist.

Inselsystem

Diabetes und Gravidität stellt ein besonderes Problem dar, das in seiner ganzen Breite hier nicht erörtert werden soll, zumal Frau VAN BEEK nachher noch zu dieser Frage sprechen wird. Die grundlegenden Tatsachen sind die folgenden:

1. die besondere Neigung der Mütter zu Schwangerschaftstoxämien;

2. die hohe Mortalität der Kinder, insbesondere in den letzten drei Graviditätsmonaten wie auch unter der Geburt;

3. das Vorkommen von Krampfzuständen der Neugeborenen, die auf einen Hyperinsulinismus hindeuten;

4. Übergröße und Übergewicht der Kinder.

Die Punkte 3 und 4 beanspruchen hier unser besonderes Interesse. Wenn wir von der ganz allgemeinen Tatsache, daß die Schwere des Diabetes der Mutter und die Güte der Einstellung zweifellos auch für die kindliche Lebenserwartung von Bedeutung sind — CRAMER fand z. B., daß alle Kinder acidotischer Mütter starben, ohne daß zwischen Körpergröße und Gewicht dieser Kinder und überlebender Kinder ein Unterschied bestand —, absehen, so ist vor allen Dingen hier die Frage zu erörtern, ob der Insulinmangel des mütterlichen Organismus Ursache für die Hypertrophie der Inselzellen und für eine unter Umständen tödliche Hypoglykämie der Kinder nach der Geburt darstellt. Nach BACHMANN findet sich nach der Geburt bei solchen Kindern ein Blutzucker von 20—30 mg-%, in der Norm ein solcher von 50 mg-%. Wie REISS u. Mitarb. feststellten, fällt aber der Blutzucker von Neugeborenen diabetischer Mütter rascher (innerhalb 1 Std.) und auf tiefere Werte ab und kehrt langsamer zur Norm zurück als dies bei anderen Kindern der Fall ist. Ob wirklich eine Hypoglykämie die Todesursache ist, erscheint fraglich, da es nicht möglich ist, durch Traubenzuckergaben die Kinder zu retten. OAKLEY berichtet z. B. darüber, daß von 17 Kindern, die mit Traubenzucker behandelt wurden, 0, von 18, die ohne Traubenzuckergaben blieben, 4 starben. Wenn ein Hyperfunktionszustand der Inselzellen des kindlichen

Pankreas vicariierend vorliegt, sollte man eigentlich auch erwarten, daß der Diabetes der Mutter in der Gravidität eine Besserung erfährt. Über das Verhalten des Diabetes der Mutter in der Gravidität läßt sich aber keine Regel aufstellen. Besserungen wie Verschlechterungen oder auch gleichbleibende Toleranz sind möglich.

Eine weitere Beobachtung, die Rückschlüsse auf eine hormonal bedingte Störung nahelegt, ist das übermäßige Gewicht und vor allen Dingen die übermäßige Größe der Kinder von Diabetikerinnen. Hier hat man als Ursache einen Hyperfunktionszustand des HVL mit vermehrter Bildung des Wachstumshormons und des diabetogenen Faktors vermutet (WHITE; ZILLIACUS, BARTELHEIMER, BARNS u. a.). Diese Vermutung wird einmal gestützt durch gewisse Tierversuche. So berichten BARTELHEIMER und KLOOS darüber, daß sie bei alloxandiabetischen Ratten zahlreiche Totgeburten und Gigantismus beobachteten. MILLER hat ähnliche Versuche bei Kaninchen durchgeführt. Nur die Hälfte der Tiere zeigte zur rechten Zeit eine Geburt; die Jungen waren normal. Bei den anderen Kaninchen erfolgte Frühgeburt und ein Abort. MILLER fand bei alloxandiabetischen Ratten jedoch völlig normale Verhältnisse. Bei 3 Hunden zeigten 2 normale Würfe, einer eine Frühgeburt. Gigantismus wurde nicht beobachtet. Die Ursache für die Alteration der Hypophyse wird von WHITE u. a. in den gestörten Verhältnissen der Sexualhormonbildung gesehen. So fand LORAINE einen erhöhten Blut- und Harngehalt an Gonadotropin und WHITE stellte darüber hinaus fest, daß die oestrogene und Pregnandiolausscheidung im Harn erniedrigt ist. Es sind etwa dieselben Verhältnisse, wie sie von SMITH und SMITH bereits 1934 bei Schwangerschaftstoxikosen festgestellt wurden. WHITE hat dieser Beobachtung eine hohe Bedeutung zugemessen, zumal sie weiter feststellen konnte, daß, wenn der Hormonhaushalt normal war, etwa 95% der Kinder am Leben blieben, und wenn er gestört war, nur etwa 58%. WHITE hat die Folgerung daraus gezogen und eine entsprechende Therapie mit Oestrogen in der Schwangerschaft vorgeschlagen und auch über sehr gute Erfolge berichtet. Diese Veröffentlichungen erregten in der ganzen Welt Aufsehen und wurden an vielen Stellen nachgeprüft, aber es werden doch, besonders in letzter Zeit, Zweifel laut, ob wirklich die Therapie mit Sexualhormonen den guten Erfolg von WHITE bewirkte, oder ob es nicht die natürlich gleichzeitig erfolgte gute Überwachung der Diabetikerinnen gewesen ist. WHITE macht darauf aufmerksam, daß diese Störung in der Bildung der Sexualhormone zu weiteren Störungen in der Tätigkeit des HVL führen kann, und spricht ganz allgemein von einer hormonalen Gleichgewichtsstörung, die sie für die Ursache der Schädigungen des Feten ansieht. REISS u. Mitarb. machen demgegenüber geltend, daß in ihrem Material keinerlei Anzeichen für eine Minderfunktion der Ovarien vorhanden war. Die Bedeutung der vermehrten Gonadotropinbildung wird von BARNS u. Mitarb. durch Versuche an graviden Ratten noch unterstrichen. Die Autoren gaben graviden Ratten einen rohen HVL-Extrakt und einen solchen, in dem die Gonadotropinfraktion beseitigt war. Sie fanden bei ihren Tieren fast nur Totgeburten. Die ganzen Verhältnisse werden nun noch weiter kompliziert, wenn man erfährt, daß sich erhöhte kindliche Mortalität und Gigantismus auch bei prädiabetischen Frauen finden (REISS u. Mitarb.), und zwar bis zu 5 Jahren, nach BARNS und MORGANS sogar bis zu 15 Jahren vor Beginn des Diabetes (EASTMAN u. a.). MILLER und WILSON fanden bei Kindern solcher prädiabetischer Mütter vergrößerte Herzen, die sich in einigen Wochen nach der Geburt wieder verkleinerten. Kade und Dietel stellten eine Mortalitätsrate der Kinder solcher Mütter von 25%, und wenn man die Todesfälle in den ersten 14 Tagen noch hinzuzählte, von 27,5% fest. Das Gewicht lag in 7,6% der Fälle über 5000 g und die Größe in 25,6% über 50 cm. Die Dinge werden nun noch komplizierter und unübersichtlicher, wenn man von Jackson erfährt, daß auch der diabetische Vater von Einfluß ist und daß auch bei nur diabetischen Vätern 12% Übergröße der Kinder beobachtet worden ist. Diese Beobachtung würde für die Übergröße mehr an einen genetischen als an einen hormonalen Faktor denken lassen.

Die Wirkungen des prädiabetischen und diabetischen Organismus der Mütter auf den Feten sind sicher sehr komplexer und vielfältiger Natur. Wie weit unmittelbare Hormonwirkungen von seiten der Mutter auf das Kind via Placenta hier überhaupt eine Rolle spielen, ist noch ganz unklar und kann jedenfalls aus den vorliegenden Beobachtungen kaum mit Sicherheit geschlossen werden. Bass hat die Verhältnisse mit der Erythroblastose verglichen. Ein Übertritt des Wachstumshormons, einschließlich des diabetogenen Faktors, ist auf Grund der Molekülgröße (44000), wie auf Grund der Beobachtungen bei Akromegalie ganz unwahrscheinlich. Auch dafür, daß der Insulinmangel einen Hyperinsulinismus bei dem Feten auslöst, sind die Unterlagen nicht beweisend.

Viele Autoren vermuten, daß die Blutzuckerwerte der Mutter sich auf den Feten übertragen. Glucosetoleranzteste zeigen auch bei prädiabetischen Müttern große Labilität. Hoet hat auf den hohen Gehalt der Placenta an Glykogen insbesondere in dem ersten Teil der Schwangerschaft hingewiesen und auf die Tatsache, daß sich der Glykogengehalt der Placenta unter dem Einfluß von Cortison vermindert und beim Kaninchen zur Resorption der Feten führt. Er weist weiter darauf hin, daß zwischen Insulin und den Corticoiden ein gewisser Antagonismus besteht und daß der relative Hypercorticoidismus der Schwangerschaft eine erhöhte Insulinproduktion zur Folge hat. Auch in Fällen von Inselzelltumoren pflegen in der Schwangerschaft die hypoglykämischen Anfälle zu schwinden.

Diese Hinweise von Hoet auf die Rolle, die die NNR bei dem zur Rede stehenden Phänomen spielen kann, sind sicher sehr wichtig und zeigen wie ungeheuer kompliziert die ganzen Verhältnisse liegen. Eine befriedigende Erklärung kann jedenfalls heute noch nicht gegeben werden.

Hyperinsulinismus

Ebenso unklar wie die Verhältnisse Diabetes und Gravidität sind diejenigen bei Hyperinsulinismus und Gravidität. Hier wird ein Schwinden der hypoglykämischen Anfälle etwa mit dem 3. Schwangerschaftsmonat und ihr Wiederauftreten etwa 6 Wochen nach der Entbindung von Katsch und von Becker und Nusselt übereinstimmend beschrieben. Katsch will dieses Phänomen mit der Hyperfunktion der Hypophyse in Zusammenhang bringen. Becker und Nusselt weisen darauf hin, daß es eigentlich unter diesen Umständen zu einem Diabetes des Säuglings kommen müßte. Eine Nachuntersuchung des Kindes der eigenen Beobachtung erwies aber keine Besonderheiten des KH-Stoffwechsels.

Nebenieren, Morbus Addison

Daß der Morbus Addison in der Gravidität für die Mutter eine besondere Gefährdung darstellt, ist schon lange bekannt. Erst in der jüngsten Zeit mit Besserung der Möglichkeiten der Behandlung des Addison hat sich diese Situation wesentlich geändert (COHEN). Die erste Hälfte der Schwangerschaft bedeutet durch das evtl. vorhandene Erbrechen eine besondere Gefährdung. In der zweiten Hälfte erlebt man nicht selten eine Besserung des Zustandes. Häufig ist es dann möglich, mit der Hormonversorgung zurückzugehen. Mit der Entbindung und Lactation tritt aber wieder ein stark erhöhter Hormonbedarf auf. Die Kinder bieten keine Besonderheiten und zeigen keine innersekretorischen Störungen. BRENT hat über 39 Fälle von Gravidität und M. Addison berichtet und bestätigt diese Feststellung, auch das Leben der Kinder ist nicht gefährdet. Die Besserung des M. Addison der Mutter in der zweiten Hälfte der Gravidität ist besonders auffällig und kann mit den fetalen Nebennieren evtl. in einen Zusammenhang gebracht werden. In der normalen Gravidität zeigt sich im letzten Drittel ein Anstieg der Glucocorticoide und 17-Ketosteroide (VENNING). Dieser Anstieg fand sich auch beim M. Addison (SAMUELS u. Mitarb.). Die beim Menschen durchgeführten Hormonanalysen haben nun gezeigt, daß die Ausscheidung von Gonadotropin, Oestron und Pregnandiol etwa der Norm entsprechen (KNOWLTON u. Mitarb.). Sehr auffallend ist, daß bei den Patientinnen die vorher sehr erniedrigte Ausscheidung an 17-Ketosteroiden mit dem Harn in die Höhe geht und im letzten Drittel der Schwangerschaft etwa der Norm entspricht. Womit dieser Befund zusammenhängt, ist schwierig zu entscheiden. Die fetale Nebennierenrinde dafür verantwortlich zu machen, ist schwer möglich, da die 17-Ketoausscheidung beim Neugeborenen sehr niedrig ist, und es daher als unwahrscheinlich gelten muß, daß sich das in der Gravidität anders verhalten soll (TALBOT u. Mitarb.). JAILER und KNOWLTON verfolgten die Hormonausscheidung bei einer Addison-Patientin während der ganzen Gravidität und sahen die vorher sehr niedrigen Werte von 1 mg pro die auf 4,5 bzw. 9,9 mg ansteigen. Auch die 11-Oxysteroide zeigten einen Anstieg. Der ACTH-Test wies ebenfalls ein normales Verhalten mit einem Abfall der eosinophilen Zellen um 40% auf. Nach der Entbindung war er wieder völlig negativ. Die Verf. erörtern die Frage, ob nicht die Placenta der Bildungsort der Steroide sein könnte. Dann bleibt es immerhin auffallend, daß das ACTH auch für diese Steroide, wie aus dem eben zitierten Versuch geschlossen werden muß, als Stimulans wirkt. Es könnte auch sein, daß eine ACTH-Bildung in der Placenta stattfindet, wie von OPSAHL und LONG nachgewiesen wurde, und daß dann dieses in der Placenta gebildete ACTH die Nebennierenrinde der Mutter stimuliert (JAILER und KNOWLTON).

Zur Klärung der Frage der Beziehungen zwischen fetaler und mütterlicher Nebennierenrinde wurden 17-Ketosteroidanalysen im Nabelschnurblut und beim Neugeborenen durchgeführt. So berichtete GARDNER über einen hohen Gehalt des Plasmas an 17-Ketosteroiden des Neugeborenen, der aber in den ersten beiden Lebenstagen rasch zur Norm abfällt. Zusammen mit WALTON fand er, daß der Gehalt des Nabelschnurblutes höher liegt als der des Plasmas der Mutter. Die Autoren glauben, daß das mit einer Stimulierung der kindlichen Nebennierenrinde zusammenhängt über das LH der Placenta. GEMZELL kommt auf Grund seiner Untersuchungen aber zu einer anderen Deutung. Auch er fand einen Anstieg der 17-Hydroxicorticosteroide im Plasma der Mutter im letzten Drittel der Gravidität, und unter der Geburt, besonders bei Primiparae. In 9 Fällen fand er auch den Wert des Nabelschnurblutes höher liegend als den des mütterlichen Plasmas. Nach Schnittentbindung waren die Werte niedrig. GEMZELL schließt daraus, daß es sich hier um eine Stresswirkung handelt, sowohl für die Mutter als auch für das Kind.

Morbus Cushing

Obwohl der Morbus Cushing sich beim weiblichen Geschlecht etwas häufiger findet als beim männlichen, habe ich über Graviditäten während der Erkrankung nur eine Beobachtung in der Literatur finden können; diese wurde von BAUER mitgeteilt. Die Erkrankung hatte sich in diesem Falle im Anschluß an eine Gravidität entwickelt, was nicht selten ist. Es trat eine erneute Gravidität ein, und bereits in den ersten Monaten fühlte sich die Patientin wohler, und es kam zu einer völligen Rückbildung der Stammfettsucht, der Veränderungen der Gesichtszüge, des Hochdruckes und sogar der Ausscheidung der Steroidwerte im Harn. Aber wenige Wochen nach der Entbindung eines gesunden und normal gebildeten Kindes traten wieder die früheren Krankheitssymptome auf. Zur Erklärung dieser Beobachtung darf wohl daran erinnert werden, daß die Erkrankung gelegentlich mit großen Dosen oestrogener Substanzen behandelt wurde.

Bei der häufigen Anwendung von Cortison und ACTH liegen auch einige Beobachtungen vor über die Rückwirkung dieser Hormone auf den Feten. BARNES stellte fest, daß ACTH bei der Ratte, in unphysiologisch hohen Dosen gegeben, die Placenta passiert. Ob dieses dem Feten schadet, ist ungeklärt. In einer Untersuchung von MARGULIES und HODGKINSON an 18 schwangeren Frauen, die aus verschiedenen Indikationen ACTH und Cortison erhielten, findet sich der Vermerk, daß die Neugeborenen kurz nach der Geburt vorübergehend Zeichen einer Unterfunktion der Nebennierenrinde aufgewiesen hätten.

Phäochromocytom

Eine Kombination zwischen Phäochromocytom und Schwangerschaft, die keineswegs selten ist, bedeutet für Mutter und Kind infolge der schweren und in der Schwangerschaft häufig vermehrt auftretenden Anfälle eine ernste Gefährdung. Aber auch eine Besserung bzw. Aufhebung der Anfälle in der Schwangerschaft ist beschrieben worden (HEDLY und LUBLIN u. a.). DROSTE berichtete an meiner Klinik über eine Patientin mit einer 18jährigen Krankheitsdauer. In dieser Zeit hatten 8 Graviditäten stattgefunden, in denen jedes Mal in der zweiten Hälfte der Schwangerschaft keine Anfälle auftraten. Über Störungen der Kinder ist in diesen wie auch in anderen Fällen nichts berichtet worden.

Keimdrüsen

Hier sind besonders die Beobachtungen bei Arrhenoblastom von Interesse. Es ist wiederholt vorgekommen, daß es bei einem Arrhenoblastom zu einer Gravidität kam. Nach ALEXANDER und BERESDORF sollen 5 Fälle in der Literatur beschrieben sein. In einem Teil dieser Fälle hat sich das Arrhenoblastom erst während der Gravidität entwickelt. In diesen Fällen wurden Veränderungen der Kinder nicht beobachtet. Die genannten Autoren selbst berichten über einen solchen Fall, bei dem ein Mädchen mit völlig normaler Entwicklung der Genitalorgane geboren wurde. TEN BARGE berichtet über eine 43 jährige Frau mit 14 jähriger Krankheitsdauer, die in ihrem 11. Krankheitsjahre gravide wurde. Auch hier wurde ein normales Kind geboren. Es gibt nur einen sehr interessanten von BRENTNALL mitgeteilten Fall, in dem sich die Virilisierungserscheinungen der Mutter im 4. Schwangerschaftsmonat entwickelten. Das Kind zeigte· eine vergrößerte Clitoris. Die Harnröhre mündete an der Basis der Clitoris, es fanden sich gerunzelte Labia majora, keine Labia minora und keine Vaginalöffnung. Am 4. Tag post partum entleerte sich etwas Blut und Schleim aus der Harnröhre. In diesem Zusammenhang verdient auch die Mitteilung von ZANDER und MÜLLER Erwähnung, die über eine Patientin berichteten, die nach Operation eines Mammasarkoms zur Vermeidung von Metastasen mit großen Dosen, 2 mal wöchentlich 100 mg, insgesamt 3,2 g Methylandrostendiol behandelt wurde. Die Behandlung setzte ein im 6. Monat einer Gravidität. Das Kind zeigte nun bei der Geburt deutliche Zeichen eines Pseudohermaphroditismus femininus mit Hypertrophie der großen Labien, penisartiger Clitoris und Präputiumhypertrophie. Die Urethralmündung und Vaginalöffnung waren normal. Bei einer durch OVERZIER veranlaßten Nachuntersuchung nach $1^{1}/_{2}$ Jahren zeigte sich eine Rückbildungstendenz der Clitoris. Die 17-Ketosteroidausscheidung entsprach der Norm. Es darf daher als überwiegend wahrscheinlich gelten, daß die sehr hohe Hormondosierung die Ursache der Vermännlichung des Kindes darstellte. Die Hormonbehandlung begann erst im 6. Monat, in dem das Genitale entwickelt ist.

Zusammenfassung

Wenn wir die „Naturexperimente", über die im Voraufgehenden ein Überblick gegeben wurde, noch einmal zusammenfassen, so zeigt sich, daß eine wirkliche Beziehung zwischen dem Endokrinium der Mutter und dem des Feten offensichtlich nicht besteht. Es ist nicht eine endokrine Störung der Mutter bekannt, bei der es regelhaft zu einer Reaktion des Endokriniums des Feten kommt, die darauf schließen ließe, daß Hormone die Placenta passieren. Die einzige innersekretorische Erkrankung, bei der es mit großer Regelmäßigkeit zu einer Störung des Feten kommt, ist der Diabetes. Aber auch hier ist es nicht möglich, die gefundenen Störungen auf einen Hormonaustausch zu beziehen. Dies scheint ja auch für die sog. Proteohormone aus physikalisch-chemischen Gründen sehr unwahrscheinlich. So sehen wir, daß hypophysäre Hormone und Thyreoglobulin nicht passieren. Ob in den zitierten Beobachtungen von Hyperparathyreoidismus mit Kindern, die an tetanischen Anfällen litten, der Kalkgehalt des Serums der Mutter, der sich ja sicherlich auf den Feten übertragen hat, nicht ebensogut die Ursache sein könnte wie der Übertritt von Parathormon durch die Placenta, ist eine Frage, die sich zur Zeit nicht entscheiden läßt. Auch die Nebennierenrindensteroide scheinen die Placenta nicht zu passieren. Dies gilt auch für die androgenen Steroide, es sei denn, daß sie in unphysiologisch hohen Dosen, wie in der Beobachtung von ZANDER und MÜLLER, wirksam werden. Wahrscheinlich ist auch die Beobachtung von BRENTNALL auf diesem Wege zu erklären, da ja 5 andere Beobachtungen bei Arrhenoblastom vorliegen, in denen ein Übertritt der androgenen Hormone nicht beobachtet werden konnte.

Literatur

ALEXANDER, W. S., and C. D. BERESDORF: J. Obstetr. 60, 252 (1953).
ASTWOOD, E. B.: J. Clin. Endocrin. 11, 1045 (1951).
BACHMANN, C.: Amer. J. Med. Sci. 223, 681 (1952).
BARNES, A. C.: Obstetr. Gynecol. Survey 3, 322 (1954).
BARNS, F. H. H., and M. E. MORGANS: Brit. Med. J. 1949, 51; J. Obstetr. 55, 449 (1948).
— O. LINDAU, M. E. MORGANS, E. REID and G. J. U. SOYER: Lancet 1950 II, 841.
BARTELHEIMER, H.: Med. Klin. 1950, 1193.
— u. K. KLOOS: Z. exper. Med. 119, 246 (1952).
BASS, M. H.: Adv. Int. Med. 5, 15 (1954).
BAUER, J.: Med. Klin. 1954, 1677.
BECKER, W. H., u. H. NUSSELT: Dtsch. med. Wschr. 1951, 1613.
BERGE, B. S. TEN: Nederl. Tijdschr. Geneesk. 1949, 314; zit. nach Kongreßzbl. inn. Med. 122, 371 (1949).
BRENT, F.: Amer. J. Surg. 79, 645 (1950).
BRENTNALL, CH. PH.: J. Obstetr. 54, 164 (1947).
COHEN, M.: Arch. Int. Med. 81, 879 (1948).
CRAMER, H. J.: Canad. Med. Assoc. 65, 328 (1951).
CUSHING, H.: Zit. nach KLOEPPNER.
DROSTE, R.: Doktordissertation Hamburg 1952.
DUVOIR, COLLET et CACHIN: Bull. Soc. méd. Hôp. (Paris) 48, 1444 (1932).
EASTMAN, N. J.: Obstetr. Survey (Baltimore) 1, 3 (1946).
ELPHINSTONE, N.: Lancet 1953, 1281.
FOLLMER, W.: Arch. Gynäk. 182, 281 (1952).
FRIDERICKSEN, C.: Lancet 1939 I, 85.
GARDNER, L. J.: J. Clin. Endocrin. 13, 941 (1953).
— u. R. L. WALTON: Helvet. paediatr. Acta 4, 311 (1954).
GEMZELL, C. A.: Acta endocrinol. (Copenh.) 17, 100 (1954).
HEDLY, J., u. H. LUBLIN: Nord. Med. 1951, 1408.
HODGES, R. E., H. E. HAMILTON and W. C. KEETTEL: Arch. Int. Med. 90, 863 (1952).
HOET, J. P.: Diabetes 3, 1 (1954).
HORST, W.: Klin. Wschr. 1954, 961.
HOSKINS, M., and F. SNYDER: Amer. J. Physiol. 104, 530 (1933).
JACKSON, P. U.: Brit. Med. J. 1952, 690.
JAILER, J. W., and A. J. KNOWLTON: J. Clin. Invest. 29, 1430 (1950).
JIRSOVÁ, V., u. V. BRYCHNÁČ: Pediatr. Listy 8, 107 (1953); zit. nach Zbl. Kinderheilk.
KADE, H., u. H. DIETEL: Dtsch. med. Wschr. 1952, 673.
KATSCH, J.: Dtsch. med. Wschr. 1948, 271.
KLOEPPNER, K.: Geburtsh. u. Frauenheilk. 1, 709 (1939).
KNOWLTON, A. J., G. H. MUDGE and J. W. JAILER: J. Clin. Endocrin. 9, 514 (1949).
LIÈVRE, J. A.: Rev. méd. Suisse rom. 73, 761 (1953).
LITZENBERG, J. C., and J. B. CAREG: Amer. J. Obstetr. 17, 550 (1929).
LORAINE, J. A.: Brit. J. Med. 7, 609 (1949).
MAN, E. B., D. E. PICKERING, J. WALKER and R. E. COOKE: Pediatrics 9, 32 (1952).
MARGULIS, R. R., and C. P. HODGKINSON: Obstetr. Gynecol. Survey 1, 276 (1953).
MILLER, H. C.: Endocrinology (Springfield, Ill.) 40, 251 (1947).
— and H. M. WILSON: J. of Pediatr. 23, 251 (1943).
NAVRATIL, E.: Med. Klin. 1950, 1193.
OAKLEY, W.: Brit. Med. J. 1953, 1413.
OPSAHL, J., and C. N. H. LONG: Yale J. Biol. 24, 199 (1951).

Overzier, C.: Die Intersexualität in die Sexualität des Menschen, S. 506. Stuttgart: F. Enke 1955.
Parkin, G., and I. A. Greene: J. clin. Endocrinol. **3**, 466, (1943).
Pease, C. J., V. Smallpiece and G. G. Lennon: Brit. Med. J. **1951**, 1296.
Peterson, R. R., and W. C. Young: Endocrinology (Springfield, Ill.) **50**, 281 (1952).
Petit, D. W., and R. L. Clark: Amer. J. Surg. **74**, 860 (1947).
Reiss, R. A., E. J. De Costa and M. D. Allweiss: Amer. J. Obstetr. **60**, 1023 (1950).
Samuels, L. T., G. T. Evans and J. L. McKelvey: Endocrinology (Springfield, Ill.) **32**, 422 (1943).
Schwartzer, R.: Klin. Wschr. **1940**, 107.
Sheehan, H. L.: J. of Path. **45**, 189 (1937).
Smith, G. V. S., and O. W. Smith: Surg. etc. **61**, 127 (1935).
Talbot, N. B., A. N. Butler, R. A. Berman, P. M. Rodriguez and E. A. McLachlan: Amer. J. Dis. Childr. **65**, 364 (1943).
Uveri, E.: Acta endocrinol. (Copenh.) **8**, 259 (1951).
Venning, E. H.: Endocrinology (Springfield, Ill.) **39**, 203 (1946).
Walton, L.: Pediatrics **13**, 227 (1954).
White, P.: Amer. J. Med. **7**, 609 (1949).
Zander, J., u. H. A. Müller: Geburtsh. u. Frauenheilk. **13**, 216 (1953).
Zilliacus, H.: Acta endocrinol. (Copenh.) **4**, 63 (1950).

Embryopathia diabetica und die Diagnostik des mütterlichen Diabetes mittels Sektion ihres totgeborenen Kindes

Von

Cornelia van Beek

Seit 1937 habe ich mich eingehend mit dem Studium der klinischen Pathologie, d. h. der Klinik und der pathologischen Anatomie des Diabetes mellitus und dessen Antipoden, dem Hyperinsulinismus, beschäftigt. Dank der finanziellen Hilfe des Niederländischen Diabetikerbundes und der Niederländischen Organisation für Reinwissenschaftliche Forschung (Z.W.O.) sind diese Untersuchungen vor kurzem abgeschlossen worden. Die Einladung, hier eine Übersicht davon vorzutragen, habe ich mit vielem Vergnügen angenommen.

1939 habe ich bei der Sektion von Neugeborenen unzureichend behandelter Diabetikerinnen ein typisches Syndrom aufgestellt. Es sind große, dicke, öfters ödematöse Kinder mit einer großen glykogen- und fettreichen Leber, einem vergrößerten glykogenreichen Herz und einem nicht vergrößerten Pankreas, welches — eingebettet in Celloidin — die hypertrophischen Langerhansschen Inseln als weiße Punkte zeigt. In der Leber wird überdies eine lebendige Hämatopoese angetroffen. Neben einer ausgebreiteten Erythro- und Myelopoese begegnet man öfters Megakaryocyten. Auch die Nebennieren können eindrucksvolle Änderungen zeigen. Obwohl oberflächliche Beobachtung eine Analogie mit Rhesusantagonismus zu geben scheint, ist die Differentialdiagnostik meistens schon makroskopisch an Milz und Nebennieren möglich; mikroskopisch ist dies immer einfach. Da 1939 noch fast nichts bekannt war über die Gewichte und die mikroskopische Anatomie der Organe von gesunden Neugeborenen im Verhältnis zum Geburtsgewicht, und da auch der Glykogengehalt der Leber und die postmortelle Glykogenolyse Terra incognita waren, wurde dies alles eingehend studiert.

Die autoptischen Untersuchungen bei mehr als 25 totgeborenen oder in der neonatalen Periode verstorbenen Kindern diabetischer Mütter und das genaue Studium der Stoffwechsellage dieser Mütter haben zu interessanten Schlußfolgerungen geführt. Darüber will ich jetzt aber nicht sprechen.

Viel wichtiger sind die 20 Fälle, in denen ich die Diagnose latenter mütterlicher Diabetes oder nur Diabetes mellitus gravidarum gestellt habe; denn das Syndrom der Embryopathia diabetica ist umkehrbar. Diese pathologisch-anatomische Diagnose wurde nachher schon in 9 Fällen vom Internisten klinisch bzw. biochemisch bestätigt. Die übrigen Fälle sind noch in Bearbeitung.

Allgemein bekannt ist die Stoffwechselerhöhung während der Schwangerschaft. Deshalb verstehen wir, daß die Diabetikerin dann öfters eine zeitliche

Verschlimmerung ihrer Krankheit zeigt und viel mehr Insulin benötigt. Auch wissen wir schon längst, daß die Schwangerschaft einen der auslösenden Faktoren für die klinische Manifestation der Zuckerkrankheit bildet. Deshalb wird ein Diabetes mellitus manchmal erst dann diagnostiziert.

Eigene Untersuchungen haben gelehrt, daß man, falls eine Frau vorbestimmt ist, Diabetikerin zu werden, 4 Möglichkeiten betreffend den Zusammenhang zwischen Schwangerschaft und Diabetes in Betracht ziehen muß.

A. Die Schwangerschaft entlarvt den Diabetes durch die wohlbekannten Symptome, und die typische Blutzuckerkurve ist vorhanden. Post partum verschwindet diese klinische Zuckerkrankheit nicht.

B. Die Schwangerschaft entlarvt den Diabetes durch leichte Beschwerden, und die typische Blutzuckerkurve ist vorhanden. Obwohl es klinisch ein ganz leichter Fall sein kann, ist es in biochemischer Hinsicht eine typische Zuckerkrankheit. Deshalb ist es zu bedauern, daß nur ausnahmsweise Insulin gespritzt wird. Nach der Geburt eines Riesenkindes bleibt ein subklinischer aber typischer biochemischer Diabetes bestehen. Während der nächsten oder übernächsten Schwangerschaft kommt es zum klinischen Diabetes, welcher post partum nicht mehr verschwindet. Falls keine Schwangerschaften mehr folgen, wird es in der näheren Zukunft zur Manifestation kommen.

C. Die Schwangerschaft entlarvt den Diabetes durch leichte Beschwerden, und die typische Blutzuckerkurve ist vorhanden. Obwohl es klinisch ein ganz leichter Fall sein kann, ist es in biochemischer Hinsicht eine typische Zuckerkrankheit, und es ist zu bedauern, daß nur ausnahmsweise Insulin gespritzt wird. Nach der Geburt eines Riesenkindes ist die Blutzuckerkurve normal. Es ist ein Fall von Diabetes mellitus gravidarum. Nachfolgende Schwangerschaften, in welchen das Übergewicht und die übernatürliche Größe des Kindes immer auffallender sind, führen zuerst zum subklinischen Diabetes post partum und schließlich zum permanenten klinischen Diabetes. Falls keine Schwangerschaften mehr folgen, wird es in der ferneren Zukunft zur Manifestation kommen.

D. Während der Schwangerschaft ist nur eine biochemische Zuckerkrankheit vorhanden, d. h. ohne klinische Beschwerden. Nach der Geburt eines übermäßig schweren Kindes ist die Blutzuckerkurve normal. Es ist ein Fall von subklinischem Diabetes mellitus gravidarum. Nachfolgende Schwangerschaften, in welchen das Übergewicht und die übernatürliche Größe des Kindes immer auffallender sind, führen erst zum klinischen Diabetes mellitus gravidarum, dann zum subklinischen Diabetes post partum und schließlich zum permanenten klinischen Diabetes. Falls keine Schwangerschaften mehr folgen, wird es erst in der fernen Zukunft zur Manifestation kommen. Die Erfahrung hat mich gelehrt, daß die Manifestation in diesen Fällen erst nach 10, 20, ja 30 Jahren kommen kann.

Jetzt einige Beispiele:

1. Im Jahre 1938 sezierte ich ein maceriertes Riesenkind. Als ich die klinische Diagnose „Lues; jedes Jahr eine Totgeburt, Mutter leidet auch an Diabetes" las, zweifelte ich an der Richtigkeit der Lues-Diagnose und meinte, daß die Totgeburten nur auf den Diabetes zurückzuführen wären. Leider war die Autolyse so schwer, daß ich diese Hypothese nicht beweisen konnte. Aber in der Lues-Sammlung des Leidener Pathologischen Institutes fand ich einige Organe von

zwei Geschwistern, welche 1932 und 1934 seziert waren. Da das Pankreas bis vor kurzem das Stiefkind des pathologischen Anatomen war, war es auch in diesen Fällen nicht mikroskopiert worden.

Groß war aber meine Überraschung, als ich entdeckte, daß ein kleines Stückchen Pankreas von dem Riesenkinde aus dem Jahre 1932 aufbewahrt worden war. Die Langerhansschen Inseln waren so hypertrophiert, daß sie mit dem bloßen Auge leicht zu sehen waren. Also war der mütterliche Diabetes schon während dieser Schwangerschaft vorhanden; er wurde aber erst 10 Monate post partum diagnostiziert. Die obstetrische Geschichte dieser fettsüchtigen Mutter zeigte die Geburten von 9 lebensfähigen Kindern, welche von 8 totgeborenen großen oder Riesenkindern gefolgt wurden. Einige von diesen waren schon maceriert, die anderen starben überwiegend traumatisch. Erst nach 5 Totgeburten wurde der Diabetes diagnostiziert und nachher folgten noch 3 Totgeburten, weil die Mutter sich einer zureichenden Behandlung entzog. Ein neugeborenes Kind war schwer hypoglykämisch und wurde mit Glykose am Leben gehalten. Von Lues war gar keine Rede.

Dieser Fall war mein Ausgangspunkt, und in kurzer Zeit wurde in 2 Fällen mütterlicher Diabetes diagnostiziert und unmittelbar vom Internisten bestätigt.

2. Im Jahre 1940 begegnete ich beim Studium des Pseudohermaphroditismus einem Fall, welcher von Bayer und Lang 1934 in „Endokrinologie" als ein Fall von Makrosomia interrenalis congenita bezeichnet worden war. Ich hielt es für ein typisches Beispiel von mütterlichem Diabetes, und da seit der Publikation 6 Jahre vergangen waren, fragte ich Herrn Prof. Lang, ob der Diabetes sich mittlerweile manifestiert hätte. Prof. Lang erwiderte, daß diese Frau an einem völlig unerwarteten diabetischen Koma verstorben sei. Danach habe ich mehrere Fälle in der Literatur gefunden, welche typisch für mütterlichen Diabetes sind, aber alle Autoren erwiderten, daß sie die Mütter zwecks weiterer Untersuchung nicht mehr auffinden konnten.

Die eigenen Untersuchungen wurden selbstverständlich fortgesetzt, und seit 1938 habe ich viele Frauen im Auge behalten und ihre Geschichte ist es, die mich die dynamische Auffassung von Schwangerschaft und Diabetes gelehrt hat. In 4 Fällen wurde die Diagnose latenter mütterlicher Diabetes unmittelbar klinisch bestätigt; in 4 weiteren Fällen dauerte es $1^{1}/_{2}$ bzw. $5^{1}/_{3}$, $12^{1}/_{2}$ und $14^{2}/_{3}$ Jahre, bis der latente Diabetes außer der Schwangerschaft diagnostiziert wurde oder bis es zur Manifestation kam. Die Fälle mit einer Latenzzeit von $12^{1}/_{2}$ und $14^{2}/_{3}$ Jahren sind besonders lehrreich.

3. Im Jahre 1938 wurde ein Riesenkind vorzeitig totgeboren; der Sektionsbefund war typisch für latenten mütterlichen Diabetes. Die obstetrische Geschichte der sehr fettsüchtigen Mutter sprach von übermäßig schweren Kindern, Hydramnion und Totgeburten, welche im Einklang waren mit dieser Diagnose. Als ich den Hausarzt besuchte, erzählte dieser, daß die Frau zum 16. Mal schwanger sei. In der 6. Woche wurde Glykosurie festgestellt und die Blutzuckerkurve war leicht pathologisch. Zwei Monate später war dies deutlicher und im 6. Monat war es eine diabetische Kurve mit dem Gipfel auf 200 mg-% und mit einem verzögerten Abfall. Auf mein Ersuchen wurde Insulin gespritzt. Ende 1939 wurde die Schwangerschaft vorzeitig beendet und Zwillinge wurden geboren, wovon einer starb und einer am Leben blieb. Danach war die Blutzuckerkurve normal,

sowohl 1940 als 1941. Während des Krieges war es zu kompliziert, die Frau weiter zu beobachten, aber diese Zeit und vor allem der Hungerwinter 1944/45 sind für ihre Pankreasinseln eine Ruheperiode gewesen. Im Oktober 1945 wurde nur der Harn untersucht: keine Glykosurie. Die Manifestation der Zuckerkrankheit, welche von mir schon im Jahre 1938 als Diabetes mellitus gravidarum diagnostiziert worden war, hat im März 1951 — also $12^{1}/_{2}$ Jahre später — stattgefunden.

4. Noch eindrucksvoller ist die folgende Geschichte: Im Oktober 1939 stellte ich an Hand des Sektionsbefundes eines vorzeitig totgeborenen übermäßig schweren Kindes die Diagnose Diabetes mellitus gravidarum. 6 Tage nach der Niederkunft zeigte die Blutzuckerkurve nur einen leicht verzögerten Abfall. Während der nächsten Schwangerschaft (1940) wurde zweimal eine Kurve gemacht. Nach $2^{1}/_{2}$ Monaten gab es einen verzögerten Abfall, nach 7 Monaten überdies einen Gipfel bis 199 mg-%. Die folgende Schwangerschaft 1942 gab nach 2 bzw. $6^{1}/_{2}$ Monaten einen verzögerten Abfall. Vorzeitig wurde ein Riesenkind geboren, Hydramnion war vorhanden. Während einer Schwangerschaft im Jahre 1948 wurde nach dem Frühstück ein Blutzuckerwert von 201 mg-% bestimmt. Post partum (Partus immaturus) wurde im Oktober 1948 eine Blutzuckerkurve gemacht: Gipfel bis 194 mg-% und verzögerter Abfall. Noch immer glaubte der Internist nicht, daß es eine potentielle Diabetikerin sei, die für ihre Zukunft eine Abmagerungskur dringendst benötigte. Im Juni 1952 besuchte ich diese Frau. Sie war völlig ohne Beschwerden, nur zu dick. Im Jahre 1954 wollte die Familie nach Australien auswandern. Bei der damals 49jährigen fettsüchtigen Frau wurde auf der australischen Gesandtschaft $1^{1}/_{4}$% Glykosurie festgestellt, weshalb die Patientin nach Leiden verwiesen wurde zwecks Blutzuckeruntersuchung. Ein typischer latenter Diabetes wurde festgestellt: Nüchternblutzucker 140 mg-%, Gipfel 294 mg-% und stark verzögerter Abfall. Fast 15 Jahre nach meiner Diagnose Diabetes mellitus gravidarum wurde der latente Diabetes zufälligerweise entdeckt. Nachfrage ergab aber, daß die Patientin seit einem halben Jahr an leichten diabetischen Beschwerden gelitten hatte: leichter Durst, Polyurie und leichte Gewichtsabnahme. Das im Jahre 1939 totgeborene Riesenkind war das erste Symptom ihrer Zuckerkrankheit. Hätte man es damals geglaubt und eine Abmagerungskur vorgeschrieben, dann hätte man im Jahre 1954 keine Glykosurie entdeckt und der Diabetes wäre noch 5 oder 10 Jahre latent geblieben und die ganze Familie hätte emigrieren können.

Dieser Fall ist sehr lehrreich gewesen. Die Embryopathia diabetica vom Jahre 1939 war leicht und deshalb ist jetzt eine Nachuntersuchung von allen leichten Fällen aus dieser Zeit indiziert. Das ist nicht einfach, denn viele Frauen sind während und nach dem Kriege umgezogen; aber ich hoffe sie alle aufzufinden. Auch der leichteste Fall ist jetzt zur Nachuntersuchung indiziert.

5. Vor 30 Jahren wurde eine junge Frau aus einem Dorf, 30 km von Leiden entfernt, nach Leiden gebracht, weil die Entbindung ihres 1. Kindes stockte. Angekommen in Leiden wurden keine Herztöne mehr gehört und mit Hilfe der hohen Zange wurde ein totes Kind von 4600 g und 59 cm Länge geboren. Im aufbewahrten Pankreas stellte ich im Jahre 1939 eine leichte Inselhypertrophie mit Kernpolymorphie fest. Im Februar 1955, also 30 Jahre nach der Totgeburt, habe ich diese Frau aufgefunden. Von einer Zuckerkrankheit ist nichts bekannt, doch

der Hausarzt gab mir seine ganzen Unterlagen. So fand ich, daß sie im Jahre 1946 an Pruritus vulvae gelitten hat; weiter, daß sie gleichfalls im Jahre 1946 dyspnoisch war und daß der Herzspezialist keine deutlichen Abweichungen am Herzen fand; wohl aber eine leichte Reduktion im Harn und eine leichte Gewichtsabnahme und Tachykardie feststellte. Deshalb verwies er die Patientin an den Internisten zwecks Blutzuckeruntersuchung und Grundumsatzbestimmung. In der Korrespondenz fand ich leider kein Wort über die Vornahme einer Blutzuckeruntersuchung, doch Hyperthyreoidie wurde festgestellt. Jetzt hat der Hausarzt mir versprochen, Harn und Blut auf Zuckerkrankheit zu untersuchen, und ich erwarte, daß ein latenter Diabetes entdeckt werden wird.

Jetzt sind wir bekannt mit der hohen fetalen und neonatalen Sterblichkeit und mit der Geburt von Riesenkindern in der sog. prädiabetischen (besser potentiell-diabetischen) Periode, vor allem während der 5 der Manifestation vorangehenden Jahre. Diese 5 prädiabetischen Jahre sind meiner Ansicht nach nicht prädiabetisch. In den meisten Fällen hat man den latenten Diabetes nicht diagnostiziert, und ich glaube, daß die mütterliche Hyperglykämie die Hauptrolle spielt im ganzen fetalen Syndrom, eine Möglichkeit, welche jetzt in allen Ländern abgelehnt wird, doch von welcher ich noch immer überzeugt bin. Wenn MILLER und seine Mitarbeiter und viele andere behaupten, daß die mütterliche Hyperglykämie, womit man die Embryopathia diabetica doch einfach erklären kann, nicht ursächlich sei, weil dasselbe Syndrom in der fünfjährigen prädiabetischen Periode gesehen wird, worin die Frauen normoglykämisch waren, muß ich nachdrücklich betonen, daß diese Normoglykämie nie geprüft worden ist. Niemals wurde eine genaue Blutzuckeruntersuchung vorgenommen. Wenn ich in meinen Fällen den Diabetes mellitus gravidarum nicht festgestellt hätte, könnten MILLER u. a. behaupten, daß auch diese Frauen normoglykämisch waren. Sie waren aber während der Schwangerschaft hyperglykämisch. Ohne diese Untersuchungen würde der Diabetes erst 10—20 Jahre später entdeckt worden sein. Der subklinische Diabetes ist meines Erachtens nicht oft so ausdrücklich betont worden. Die Perspektiven sind groß. Schon 1940 habe ich darauf hingewiesen, daß Kinder von unzureichend behandelten Diabetikerinnen nicht nur mit hypertrophischen Pankreasinseln geboren werden, sondern ich habe auch betont, daß die B-Zellen während ihrer Entwicklung geschädigt werden können. Ich habe ferner darauf hingewiesen, daß diese funktionell gepeitschten B-Zellen später insuffizient werden können und daß der Diabetes bei Kindern diabetischer Mütter dann nicht immer ererbt, sondern öfters erworben ist.

Dies möchte ich Ihnen zur Überlegung geben. Und so werden Sie verstehen, daß die Diabetikerinnen während der Schwangerschaft so normoglykämisch wie möglich gehalten werden müssen und daß man deshalb die Insulin-Dosis öfters bis zu 100 Einheiten erhöhen muß. Nur auf diese Weise kann man die kindlichen B-Zellen der LANGERHANSschen Inseln schonen und vor späterer Insuffizienz bewahren. Nur auf diese Weise wird der Insulin-Mastkur vorgebeugt und ein Kind von fast normalem Gewicht geboren. Mors taciturna docet. Während der Schwangerschaft müssen mehr Harnanalysen und Blutzuckerbestimmungen nach der Mahlzeit vorgenommen werden, vor allem bei Frauen, bei denen die obstetrische Geschichte von Riesenkindern oder erhöhter Sterblichkeit vor, während, oder kurz nach der Niederkunft spricht. Und laßt uns Vorsicht bewahren mit der sog. benignen renalen Schwangerschaftsglykosurie, denn manche Fälle von subklinischem Diabetes verbergen sich hinter dieser Diagnose. Laßt uns nie vergessen, daß man die erfolgreichste "Diabetes Detection Drive" während der Schwangerschaft vornimmt. Und laßt uns im Auge behalten, daß der pathologische Anatom, falls die klinische Untersuchung unterlassen wird, mütterlichen Diabetes 10—20 Jahre bevor dieser sich klinisch manifestiert, diagnostizieren kann mittels der makroskopischen und mikroskopischen Beobachtung des toten Kindes. Ich weiß nicht, ob BIX in Österreich und HOLZBACH in Deutschland noch leben, aber wohl weiß ich, daß diese Kliniker und auch manche älteren französischen Ärzte sich über dies alles nicht wundern würden. Für mich bleibt es ein interessantes Thema.

Diskussion

W. KOCH (Berlin):

Die Erfahrungen bei Haustieren bestätigen die Auffassung von Herrn JORES. Endokrine Anomalien sind bei Tieren häufig. Akromegalie kommt erblich, sogar als Rassemerkmal vor. Entsprechend den Regeln der Vererbungslehre können Nachkommen einer erblich belasteten Mutter normal oder akromegal werden. Neugeborene Akromegale zeigen nie sonstige Anomalien. Auch hypophysärer Zwergwuchs vererbt sich einfach mendelnd; ein Einfluß der Mutter auf die Frucht wird nicht beobachtet. Tetanie ist bei Tieren häufig; niemals hat Tetanie der Mutter Tetanie oder Subfunktion der Nebenschilddrüsen zur Folge. Tiere werden häufig mit hohen Dosen von Oestrogenen behandelt, besonders häufig Hunde zur Einleitung eines artefiziellen Abortes. Bisher ist noch keine Mißbildung als Folge derartiger Behandlung aufgetreten.

R. ELERT (Freiburg):

Frau VAN BEEK hat auf die interessante Tatsache hingewiesen, daß normoglykämische Frauen mit einem latenten Diabetes im letzten Schwangerschaftsdrittel hyperglykämisch werden, und daß die Hyperglykämie, die sich auf die intrauterine Entwicklung des Kindes auswirkt, post partum wieder verschwindet, während der Diabetes erst viele Jahre später manifest werden kann. Die Tatsache der passageren Schwangerschaftshyperglykämie bei diesen Frauen läßt sich meines Erachtens durch die gesteigerte Glucocorticosteroidproduktion der Nebennierenrinde während des letzten Graviditätsdrittels erklären, die eine erhöhte Gluconeogenese zur Folge hat. Diese führt nur bei der latent-diabetischen, nicht dagegen bei der pankreasgesunden Schwangeren zur Hyperglykämie, ähnlich wie kleinere Cortisonmengen (unter 100 mg pro die) nur bei latent Diabetischen Hyperglykämien bzw. pathologische Glucosebelastungskurven zur Folge haben.

W. HÖPKER (Greifswald):

Ich möchte dazu aus dem Diabetikerheim Karlsburg berichten. Wir haben dort eine geburtshilfliche Abteilung für diabetische Frauen. Die Zahl der Riesenkinder ist recht hoch, es gibt kaum einen Partus, bei dem nicht ein Riesenwuchs festgestellt wurde. — Wir haben uns viele Gedanken über die Genese des Riesenwuchses gemacht und kamen zunächst zu demselben negativen Ergebnis wie Herr Prof. JORES. Das STH ist es sicher nicht. Wir gelangten wieder zu der Auffassung, daß es der erhöhte Blutzuckerspiegel sein muß, der über eine reaktive Inselhyperplasie zu einer Steigerung des Kohlenhydratumsatzes führt und damit zum Riesenwuchs. Ich glaube, wir verdanken es Frau VAN BEEK, wenn wir jetzt diese Möglichkeit zumindest als die wahrscheinlichere annehmen können. Einen Widerspruch zu dieser Auffassung bilden die Riesenkinder bei diabetischen Vätern. Zu diesem Problem möchte ich eine Frage an die Gynäkologen richten: In welchem Prozentsatz tritt allgemein ein Riesenwuchs auf? Ist nicht z. B. die Übertragung ein weiterer Faktor, der zum Riesenwuchs führt? Ist das Auftreten von Riesenkindern bei diabetischen oder sogar prädiabetischen Vätern tatsächlich signifikant oder nicht doch nur ein „zufälliges" Zusammengehen?

E. Philipp (Kiel):

Statistisch kann man ja dazu wenig sagen. Daß Riesenkinder beim Diabetes häufiger vorkommen als sonst, erscheint mir jedoch sicher.

W. Höpker (Greifswald):

Mißbildungen sind anscheinend bei diabetischen Kindern nicht häufiger. Man muß berücksichtigen, daß jetzt erheblich mehr Kliniksgeburten erfolgen als früher, wodurch wesentlich mehr mißgebildete Kinder dem Pathologen zugeführt werden. Nach dem Karlsburger Material scheint die Zahl der Mißbildungen bei diabetischen Müttern statistisch nicht höher zu sein als bei gesunden Müttern.

E. Philipp (Kiel):

Ich muß sagen, das widerspricht meiner Erfahrung. — Ich kann mich zu der Forderung mancher Amerikaner, grundsätzlich eine Sectio bei einem Diabetes zu machen, nicht bekennen. Ich führe also aus mütterlicher Indikation eine Sectio nur dann aus, wenn der Diabetes in Gesellschaft mit einer schweren Toxikose der Mutter besteht — was ja gar nicht so selten vorkommt — und wenn ein Riesenkind vorliegt. In anderen Fällen unterlasse ich sie, weil sie unnötig ist und auch weil manche Kinder dann doch noch an einer Herzmißbildung sterben. Ich glaube doch, daß eine Häufung von Mißbildungen — und das ist von vielen Seiten auch festgestellt — beim Diabetes besteht.

W. Höpker (Greifswald):

Was die Frage einer Sectio anbetrifft, so werden in Karlsburg alle diabetischen Mütter durch Sectio entbunden, und unser Gynäkologe hat dabei die Erfahrung gemacht — ich gebe hier seine Ansicht wieder —, daß wir dadurch jetzt den niedrigsten Stand der Letalität erreicht haben. — Die Bestimmung der Übergröße im Röntgenbild ist recht schwierig und wenig verläßlich: so wurde bei uns z. B. eine Größe von 46 cm im Röntgenbild gemessen, nachher waren es 56, 58 oder sogar 60 cm.

Aus der Universitäts-Frauenklinik Kiel
(Direktor: Prof. Dr. E. Philipp)

Die inkretorische Funktion der Placenta und ihre Wirkung auf den mütterlichen und fetalen Organismus

Von

E. PHILIPP

Die Placenta ist ein besonderes Organ. Die Zellen ihres Parenchyms, die LANGHANS-Zellen und das Syncytium, sind Abkömmlinge des Trophoblasten und somit letzten Endes Abkömmlinge der ersten Zellen des befruchteten Eies. Sie zeichnen sich durch Besonderheiten aus: neben anderem haben sie die Fähigkeit, sowohl Steroide als auch Proteohormone zu produzieren. Sie differenzieren sich nicht wie andere Somazellen und behalten ihre Multipotenz, solange die Placenta lebt, d. h. während deren begrenzter Lebensdauer von etwa 270 Tagen.

Die Aufgabe dieses Referates kann nur darin bestehen, in großen Zügen einen Überblick über die hormonalen Funktionen der Placenta und die damit verbundenen Wirkungen auf Mutter und Kind zu geben. Bei der Fülle der Tatsachen, die wir heute kennen und der Vielheit der damit verknüpften Probleme ist ein Eingehen auf Einzelheiten unmöglich, hier aber auch unnötig, da sie zum großen Teil in den dem Referat folgenden Vorträgen behandelt werden. Auch sonst muß meine Darstellung unvollständig bleiben. Sie berücksichtigt nicht den Eiweiß-, Fett- und Kohlenhydratstoffwechsel der Placenta, ebensowenig den Haushalt der Vitamine und der Fermente, obwohl hier nahe Beziehungen zum Hormonhaushalt bestehen.

Mit voller Absicht aber werde ich kurz auf die Geschichte der hormonalen Placentarforschung eingehen, an deren Kenntnis es in vielen Publikationen mangelt.

Im Jahre 1904, also vor etwa 50 Jahren, hat HALBAN in der Klinik *Schauta* in Wien den Grundstock für die Auffassung der Placenta als endokrinem Organ gelegt. In einer klassischen, umfassenden Arbeit hat er die hormonal bedingten Schwangerschaftsveränderungen bei der Mutter und die Schwangerschaftsreaktionen der Frucht sowie die pathologischen endokrinen Vorgänge bei Mutter und Kind einschließlich der Schwangerschaftstoxämien umrissen. Er stellte fest, daß die *aktiven Schwangerschaftssubstanzen* — wir nennen sie heute Hormone — von der Placenta stammen, und zwar vom Chorionepithel, dem er eine innere Sekretion zusprach. Treffend folgerte er, daß die Placenta in der Schwangerschaft die Funktion des Ovars übernehme und sie potenziert durchführe.

Wenn heute häufig Letulle und Larrier sowie Bouchacourt als geistige Väter der endokrinen Funktion der Placenta genannt werden, so hat Halban schon selber mit Recht dagegen Einspruch erhoben. Seine Arbeit decke sich mit der Bouchacourts nur darin, daß sie das Schlagwort der inneren Sekretion gemein hätten.

Besonders imponierend ist dabei die Ableitung seiner Thesen aus der Klinik heraus. Halban hat für seine Arbeit nicht einen einzigen Tierversuch verwandt, vielmehr alle seine Schlußfolgerungen der Beobachtung am Menschen entnommen, wobei er betont, daß ihnen mehr Beweiskraft zukomme als dem Experiment — eine Behauptung, die auch in der heutigen Zeit volle Gültigkeit besitzt.

Wenn auch die Deutung mancher seiner Beobachtungen falsch war — der Kern war richtig. Der größte Teil der weiteren auf diesem Gebiet geleisteten Arbeit bis zum heutigen Tag bedeutet lediglich eine Auffüllung des Raumes, für den er so weite Grenzen gesteckt hatte.

In Wien erfolgte auch zunächst der Ausbau der Halbanschen Lehre durch experimentelle Untersuchungen, während sonst die Resonanz in der wissenschaftlichen Welt gering war. So suchte Fellner die wirksamen Stoffe der Placenta durch Injektionen von Placentarextrakten auf jungfräuliche Kaninchen zu isolieren und konnte dabei vor allem die durch die „brunstauslösenden Stoffe" (Oestrogene) hervorgerufenen Veränderungen insbesondere an der Brustdrüse und am Uterus beobachten. Aschner sah bei ähnlichen Versuchen auch Veränderungen an den Ovarien der Versuchstiere, also eine Gonadotropinwirkung, ohne sie als solche deuten zu können. Hermann stellte damals bereits einen „chemischen Einzelkörper" dar, der oestrogene Wirkung entfaltete.

Die für alle diese Autoren im Vordergrund stehende Frage der Beeinflussung der Milchsekretion durch die Placenta wurde von ihnen nicht einheitlich beantwortet.

Ich habe dann im Jahre 1924 *menschliche* Placenta auf Frauen mit einem Uteruscarcinom implantiert, allerdings weniger in der Absicht, ihre hormonalen Fähigkeiten zu studieren, als vielmehr zu versuchen, durch die besonderen Potenzen des chorialen Gewebes das Carcinom zu beeinflussen und strahlenempfindlicher zu machen. Der Krebs wurde nie gebessert, was alle interessieren muß, die heute irgendeine Form der Placentatherapie beim Carcinom empfehlen. Doch war ich aufs höchste überrascht, selbst bei alten Frauen Schmerzhaftigkeit und Schwellung der Mammae und sogar Milchsekretion feststellen zu können, was uns heute selbstverständlich erscheint.

Einen entscheidenden Fortschritt für die *Oestrogen-Forschung* brachte nach dem ersten Weltkrieg der Allan-Doisy-Test, mit Hilfe dessen große Mengen der Oestrogene nicht nur in der Placenta, sondern auch im Harn von schwangeren Frauen gefunden wurden. Auf Grund meiner damit angestellten Versuche habe ich schon 1929 die These aufgestellt, daß die Placenta diese Stoffe nicht nur speichere, wie man damals allgemein annahm, sondern selber bilde. Einen weiteren Beweis schien sehr bald die Beobachtung Waldsteins zu erbringen, der bei einer Schwangeren die Eierstöcke entfernen mußte. Diese schied weiterhin Oestrogene aus, und damit schien die Produktionsstätte eindeutig geklärt. Dagegen machte man bald den berechtigten Einwand, daß die *Nebenniere* der Mutter und vielleicht auch der Frucht ebenfalls als Produktionsstätte in Betracht gezogen werden müsse. Die letztere kann man wohl als Quelle ablehnen. Jedenfalls habe ich bei zwei Frauen, die später einen Anencephalus mit kaum angelegten Nebennieren zur Welt brachten, die Oestrogenausscheidung geprüft und dabei keinen Unterschied gegenüber normalen Schwangeren gefunden, was bedeuten würde, daß die fetale Nebenniere hinsichtlich der Oestrogenproduktion nicht entscheidend sein kann. Allerdings sollten diese Versuche in größerem Umfange noch einmal aufgenommen werden. Inwieweit die mütterliche Nebenniere sich an der Oestrogenproduktion beteiligt, ist einstweilen schwer abzugrenzen. Das Schwergewicht liegt zweifellos bei der Placenta.

Der Tierversuch zum Nachweis der Oestrogene ist heute zugunsten des *mikroanalytischen Nachweises*, der auf vielfache Weise geführt wird, weitgehend aufgegeben worden. Voraussetzung hierfür war die Aufdeckung der Steroidnatur der Oestrogene durch BUTENANDT.

So wissen wir heute über die Oestrogene der Placenta zahlreiche Einzelheiten. Die Placenta bzw. der Trophoblast bilden sie schon von Anbeginn der Schwangerschaft an, zunächst in geringer, dann aber in immer steigender Menge, wobei ich auf die sehr kritische und aufschlußreiche Bearbeitung von DICZFALUSY verweise, so daß ich auf Einzelheiten nicht einzugehen brauche.

Die *Bildungsstätte* der Oestrogene ist offenbar das *Syncytium*, was ZONDEK, CLAUBERG und ich selber (1942) schon früher postuliert haben. Den letzten Beweis hierfür brachten die Versuche von STEWART, der menschliches Placentargewebe in die vordere Augenkammer von kastrierten Kaninchen implantierte, das Syncytium dort wachsen sah und den Oestrogennachweis bei diesen Tieren eindeutig führen konnte.

Die Oestrogene gelangen von der Placenta in großer Menge in das *mütterliche Blut* und werden überall hingetragen. Sie verursachen das Wachstum des Uterus und der Brüste und sind wahrscheinlich auch verantwortlich für den Umbau des Hypophysenvorderlappens zur Schwangerenhypophyse. Sie wirken auf das Zwischenhirn und damit auf das vegetative System und gelangen auch direkt an die endokrinen Drüsen und in die Stoffwechselorgane der Mutter, insbesondere in die Leber, wo ihr Abbau weitgehend untersucht wurde. Es gibt sicherlich auch sonst keine mütterliche Zelle, die unberührt bleibt. Nach der Geburt werden sie relativ schnell wieder ausgeschieden.

Auch *in der Frucht* findet man große Mengen von Oestrogenen, im Fruchtwasser, im Nabelschnurblut und in allen ihren Organen. Man sollte dabei nicht von einer besonderen *Permeabilität der Placenta* für die Hormone sprechen. Die in der Placenta gebildeten Hormone gehen in den mütterlichen wie den kindlichen Kreislauf hinein. Beide werden, wie mein Mitarbeiter HÖRMANN jüngst wieder gezeigt hat, am Ende der Schwangerschaft stellenweise nur durch einen dünnen Plasmafilm getrennt, was insbesondere den hohen Oestrogengehalt des fetalen Organismus zwanglos erklärt.

Wenn die *Leber* der Frucht einen hohen Gehalt an Oestrogenen aufweist, so deshalb, weil sie hier deponiert werden, bevor sie weiter in die Frucht transportiert werden; man sollte aus dieser Tatsache hinsichtlich des Leberstoffwechsels der Frucht keine weitgehenden Schlüsse ziehen.

Der hohe Oestrogengehalt der *fetalen Nebenniere* ist schwerer zu deuten. Es ist kaum anzunehmen, daß er nur ein Ausdruck der „Synkainogenese" ist, d. h.

einer Entwicklungsfälschung, worunter man eine eigenartige, unzeitige und ungemäße Entwicklung der Frucht, die von Rückbildung gefolgt wird, zu verstehen hat. Wenn es so wäre, würden die Nebennierenveränderungen der Frucht mit ihrem hohen Oestrogengehalt keinerlei Bedeutung haben und in einer Reihe mit der Brustdrüsenschwellung des Neugeborenen, mit der gelegentlichen Blutung aus dem Neugeborenenuterus und vielen anderen Erscheinungen, z. B. der Acne- und der Comedonenbildung, stehen, was nicht gerade wahrscheinlich ist.

Auch bei der Frucht werden die Oestrogene innerhalb der ersten Lebenstage durch Harn und Meconium rasch ausgeschieden.

Einen gewaltigen Aufschwung erhielt die Placentarforschung durch ASCHHEIM und ZONDEK (1927), die im Harn von schwangeren Frauen und auch in der Placenta große Mengen von *Gonadotropinen* fanden. Sie sprachen allerdings nicht von Gonadotropinen, sondern glaubten, daß diese Stoffe, die sie *Prolane* nannten, vom Hypophysenvorderlappen gebildet und in der Placenta gespeichert würden. Auf Grund experimenteller Untersuchungen, namentlich an der Blasenmole, habe ich schon 1929 den Nachweis der placentaren Herkunft dieser Hormone geführt und bald als weiteren Beleg hierfür gezeigt, daß die Hypophyse von schwangeren Frauen überhaupt keine Gonadotropine enthält. Es wurde dies von sämtlichen Nachuntersuchern bestätigt.

Trotzdem schienen die Verhältnisse nicht geklärt. ZONDEK, WESTMAN u. a. hielten an ihrer hypophysären Genese fest. Zweifel schienen insbesondere insofern berechtigt, als man an hypophysektomierten Versuchstieren keinerlei FSH-Wirkung, sondern nur eine Luteinwirkung der Placenta feststellen konnte. Man schloß daraus, daß Placenta und Hypophysenvorderlappen in der Schwangerschaft synergistisch wirken, daß also FSH vom Hypophysenvorderlappen und LH, das man auch als ICSH bezeichnete, von der Placenta her stamme.

Diese Auffassung scheint aber heute wieder aufgegeben zu werden. In jüngeren Untersuchungen fanden nämlich EVANS u. Mitarb. auch im Harn von Frauen mit junger Gravidität FSH, wenn er hypophysektomierten Versuchstieren injiziert wurde.

Ich glaube, daß die Verhältnisse insofern klar liegen, als die Placenta auch FSH produziert, wenn auch viel weniger als LH. Auch die Untersuchungen meines Mitarbeiters DRESCHER fallen durchaus in dieser Richtung aus. *So fühle ich mich auch heute zu der Feststellung berechtigt, daß bei der Bildung der Gonadotropine in der Schwangerschaft einzig und allein die Placenta als Quelle in Frage kommt.*

Auch Versuche an Affen müssen so gedeutet werden. So hat SMITH bei trächtigen Rhesusaffen den Hypophysenvorderlappen entfernt und feststellen können, daß die Schwangerschaft weiterging, ein Experiment, das man sehr wohl zum Vergleich heranziehen kann.

Die Reindarstellung der Gonadotropine ist noch nicht geglückt; es steht allerdings fest, daß es sich um Glucoproteide handelt.

Viele Autoren nehmen außer diesen beiden Hormonen (FSH und LH) noch ein LTH an, das in der Placenta gebildet werde und das für die Erhaltung des Corpus luteum graviditatis verantwortlich sei. Ich glaube, daß man in dieser Hinsicht vorsichtig sein muß. Wie ich glaube nachgewiesen zu haben, ist das LH allein imstande, diese Wirkung auf das Corpus luteum zu entfalten, so daß man nicht zu postulieren braucht, daß ein weiteres Hormon zu diesem Zweck vorhanden sein müsse.

Wahrscheinlich liegen die Verhältnisse komplizierter, als ich sie geschildert habe. Die Untersuchungen von GREEP, VAN DYKE, CHOW (1940, 1941, 1942); KLINEFELTER, ALBRIGHT, GRISWOLD (1943); PENCHARZ (1940) und SIMPSON, EVANS, FRAENKEL-CONRAT (1941) brachten neue Gesichtspunkte in die Wirkungsweise der gonadotropen Hormone auf die Ovarien. Nicht allein das FSH bewirkt die Antrumbildung; vielmehr stimuliert ein Zusammenspiel von FSH und LH zunächst die Thecazellen zur Follikelhormonbildung. Dieses soll dann durch unmittelbaren Kontakt auf die Granulosazellen wirken. Die Follikelhöhlenbildung wird als Folge eines Zusammenspiels von FSH, LH, FH und AH (androgenes Hormon) aufgefaßt. Danach wäre zu überlegen, ob die Trennung der Begriffe FSH und LH aufrechterhalten bleiben kann. Vielleicht sollte man in diesem Zusammenhang besser von Hormonkomplexen mit einer näher zu beschreibenden biologischen Wirkung auf die Ovarien einer bestimmten Tierart sprechen.

Auch sollte man ernstlich überlegen, ob man den Namen ,,Choriongonadotropine" nicht besser durch einen anderen ersetzt, da ihre Wirkung auf die Gonaden der Frau, die das betreffende Chorion beherbergt, keineswegs seiner Wirkung auf die Gonaden der Versuchstiere entspricht.

Hinsichtlich der *Bildungsstätte* konzentriert sich alles auf die LANGHANS-*Zellen* bzw. auf die Einzelzellen, die aus dem Trophoblasten hervorgehen und auch in der reifen Placenta nachweisbar sind, eine Annahme, die ich 1942 postuliert und begründet habe. Der endgültige Nachweis hierfür ist in der Gewebekultur geführt worden, in der nur die LANGHANS-Zellen wachsen; in diesen Kulturen ist das Choriongonadotropin nachzuweisen (JONES, GEY u. Mitarb.). Schließlich sind auch die Implantationsversuche von Placenta in die vordere Augenkammer des Kaninchens beweisend, die bei Wachstum der LANGHANS-Zellen den Nachweis der Bildung des Choriongonadotropins in diesen erlauben (STEWART u. a.).

Allerdings taucht immer wieder, auch in jüngster Zeit, die Behauptung auf, daß nicht die LANGHANS-Zellen, sondern die *Decidua* Produktionsstätte sei. Das ist bestimmt nicht richtig. Wie ich vor vielen Jahren, zum Teil auch in Zusammenarbeit mit meinem ehemaligen Mitarbeiter HUBER, feststellen konnte, besteht ein direktes Gefälle der Gonadotropine von der Placenta zur Decidua und in den weiteren Umkreis des Eies. Man findet es überall im kleinen Becken, in bei weitem höchster Konzentration aber in der Placenta selber.

Der Gehalt der Placenta an Gonadotropinen ist seit langem gut bekannt. Das unbefruchtete Ei enthält noch keine Gonadotropine. Sie werden erst mit der Implantation nachweisbar, d. h. etwa am 9.—11. Tage nach der Befruchtung. Zunächst sind sie in verhältnismäßig geringer Menge vorhanden, um dann aber bald geradezu explosionsartig in die Höhe zu schnellen. Der Gipfel der Gonadotropinproduktion liegt zwischen dem 30.—70. Tag, gerechnet vom ersten Tage der letzten Menstruation an. Dann fällt die Kurve wieder steil ab, und die Produktion hält sich relativ niedrig bis zum Ende der Schwangerschaft.

Die Gonadotropine, die durch das *mütterliche Blut* überall hin verteilt werden, erscheinen nur zu einem kleinen Prozentsatz im Harn. Wir wissen nicht, wo die übrigen großen Gonadotropinmengen im Organismus der Frau bleiben, und wo sie abgebaut werden. Die Niere selber scheidet sie ziemlich konstant aus — parallel zu dem Gehalt des Blutes an Gonadotropinen — und ist für die geringe Ausscheidung nicht verantwortlich.

Die Gonadotropine gehen auch auf die *Frucht* über. Man findet sie in großer Menge in dem *jungen* Ei, z. B. in seinem Fruchtwasser. Sie sind aber in nur kleiner Menge im Fruchtwasser, im Organismus und im Harn der *reifen* Frucht zu finden. Man hat daraus geschlossen, daß die Gonadotropine nicht in den kindlichen Zottenkreislauf hineingelangen, sondern „paraplacentar" diffundieren. Im Hinblick auf meine oben gemachten Ausführungen glaube ich dies nicht und nehme vielmehr an, daß man die niedrige Konzentration in der reifen Frucht damit erklären muß, daß am Ende der Schwangerschaft viel weniger Gonadotropin in der Placenta erzeugt wird als bei der jungen Gravidität und somit auch weniger auf die Frucht übertritt. Bruner hat in jüngster Zeit die Untersuchungen über den Gonadotropingehalt der Frucht wieder aufgenommen. Sie kommt dabei zu der Feststellung, daß in dem Gewebe der jungen Frucht gegenüber der ausgetragenen nur etwa $^1/_{25}$ ihres Gehaltes an Gonadotropinen zu finden sei und daß das fetale Gewebe nur etwa $^1/_{10}$—$^1/_{20}$ der Gonadotropinmenge des mütterlichen Gewebes enthalte. Diese Feststellungen sind, wie wir sehen werden, wichtig, weil die Gonadotropine sich auf die Entwicklung der Keimdrüse der Frucht in bestimmter Weise auswirken können.

Die *Aufgabe der Choriongonadotropine* im mütterlichen Organismus ist wohl nur insofern mit Sicherheit zu umreißen, als sie das Corpus luteum in das Corpus luteum graviditatis umwandeln und dieses so lange erhalten, bis die Placenta selber die Produktion des Progesterons übernehmen kann. Darüber hinaus wissen wir über ihre Funktionen nichts.

Das dritte in der Placenta gebildete Hormon ist das *Progesteron*. Es war anfangs umstritten, ob es hier überhaupt vorkommt, da die ursprünglichen Untersuchungsmethoden — der Corner- und der Clauberg-Test — zu wenig empfindlich waren, als daß damit der Nachweis in der Placenta gelingen konnte. So habe ich viele Untersuchungen mit dem Corner-Test ausgeführt und nur in einem einzigen Fall etwas Progesteron in der Placenta gefunden. Erst Adler, de Fremery und Tausk gelang 1935 dieser Nachweis, nachdem sie die Oestrogene aus dem Gewebe eliminiert hatten. Einen weiteren Fortschritt bedeuteten die Untersuchungen von Hoffmann und von Lam, die mit der intrauterinen Austestung des Hormons am Kaninchen mengenmäßige Angaben machen konnten, was auch durch Ehrhardt geschah. Auch beim Progesteron förderte die bald folgende Reindarstellung dieses Hormons und seiner Abbauprodukte und die Erkenntnis der Zugehörigkeit zur Gruppe des C 21-Steroide die Placentarforschung, da damit die *Möglichkeit des chemischen Nachweises* gegeben wurde. Diese, in Verbindung mit dem empfindlichen, wenn auch nicht ganz spezifischen Hooker-Forbes-Test haben die Feststellung erlaubt, daß die Placenta aktiv an der Produktion des Progesterons beteiligt ist. Kaufmann und seinen Mitarbeitern sind in Deutschland diese Kenntnisse zu verdanken. Wie mühevoll diese Arbeitsrichtung war, geht beispielsweise aus der Tatsache hervor, daß Pearlman noch vor kurzem vergeblich in einer riesigen Placentamenge von 836 kg nach Progesteron gesucht hat! Dann aber gelang sehr bald Salhanick, Noall und ihren Mitarbeitern auch die quantitative Bestimmung des Progesteron in der Placenta; sie konnten aus 1 kg Placenta etwa 1 mg Progesteron in kristallinischer Form gewinnen. Auch hiermit ist der Beweis erbracht, daß die Placenta die Produktionsstätte ist, da im strömenden Blut nur Spuren von Progesteron zu finden sind.

Es gibt noch andere Hinweise für die aktive Tätigkeit der Placenta, z. B. das Ansteigen des Pregnandiolspiegels im Harn, parallelgehend der steigenden Progesteronproduktion in der Placenta, ferner die Ausscheidung von Pregnandiol auch in den Fällen, wo die Frucht bereits entfernt war, die Placenta aber zurückblieb, u. a. m. Neuerdings fanden KAUFMANN und ZANDER Progesteron auch beim Chorionepitheliom und glauben, seine Bildung auf die Tätigkeit der syncytiaen Zellen zurückführen zu müssen, was früher auch von mir postuliert und begründet wurde.

Im *mütterlichen Blut* wird das Progesteron offenbar sehr schnell abgebaut.

Die Ausscheidungskurve des Pregnandiols verläuft ähnlich wie die der Oestrogene; im Anfang der Schwangerschaft findet man verhältnismäßig wenig, später aber mehr, und die Ausscheidung steigert sich bis zur Geburt.

Progesteron geht auch auf *die Frucht* über; ich habe 1936 Spuren im fetalen Harn der ersten drei Lebenstage nachweisen können, und in letzter Zeit hat PEARLMAN mit Hilfe chemischer Methoden dasselbe erzielt.

Das Progesteron bekommt dadurch eine große Bedeutung für den Hormonstoffwechsel, daß es der Synthese von Nebennierenrindenhormonen dient. Damit sei der Zusammenhang hinsichtlich der möglichen Entstehung von Schwangerschaftstoxikosen angedeutet.

Neuerdings wird auch die Frage diskutiert, ob in der Placenta *Nebennierenrindenhormone* oder Hormone, die diesen Stoffen ähnlich sind, produziert werden, und dieselbe Frage wird hinsichtlich des ACTH gestellt. Sowohl englische wie amerikanische Autoren wollen diesen Nachweis geführt haben. Auch mein Mitarbeiter Dr. STAEMMLER fand mit Hilfe der Papierchromatographie Cortisol in der reifen Placenta. Wenn man in der Placenta dreimal so viel ACTH fand als im Retroplacentarblut, so wäre dies sogar im Sinne einer aktiven Tätigkeit der Placenta zu bewerten.

Man verweist dabei auf klinische Beobachtungen, die diese Annahme unterstützen. So wird allgemein behauptet, daß rheumatische Erkrankungen in der Schwangerschaft sich bessern; ich persönlich kann hierzu nichts Entscheidendes sagen, da ich hierüber keine Erfahrungen sammeln konnte. Auch der Verlauf von Schwangerschaften bei Erkrankungen an Addison läßt Zusammenhänge vermuten. Solche Frauen weisen im Beginn der Schwangerschaft eine Verschlechterung ihres Befindens auf, dann aber eine Besserung und bekommen nach der Geburt manchmal einen schweren Schock. Man glaubt, diese Besserung auf die Wirkung der in der Placenta gebildeten Rindenhormone und die Verschlechterung nach der Geburt auf ihren Wegfall zurückführen zu müssen.

Trotzdem wird man die Entscheidung dieses Fragenkomplexes vorerst noch offen lassen.

Relativ wenig weiß man auch über die *Androgene* in der Placenta. Zwar hat SIEBKE schon vor Jahrzehnten gezeigt, daß schwangere Frauen Androgene ausscheiden. GOECKE hat dann eine gewisse Einschränkung gemacht, indem er nur im Urin von Frauen, die später Knaben gebaren, Androgene fand, nicht aber bei

Mädchenmüttern. In neuerer Zeit hat in Deutschland Riess diese Versuche wieder aufgenommen und die Befunde von Siebke bestätigt; auch hat er in der Placenta mit der Hahnenkammethode Androgene gefunden. Andere Untersucher berichten über ähnliche, zum Teil aber auch gegenteilige Ergebnisse.

Auch hier ist man von dem Tierversuch heute weitgehend abgegangen und glaubte, in der Bestimmung *der C 17-Ketosteroide* eine einfachere Methode zum Nachweis des männlichen Hormons zu besitzen; doch ist bekannt, daß nur ein Bruchteil dieser C 17-Ketosteroide den männlichen Hormonen entstammt; die übrigen sind Produkte der Nebennierenrinde und Abkömmlinge der weiblichen Steroide.

Die *Ausscheidung der C 17-Ketosteroide* ist in der Schwangerschaft gegenüber der nichtschwangeren Frau kaum verändert. Bei der gesunden Schwangeren schwanken die Werte zwischen wenigen Milligramm und ungefähr 20 mg pro Tag; kurz vor der Geburt soll es zu einem deutlichen Ansteigen der Ausscheidungsmengen kommen, dann aber zu einem Abfall (Hegnauer u. a.).

Sie sind übrigens auch *im Harn der Neugeborenen* vorhanden, wie ich zusammen mit Soetbeer gezeigt habe.

Die Kenntnisse hinsichtlich der Androgene müssen in Zukunft auf eine festere Basis gestellt werden.

Schließlich sei noch erwähnt, daß auch ein *thyreotropes* Hormon im Schwangerenharn nachgewiesen werden konnte, das vielleicht auch der Placenta zugesprochen werden muß. So haben Evans u. Mitarb. mit dem Harn aus frühen Schwangerschaften am hypophysektomierten Versuchstier eine deutliche Veränderung an deren Schilddrüse hervorrufen können. Eine Deutung ist hier einstweilen nicht möglich; vielleicht handelt es sich um einen katalytischen Effekt zur Verstärkung der Gonadotropinwirkung.

Auch wird seit langem das Vorkommen eines *Wachstumshormons* in der Placenta diskutiert, neuerdings wieder von Föllmer, der den Kaulquappentest zum Nachweis verwandte.

Über die *Beziehungen der anatomischen Verhältnisse der Placenta zu der hormonalen Produktion* wurde das Wichtigste gesagt. Die Langhans-Zellen produzieren das Gonadotropin, das Syncytium offenbar die Steroide, also Oestrogene und Progesteron.

Vergleicht man die Zellen des Trophoblasten und der Placenta hinsichtlich ihrer Struktur mit denen, die in anderen Inkretdrüsen hormonal tätig sind, wird man an der Richtigkeit dieser Behauptung Zweifel nicht unterdrücken können, doch werden sie durch die oben angeführten biologischen Tatsachen beseitigt; in hormonaler Hinsicht sind diese Zellen multipotent. Auch lassen die Versuche, *durch histochemische Untersuchungen* dem Hormonstoffwechsel im Gewebe der Placenta auf die Spur zu kommen (Wislocki u. a.), gewisse Schlußfolgerungen in dieser Richtung zu. So konnte man auf Grund bestimmter Farbreaktionen in den Zellen der jungen Schwangerschaftszotten auf beträchtliche Polysaccharidmengen schließen, was wohl auf die hier erfolgende Bildung der Glucoproteide, also der Gonadotropine, hinweist. Auf histochemischer Basis hat man auch gefunden, daß die Gonadotropinbildung mehr an die Tätigkeit des Zellkernes als an die des Plasmas gebunden ist.

Im Syncytium lassen sich histochemisch Fetttröpfchen — "lipid droplets" — finden. Vielleicht sind sie mit den schon 1901 von LETULLE und LARRIER beschriebenen «boules plasmodiales» identisch.

Nachdem sichergestellt ist, daß Oestrogene, Gestagene und Gonadotropine in der Placenta gebildet werden und daß Androgene, Nebennierenrindenhormone, corticotropes Hormon, Wachstumshormon und vielleicht auch thyreotropes Hormon zum mindesten in ihr zu finden sind, muß man sich fragen, *ob eine Abhängigkeit bzw. Zusammengehörigkeit dieser Hormone untereinander besteht*, insbesondere der „tropen" Hormone zu den Steroiden und umgekehrt. Betrachtet man ein Bild, das die Produktions- und Ausscheidungsmengen der Hormone in der Schwangerschaft vermittelt, so ist ein gegenseitiges Verhältnis nicht festzustellen, wie aus den allgemein bekannten, von VENNING publizierten Kurven hervorgeht.

Und doch wird man vielleicht etwas Derartiges folgern dürfen. Außerhalb der Schwangerschaft regulieren die hypophysären Gonadotropine den Oestrogen- und Progesteron-Stoffwechsel im Eierstock, und Oestrogene und Progesteron wiederum beeinflussen den Ausschüttungsmechanismus des Hypophysenvorderlappens. Wenn man diese Vorstellung als Grundlage nimmt, wird Ähnliches in der Placenta vor sich gehen; dann würden also die Choriongonadotropine den placentaren Stoffwechsel der Oestrogene und des Progesterons steuern und umgekehrt.

Ich glaube jedenfalls an die Richtigkeit meiner schon in den dreißiger Jahren gezogenen Schlußfolgerung, *daß in der Schwangerschaft die Placenta die hormonalen Aufgaben übernimmt, die außerhalb der Schwangerschaft von dem Hypophysenvorderlappen mit der Bildung der Gonadotropine und von dem Ovarium mit der Bildung der Oestrogene und des Progesterons erfüllt werden.* Darüber hinaus wird man vielleicht später das gleiche für das ACTH und die Nebennierenrindenhormone feststellen, wofür exakte Unterlagen noch fehlen.

Man fragt sich nach dem *Sinn der hormonalen Funktion der Placenta*. Man wird die Antwort hierauf dahingehend geben müssen, daß die Natur das junge Ei und die heranwachsende Frucht in jeder Weise zu sichern sucht und sie nach Möglichkeit selbständig und von der Mutter unabhängig macht. Darüber hinaus wenden sich die Hormone an die Mutter und rufen bei ihr bestimmte Reaktionen hervor, die vor allem der Brutpflege und der Aufzucht der Frucht dienen.

Sind schon die Verbindungen und Beziehungen der einzelnen Placentarhormone untereinander schwer übersehbar, so ist das noch mehr der Fall hinsichtlich der *Koordination der choriogenen Hormone gegenüber den Hormonen, die die Mutter in der Schwangerschaft bildet.* Die verschiedenen Wege, auf denen die fetalen Hormone zu denen der Mutter finden, deutete ich bereits an. Zum Teil laufen sie wohl über den Vorderlappen. Die Vorstellung, daß in diesem eine Umschaltung, ein "Shift" (SELYE) zustande kommt, erscheint insofern plausibel, als er in der Schwangerschaft Gonadotropine nicht mehr oder höchstens im Falle des Mangels bildet und somit für andere Aufgaben frei wird.

Diese hormonalen Leistungen des Trophoblasten und der Placenta geben einen Begriff von der *gewaltigen Umstellung, die durch die Schwangerschaft zustande kommt.* Man versteht, daß gesunde Frauen in der Schwangerschaft oft ein Hochgefühl besitzen, ein Hochgefühl an körperlicher und an psychischer Leistungsfähigkeit wie niemals sonst. Die absolut zutreffende Vorstellung, daß eine

Schwangerschaft eine Verjüngung für die Mutter bedeutet, ist biologisch mit der Wirkung dieser fetalen Hormone plausibel zu erklären. Andererseits schafft das komplizierte Geschehen Verständnis für die Entgleisungen, die bei Unzulänglichkeit eines Gliedes der langen Kette leicht zustande kommen und unter Umständen für die Mutter höchst gefahrvoll werden können.

Im Grunde wissen wir über die Einzelheiten dieser hormonalen Vorgänge wenig. Wir wissen zwar, daß die Oestrogene dem Aufbau dienen; wir wissen, daß das Progesteron der Placenta das des Corpus luteum graviditatis ablöst und wissen auch, daß die Gonadotropine das Corpus luteum in das Corpus luteum der Schwangerschaft umwandeln. Doch sind uns die weiteren Zusammenhänge noch weitgehend unbekannt.

Es sind insbesondere zwei Fragen, die immer wieder in diesem Zusammenhang auftauchen, die Frage nach dem Geburtseintritt und nach den Schwangerschaftstoxikosen.

Die Frage der hormonbedingten Auslösung der Wehen schien der Beantwortung näher gerückt, nachdem Knaus festgestellt hatte, daß das Corpus luteum-Hormon vor allem eine Erschlaffung und Ruhigstellung des Uterus bewirke und ihn dadurch unempfindlich mache gegenüber den Einwirkungen der Hypophysenhinterlappenhormone. Diese an sich sehr plausible Vorstellung, daß mit einem Abfall des Corpus luteum-Hormons am Ende der Schwangerschaft die Hinterlappenhormone sich wehenauslösend betätigen können, hat aber doch keine Bestätigung im Experiment erfahren. Eine vor der Geburt einsetzende Senkung des Progesteronspiegels hat sich nicht feststellen lassen. Auch neuere Arbeiten — ich erinnere hier an die sehr eingehenden Untersuchungen von Kaufmann und seinen Mitarbeitern, von Kaiser u. a. — haben gezeigt, daß der Progesterongehalt der Placenta bis zum Einsetzen der Geburt der gleiche bleibt. Das letzte Wort scheint aber noch nicht gesprochen zu sein. In jüngster Zeit nämlich will Haskins nachgewiesen haben, daß die Placenta vor der Geburt etwa dreimal so viel Progesteron enthalte als die Placenta nach Einsetzen der Wehen, was vielleicht bedeutungsvoll wäre.

Man hat weiter das Verhalten der Oestrogene studiert und quantitative Verschiebungen vor der Geburt registrieren wollen; auch hat man an eine Verschiebung der einzelnen Oestrogenkomponenten untereinander vor der Geburt gedacht. Doch stehen wir auch hier auf ganz unsicherem Boden.

Wenn wir auch hormonale Charakteristika für den Geburtseintritt bis heute nicht kennen, wird man doch eine hormonale Komponente bei Auslösung der Wehen nicht ablehnen können. Man wird allerdings Hypophyse, Zwischenhirn und peripheres vegetatives Nervensystem in den Kreis der Betrachtung einbeziehen müssen, da die Tatsache des Geburtseintrittes nach 10 mal 28 Tagen, also nach Ablauf von 10 Cyclen, auf eine zentrale Steuerung hinweist.

Daß die Hormone der Placenta weitgehend an der *Entstehung der Schwangerschaftstoxämien* mitbeteiligt sind, erscheint in hohem Grade wahrscheinlich, insbesondere wenn man sich klar macht, daß die Stoffwechselschlacken der Frucht nicht ausschlaggebend sind, wie die allerdings seltenen Toxikosen im Gefolge einer Blasenmole oder eines Chorionepithelioms beweisen.

Daß die Hormone allein wirksam sind, ist nicht sicher. Man könnte auch daran denken, daß die Eiweißkörper, an die z. B. die Gonadotropine als Glucoproteide gebunden sind, eine Rolle spielen und so die auffallende und oft diskutierte allergische Komponente der Schwangerschaftstoxikosen erklären. Man muß sich in diesem Zusammenhang einmal klar machen, daß die Frucht im Mutterleib bereits von diesen eiweißhaltigen Hormonen getroffen wird. Wenn die weibliche Frucht später zur Frau und schwanger wird, wird sie wiederum von Choriongonadotropinen überschwemmt, die dieses Mal von dem Trophoblasten ihres eigenen Kindes in ihren Organismus hineingelangen und jetzt nicht mehr artgleich, sondern artverschieden sind. Vielleicht ist damit ein Schlüssel zum Verständnis mancher allergischer Erscheinungen in der Schwangerschaft gegeben. Ich habe schon vor vielen Jahren auf diese Zusammenhänge hingewiesen, ohne Resonanz damit zu finden — möglicherweise sind diese meine Vorstellungen auch falsch.

Aber die Hormone als solche spielen wahrscheinlich die größere Rolle. Es gibt einige sichere Fakten, die bei den schweren Schwangerschaftstoxikosen am Ende der Gravidität in einem großen Prozentsatz immer wieder zu finden sind. So hat Smith schon vor langer Zeit nachgewiesen, daß hierbei die Gonadotropine an Menge zunehmen, die Oestrogene und das Progesteron aber in verringerter Menge vorhanden sind. Auch Lax u. a. fanden das gleiche.

Diese wichtige Feststellung trifft auch für die Toxikosen zu, die mit Diabetes vergesellschaftet sind und auch für die durch Toxikose bedingte vorzeitige Ablösung der Placenta (Heim, Lax).

Ich kann auf die Einzelheiten der vielen Arbeiten von Smith und seiner Mitarbeiter hier nicht eingehen und daraus nur erwähnen, daß er geglaubt hat, daß durch diesen, für die Toxikosen charakteristischen Hormonstoffwechsel der Sterine die Bildung eines Giftstoffes erfolge, der ähnlich wie bei der Menstruation die Vergiftung des Organismus hervorrufe. Aber diese Vorstellungen sind nicht haltbar. Ursächlich spielen sie keine Rolle, wie es überhaupt sehr schwer ist, bei einem so komplexen Geschehen wie bei den Schwangerschaftstoxikosen Ursachen und Folgen auseinanderzuhalten und nicht zu verwechseln. Vor allem hat man auch praktische Ergebnisse aus diesen Befunden nicht erzielen können. Jedenfalls bringt die Verabfolgung von Oestrogenen und Progesteron keine Besserung des Krankheitsbildes.

Sicher ist auch, daß bei Toxämien das Einströmen der placentaren Hormone in den mütterlichen Organismus zunächst nur funktionelle Störungen hervorruft, die pathologisch-anatomisch nicht faßbar sind; erst in zweiter Linie entstehen die Organveränderungen selber, die dann das Bild der Toxikose beherrschen, die Veränderungen an der Leber, an der Niere usw. Diese Organveränderungen sind von Lax in jüngster Zeit erneut studiert und geschildert worden.

Andeutungsweise will ich noch einmal kurz erwähnen, daß sich hinsichtlich der Entstehung vielleicht neue Gesichtspunkte aus den Erkenntnissen über den Progesteronstoffwechsel und den der C 21-Steroide überhaupt ergeben werden. Es erscheint nicht ausgeschlossen, daß ein gestörter Progesteronstoffwechsel in der Placenta zu einem Aufbau pathologischer C 21-Steroide führt, die dann die Schwangerschaftstoxikosen hervorrufen.

Aus der Fülle der Publikationen will ich nur auf die Untersuchungsergebnisse meines Mitarbeiters Staemmler hinweisen, der das Verhalten der Nebennierenrindenhormone und des hypophysär-adrenalen Systems bei normaler und pathologischer Schwangerschaft im Laufe der letzten Jahre eingehend geprüft und sowohl für das Entstehen der Hyperemesis als auch der Spätgestosen eine einleuchtende Erklärung gegeben hat.

Den gestörten Hormon-Stoffwechsel in der Placenta führt man heute allgemein auf eine *schlechte Blutversorgung des Uterus* und damit der Placenta zurück und will anatomische Beweise dafür erbracht haben (Sauter u. a.). Persönlich muß ich hierzu sagen, daß mir bei vielen Schnittentbindungen bei Toxikosen niemals eine schlechte Durchblutung des Uterus aufgefallen ist, so daß ich mich dieser Ansicht nicht ohne weiteres anschließen kann. Es kommt hinzu, daß man objektive Feststellungen über den Blutgehalt des intervillösen Raumes bisher kaum besaß; doch schaffen die Untersuchungen meines Mitarbeiters Kayser mit Hilfe der Isotopen eine festere Basis. Man wird die Frage weiter prüfen müssen.

Auch die Behauptungen über die ursächliche Bedeutung eines frühzeitigen Zugrundegehens des Syncytiums oder die Bedeutung bestimmter Placentarinfarkte für die hormonalen Entgleisungen besitzen einstweilen nur theoretisches Interesse.

Zusammenfassend müssen wir feststellen, daß unsere Kenntnisse der hormonalen Genese der Schwangerschaftstoxämien trotz der ungeheuren Anstrengungen auf diesem Gebiet mehr als mager sind, die neuen physiologisch-chemischen Möglichkeiten der Untersuchung des Hormonstoffwechsels aber zu intensiver Weiterarbeit ermutigen.

Was die *Beeinflussung der Frucht durch die Placentarhormone* anlangt, so wurden die physiologischen Verhältnisse bereits angedeutet. Ich habe im Jahre 1938 die hormonal bedingten Veränderungen der Neugeborenenperiode erneut studiert und auf einige Einzelheiten besonders aufmerksam gemacht. Den damaligen Erkenntnissen gegenüber wissen wir heute, daß die gelegentliche Blutung aus dem Uterus des neugeborenen Mädchens eine „Abbruch-" oder besser eine „Entziehungsblutung" ist, die durch den Wegfall der placentaren Oestrogene zustande kommt.

Über die *pathologische Hormonwirkung und Organbeeinflussung des Fetus* wissen wir wenig; immerhin schälen sich auch hier einige Gesichtspunkte als wichtig heraus:

Oestrogene und Gonadotropine des Trophoblasten und der Placenta werden sich vorwiegend an den Sexualorganen der Frucht auswirken. Unter normalen Verhältnissen werden die großen placentaren Hormonmengen von der Frucht in dieser Hinsicht störungsfrei hingenommen. Soweit Veränderungen durch sie entstehen, bilden sie sich nach der Geburt rasch zurück (Uterus, Brustdrüsen, evtl. auch der Hoden usw.). Man muß dabei stillschweigend voraussetzen, daß der fetale Hoden das männlich Ausgerichtete, z. B. die Wolfschen Gänge, vor dem Einfluß der placentaren Oestrogene schützt und somit ihren Einfluß, der auch beim Knaben stets vorhanden ist, paralysiert.

Was geschieht aber bei der Störung des hormonalen Gleichgewichts zwischen Frucht und Placenta?

Eine *Geschlechtsumwandlung* durch placentare Hormone, also die Umformung eines Hodens zu einem Eierstock, an die man bei der großen Menge der Oestrogene denken könnte, gibt es beim Menschen nicht, ebenso wenig die Umwandlung eines Eierstocks in einen Hoden. Die einmal angelegte Keimdrüse ändert sich in ihrer geschlechtlichen Ausrichtung nicht mehr. Dies ist auch durch Tierversuche — ich verweise insbesondere auf die Arbeiten von Jost — eindeutig belegt.

Wohl aber ist eine *konträre hormonale Beeinflussung der Ausführungsgänge und der äußeren Geschlechtsorgane* unter besonderen Verhältnissen in Betracht zu ziehen.

1. Die *Agenesie der Keimdrüsen*, das Fehlen von Eierstock oder Hoden, findet man nur bei Personen, die als Frauen imponieren; nicht, oder höchstens als größte Rarität, bei Männern. In den Fällen, in denen die männliche Keimdrüse nicht angelegt wurde, fällt der oben postulierte Schutz der Wolfschen Gänge durch den Hoden fort. Infolgedessen wird alles Männliche bei ihnen durch die choriogenen Oestrogene unterdrückt, hingegen entfaltet sich das Weibliche — auch die Müllerschen Gänge. Hierin mag — wie gesagt — der Grund für die auffallende Tatsache liegen, daß die Individuen mit Agenesie der Keimdrüse stets einen Uterus und weibliche äußere Genitalien besitzen, die allerdings meist hochgradig verkümmert sind. Ich habe diese Verhältnisse nach dem letzten Krieg an einer Reihe von keimdrüsenlosen Wesen studiert und ausführlich abgehandelt, so daß ich auf Einzelheiten nicht einzugehen brauche, obwohl ich weiß, daß man theoretisch Einwände erheben kann.

2. Auch hinsichtlich der Zwitterbildung sei der Hinweis gegeben, daß placentare Einflüsse nicht auszuschließen sind. Zwar verdankt der *weibliche Zwitter*, der Ovarien besitzt, früher als Pseudohermaphroditismus femininus bezeichnet, das männliche Aussehen der äußeren Geschlechtsorgane und die mehr oder minder starke Entwicklung männlich ausgerichteter Ausführungsgänge einer fehlerhaften Überproduktion von Nebennierenrindenhormon, so daß man bei diesem Krankheitsbild besser vom „adreno-genitalen Syndrom" spricht. Es hat mit Hormonstörungen des Trophoblasten nichts zu tun. Der *männliche Zwitter* aber, der Hoden trägt und mehr oder minder stark entwickelte weibliche Züge aufweist (Pseudohermaphroditismus masculinus), ist vielleicht primär insofern geschädigt, daß sein Hodengewebe nicht voll funktionstüchtig angelegt ist. Somit mögen im Hinblick auf die Normalfunktion des fetalen Hodens die Oestrogene der Zotten und der Placenta die Wolfschen Gänge in ihrer Entwicklung hemmen, die Müllerschen Gänge aber zum Wachstum anregen und auch die äußeren Genitalien in weibliche Richtung drängen.

Diese Andeutungen, die die Problematik dieses schwierigen Gebietes nur streifen, mögen zur weiteren Beobachtung der in diesem Zusammenhang bisher vernachlässigten Placentarhormone anregen, zumal andere Krankheitsbilder vielleicht ebenfalls hier einzureihen sind, z. B. die Aplasie der Vagina.

3. Es unterliegt keinem Zweifel, daß eine Reihe von Keimdrüsenstörungen der Frau, die sich erst nach der Geschlechtsreife in Menstruationsanomalien auswirken, bereits mit auf die Welt gebracht werden. Hierher gehört z. B. das „polycystische" oder „große graue" Ovar, das ich in letzter Zeit mit meinem Mitarbeiter Stange untersucht habe. Es ist vor allem durch eine dicke Tunica, eine Vielzahl von cystischen und atretischen Follikeln mit hyperplastischer Theca und die Armut an Primordialfollikeln charakterisiert, wobei ich auf unsere erst kürzlich erschienene Arbeit in der Deutschen Medizinischen Wochenschrift

verweise (1954). Von diesen Veränderungen läßt sich, wie Stange in einer bislang noch unveröffentlichten Arbeit mitteilt, offenbar eine Brücke zu Befunden am fetalen Ovar schlagen, die auf die pathologische Einwirkung choriogener Gonadotropine zurückgeführt werden müssen. Während das gesunde Neugeborenenovar in der Regel keine cystischen Follikel enthält, kommt es hierbei zur Entwicklung zahlreicher Cysten, zur Bildung atretischer Follikel mit abgestorbenem Ei und auch zur Thecahyperplasie und -luteinisierung. Diese Feststellungen bekommen dadurch Bedeutung, weil sie die placentare Schädigung der Keimdrüse der Frucht, die sich erst im späteren Leben nach der Geschlechtsreife manifestiert, vor Augen führen. Auch hier kann ich auf Einzelheiten nicht eingehen; ich will nur erwähnen, daß englische und amerikanische Autoren (z. B. Govan und Zuspan) auf anderem Wege zu ähnlichen Beobachtungen kamen. Ausgehend von der Tatsache des erhöhten Gonadotropingehaltes der Placenta bei Toxikosen, untersuchten sie die Eierstöcke von totgeborenen Kindern toxämischer Mütter und fanden in einem hohen Prozentsatz die gleichen Veränderungen, wie sie Stange bei systematischen Untersuchungen von Neugeborenenovarien feststellte.

Schließlich ein kurzes Wort zur heute viel verbreiteten *therapeutischen Anwendung der Placentarhormone*.

Man verabfolgt sie auf verschiedene Weise. Teils implantiert man menschliche Placenta, teils hat man Salben daraus hergestellt, auch Preßsäfte, Suppositorien usw. Hierbei sind vor allem die Oestrogene, aber auch die Gonadotropine, vielleicht auch andere Hormone wirksam.

Von der Implantation menschlicher Placenta führt ein weiterer Schritt zur heute viel diskutierten Frischzellentherapie von Niehans, der sich dabei unterstützend häufig der Placenta bedient. Ohne mich auf eigene Erfahrung stützen zu können, bin ich überzeugt, daß bei richtiger Indikationsstellung eine subjektiv und objektiv wahrzunehmende, aber nur vorübergehende Wirkung oft zu erzielen sein wird.

Sonst benutzt man therapeutisch gereinigte Präparate, die Choriongonadotropine enthalten und zum Teil aus dem Harn schwangerer Frauen, zum Teil aus dem Serum der trächtigen Stute stammen.

Die *Indikationsstellung* hierfür ist ungeheuer groß. Soweit es sich um gynäkologische Belange handelt, verabfolgt man sie insbesondere bei Amenorrhoen, bei Blutungen der verschiedensten Art, bei Sterilität, um einen Follikelsprung hervorzurufen, auch beim Kryptorchismus, um den Descensus der Hoden herbeizuführen. Die luteinisierende Komponente der Präparate soll den Abortus und insbesondere den habituellen Abort verhüten.

Man hat die Grenzen noch viel weiter gesteckt. So verabfolgt man Placentarhormone bei Gefäßstörungen der verschiedensten Art, insbesondere bei Durchblutungsstörungen (bei Ulcera cruris usw.). Besonders gut soll auch die Wirkung bei rheumatischen Erkrankungen der verschiedensten Art sein.

Dem kritisch Eingestellten erscheint dieses breite Feld etwas unheimlich, und ich selber bin skeptisch gegenüber einer allzu optimistischen Einstellung. Daß aber ein wahrer Kern in diesen Dingen steckt und eine wirksame Therapie sich anbahnen kann, ist mir nach den Potenzen der Placenta, die ich aufzuzeigen versuchte, nicht zweifelhaft. Man wird daran gehen müssen, die einzelnen Hormone der Placenta reiner darzustellen und zu gewinnen, als dieses heute möglich ist, und wird dann sicherlich noch manches Neuland auf therapeutischem Wege erobern.

Ich bin am Schluß angelangt. Wir haben Einzelheiten über die Fähigkeit der Placenta, Proteo- und Steroid-Hormone zu produzieren, kennengelernt. Wir kennen auch einige wenige Zusammenhänge zwischen ihnen und der Klinik. Doch klafft gerade hier eine große Lücke, insbesondere ist die Brücke zu dem Hauptproblem der Geburtshilfe, den Schwangerschaftstoxikosen, noch nicht geschlagen. Wie kann man weiterkommen? Das Tierexperiment kann nicht weiterführen. Ähnlich unterschiedlich, wie die anatomischen Verhältnisse im Bau der Placenta bei den verschiedenen Säugern sind, sind auch ihre hormonalen Fähigkeiten. Darum sind wir ganz auf Untersuchungen am Menschen angewiesen. Hier wird man zunächst weiter Grundlagenforschung treiben müssen. Man wird also die Quantität der einzelnen Hormone bei physiologischen und krankhaften Zuständen zu ermitteln haben. Dann aber — und hier liegt wohl der Schlüssel zum Verständnis — wird es nötig sein, eine Gesamtbilanz der verschiedenen Hormone aufzustellen und ihre Korrelationen zu studieren. Ein weites und zunächst noch unübersehbares Arbeitsfeld liegt vor uns.

Literatur

Hinsichtlich des Schrifttums bis zum Jahre 1939 siehe PHILIPP: Die Hormone der Placenta, in SEITZ und AMREICH: Biologie und Pathologie des Weibes, I. Bd. Urban u. Schwarzenberg 1953.

BRUNER, J. A.: J. Clin. Endocrin. 11, 360 (1951).

CHOW, B. F., R. O. GREEP and H. B. VAN DYKE: J. of Biol. Chem. 133, 289 (1940); Endocrinology (Springfield, Ill.) 30, 635 (1942).

DICZFALUSY, E.: Acta endocrinol. (Copenh.) Suppl. 12 (1953).

DRESCHER, J.: Acta endocrinol. (Copenh.) 15, 325 (1954).

— u. G. ZETLER: Acta endocrinol. (Copenh.) 18, 305 (1955).

FÖLLMER, W.: Arch. Gynäk. 185, 179 (1954).

GOVAN, A. D. T.: J. Obstetr. Gynaec. Brit. Empire 57, 525 (1950).

GREEP, R. O., H. B. VAN DYKE and B. F. CHOW: Proc. Soc. Exper. Biol. a. Med. 46, 644 (1941).

HASKINS, A. L.: Amer. J. Obstetr. 67, 331 (1954).

HEGNAUER, H.: Arch. Gynäk. 181, 659 (1952).

HEIM, K.: SEITZ-AMREICH, IX. Bd, S. 389.

HÖRMANN, G.: Arch. Gynäk. 181, 29 (1951); 183, 109 (1953); 184, 481 (1954).

SEEGAR JONES, G. E., E. DELFS and H. M. STRAN: Bull. Johns Hopkins Hosp. 75, 359 (1944).

— G. O. GEY and M. K. GEY: Bull Johns Hopkins Hosp. 72, 26 (1943).

JOST, A.: Recent Progr. in Hormone Res. 8, 379 (1953).

KAISER, R.: Arch. Gynäk. 179, 115 (1951).

KAUFMANN, C.: Arch. Gynäk. 183, 264 (1953).

— U. WESTPHAL u. J. ZANDER: Arch. Gynäk. 179, 247 (1951).

— u. J. ZANDER: Acta endocrinol. (Copenh.) 17, 216 (1954).

KLEIN, J., u. K. G. OBER: Klin. Wschr. 1954, 464.

KLINEFELTER, H. F., F. ALBRIGHT and G. C. GRISWOLD: J. Clin. Endocrin. 3, 529 (1943).

LAX, H.: Z. Geburtsh. 130, 292 (1949).

LORAINE, J. A.: J. Endocrin. 6, 319 (1950).

LYON, R. A., M. E. SIMPSON and H. M. EVANS: Endocrinology (Springfield, Ill.) 53, 674 (1953).

MITCHELL, F. L., and R. E. DAVIES: Biochemic. J. 56, 690 (1954).

NOALL, M. W., H. A. GALHANICK, G. M. NEHER and M. X. ZARROW: J. of Biol. Chem. 201, 321 (1953).

Pearlman, W. A., and E. Cerceo: J. of Biol. Chem. **194**, 807 (1952).
— and Th. Millicent: Endocrinology (Springfield, Ill.) **5**, 590 (1953).
Pencharz, R. J.: Science (Lancaster, Pa.) **91**, 554 (1940).
Philipp, E.: Z. Geburtsh. **4**, 433 (1942); **11**, 195 (1951).
— Arch. Gynäk. **180**, 231 (1951).
— Z. Geburtsh. **12**, 97 (1952).
— Dtsch. med. Wschr. **1952**, 1209; **1953**, 1530; **1955**, 243.
— u. M. Soetbeer: Med. Welt **1951**, 301.
— u. H. H. Stange: Dtsch. med. Wschr. **1954**, 1519.
Riess, H.: Z. Geburtsh. **136**, 1 (1952).
Sauter, H.: Gynaecologia (Basel) **135**, 285 (1953).
Simpson, M. E., M. E. Evans, H. Fraenkel-Conrat and C. H. Li: Endocrinology (Spring-
    field, Ill.) **28**, 37 (1941).
Smith, P. E.: Anat. Rec. **94**, 497 (1946).
Smith, G. S. van, and O. W. Smith: Physiol. Rev. **28**, 1 (1948).
Staemmler, H. J.: Habilitationsschrift Kiel 1954.
Stewart, H. L.: Amer. J. Obstetr. **61**, 990 (1951).
— M. E. Sano and T. L. Montgomery: J. Clin. Endocrin. 8, 175 (1948).
Sulman, F. G., and F. Bergmann: J. Obstetr. Gynaec. Brit. Empire **60**, 123 (1953).
Venning, E. A.: Obstetr. Survey **3**, 661 (1948).
Wislocki, G. B., and E. W. Dempsey: Amer. J. Anat. **83**, 1 (1948).
Zuspan, F. P.: Amer. J. Obstetr. **66**, 46 (1953).

Das Verhalten von Choriongonadotropin und Oestrogenen in der menschlichen Placenta

Von

E. Diczfalusy

Mit 18 Abbildungen

Es erscheint mir eigentlich recht anmaßend, nach Deutschland zu kommen, um vor dieser Gesellschaft über die Hormone der Placenta zu sprechen. Was bleibt mir in jenem Lande zu sagen übrig, in dem Aschner, Fellner, Aschheim, Zondek, Philipp und viele andere ihre fundamentalen Entdeckungen gemacht haben? Ich kann nur versuchen, andere Seiten des Problems zu beleuchten und darum werde ich heute hauptsächlich quantitativ-kritische — vielleicht recht antischolastische — Gesichtspunkte vertreten.

Die klassischen Untersuchungen von Aschner (3), Fellner (21), Hermann (26), Aschheim und Zondek (2) u. a. haben gezeigt, daß in Placentaextrakten sowie im Blut und im Harn von schwangeren Frauen eine biologisch-aktive Substanz vorhanden ist, die heute allgemein als *HCG* (human chorionic gonadotrophin) bekannt ist. Anfangs glaubte man, wie Zondek, daß HCG in der Hypophyse produziert würde. Die schönen Arbeiten von Hirose (27), Philipp (38, 39), Kido (28) u. a. haben uns aber davon überzeugt, daß HCG in der Placenta synthetisiert wird[1]. Das Beweismaterial dafür ist in der ersten Tabelle zusammengestellt.

Tabelle 1. *Beweise für die Choriongonadotropin(HCG)-Synthese in der Placenta*

1. Große Mengen von HCG in Placenta, Blut und Harn während der Schwangerschaft.
2. Kein Gonadotropin in der Schwangerschaftshypophyse.
3. Schnelles Verschwinden des HCG post partum.
4. Fortgesetzte HCG-Produktion nach Entfernung des Kindes bei Belassen der Placenta in situ bei Extrauterinschwangerschaft.
5. Produktion von HCG nach Implantation von reifem oder jungem Placentagewebe ins Kaninchenauge.
6. Produktion von HCG in jungen Zotten der Gewebskulturen.

HCG zeigt also in der Placenta, im Blut und im Harn vergleichbare Schwankungen und es scheint in den verschiedenen Körperflüssigkeiten biologisch identisch zu sein. In der Schwangerschaftshypophyse befindet sich wahrscheinlich nur HCG, aber kein hypophysäres Gonadotropin (8, 25, 38, 41). HCG verschwindet nach der Geburt schnell aus dem Organismus (1). Jedoch bei extrauteriner Schwangerschaft produziert die retinierte Placenta auch nach Ent-

---

[1] Hinsichtlich des früheren Schrifttums siehe: Philipp (39, 40), Newton (33) und Courrier (10).

10*

fernung des Kindes noch mehrere Monate lang HCG (*48*). Dies sind die indirekten Beweise. Einwandfrei ist es dann Nogayama (*34*), der Gey-Gruppe (*43*) und der Stewart-Gruppe (*45*) gelungen, die Produktion von HCG in jungen Zotten der Gewebskulturen nachzuweisen[1]. Stewart (*44*) konnte dasselbe auch durch Implantation von Placentargewebe ins Kaninchenauge zeigen.

Wieviel HCG ist nun in den verschiedenen Organen und Körperflüssigkeiten vorhanden? Auf diese Frage sollte man nicht antworten, ohne vorher die Prinzipien der Meßmethoden zu berühren.

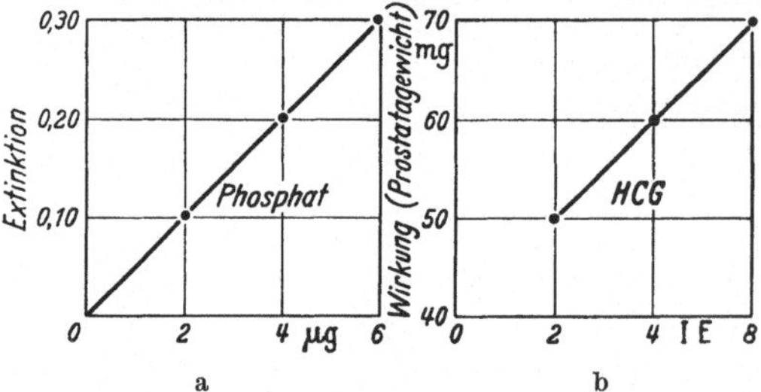

Abb. 1a u. b. Eichkurven für chemische (Phosphat) oder biologische (Choriongonadotropin, HCG) Auswertungen. Die Dosis-Skala ist logarithmisch bei HCG-Bestimmungen

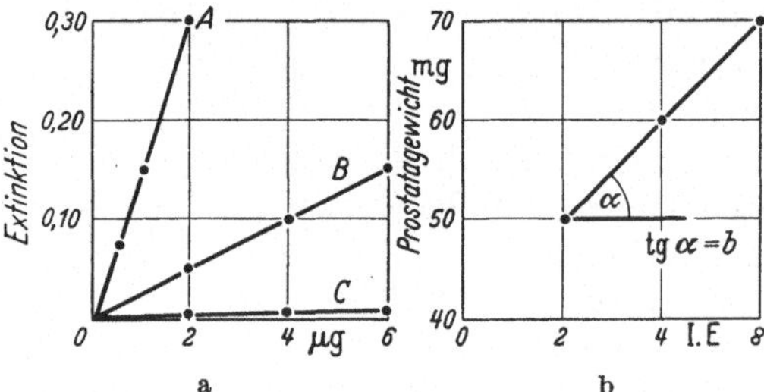

Abb. 2a u. b. Regression und Regressionskoeffizient

Meine Damen und Herren, es gibt für einen Wissenschaftler viele Wege, sich unpopulär zu machen. Nichts ist aber in dieser Beziehung so wirksam, als wenn man vor Endokrinologen über Probleme der biologisch-statistischen Auswertung spricht. Wenn ich nunmehr versuche, die wichtigsten Prinzipien zu erklären, so werde ich es in Lokalanaesthesie, d. h. ohne Mathematik tun. Erlauben Sie mir bitte, Ihnen folgendes Beispiel zu zeigen:

Wie bestimmt man eigentlich Phosphor? Man stellt sich zuerst mit einer Stammlösung, die ganz sicher reines Phosphat enthält, eine Eichkurve her. Man nimmt also 2, 4, 6 usw. γ und mißt die Farbintensität mit einem Photometer (Abb. 1a). Für biologische Bestimmungen braucht man ebenfalls eine reine Stammlösung, diesmal in Form eines internationalen Standardpräparates. Wenn man nun infantilen Ratten steigende Dosen von HCG-Standard injiziert, so erhält man, wie bei der Farbreaktion mit Phosphat, eine zunehmende Reaktionsintensität (Abb. 1b). Bei Verwendung der Prostatamethode[2] heißt das also: Das Gewicht der Prostata nimmt zu. Abb. 2a zeigt nun drei Eichkurven, die mit drei verschiedenen Phosphorbestimmungsmethoden erhalten wurden.

Es ist klar, daß Methode *A* nicht nur empfindlicher, sondern auch genauer ist. Es ist weiterhin klar, daß niemand die Methode *C* wählen wird. Die Neigung der Eichkurve bzw. *die Regression* ist also bei chemischen und auch bei biologischen Auswertungen sehr wichtig. Man drückt sie zahlenmäßig aus durch den *Regressionskoeffizienten* (= *b*), d. h. durch den Tangens des Winkels α (Abb. 2b).

Bei Phosphoranalysen macht man in der Regel Doppelbestimmungen. Biologisches Material variiert aber so stark, daß man mehrere Ratten mit der gleichen Dosis behandeln muß. Auf diese Weise erhält man eine *Streuung* (= *s*) (Abb. 3a).

---

[1] Helen Waltz et al. (*51*) konnten kürzlich auch die Produktion von HCG in Molenblasen der Gewebskulturen nach mehr als 300 Tagen nachweisen.

[2] Einzelheiten der Prostatamethode sind früher publiziert (*13, 14, 29*b).

Man sieht aus Abb. 3b (rechts), daß z. B. Methode *B* viel genauer sein muß als Methode *A*, obwohl Methode *A* eine viel bessere Regression hat. Die *Genauigkeit* einer Methode ist also hauptsächlich von der *Streuung* (s) und *Regression* (b) abhängig, und es kann in solchen s/b- oder b/s-Termen gemessen werden. s/b ist der *Präzisionsindex* von GADDUM (*23*). Man bezeichnet es mit λ. b/s ist der Präzisionsindex von WOOLF (*52*). Dieser ist in der Literatur als L bezeichnet.

Abb. 4a zeigt ein Beispiel für eine Auswertung: Man injiziert z. B. 2 Dosen „Standard" und 2 Dosen „Unbekannt". Der Abstand zwischen den beiden Linien zeigt dann, um wieviel weniger 6 und 12 cm³ Harn biologisch aktiv sind als 2 und 4 Standard-Einheiten. Decken sich die „Unbekannt"-Punkte exakt mit den Standardpunkten, so ist die Wirkung gleich.

Bei Phosphorbestimmungen im Serum oder Harn nehmen wir an, daß ausschließlich Phosphor mit unserem Reagens spezifisch reagieren wird. Auch bei biologischen Auswertungen nimmt man an, daß „Standard" und „Unbekannt" nur HCG als biologisch-wirksame Substanz enthalten, obwohl sie in verschiedenen Trägersubstanzen vorliegen. Dies soll aber immer sehr genau geprüft werden. Wenn es wirklich so ist, müssen die beiden Regressionslinien unbedingt parallelverlaufen. Darum ist es auch so gefährlich, nur sog. „3 Punkt-Tests" ("spot"-tests) mit einer Dosis „Unbekannt" und zwei Dosen „Standard" zu machen (Abb. 4b). Solche unbekannten Präparate können nämlich verschiedene wirkungsstärkende oder hemmende Substanzen enthalten (s. Abb. 5a).

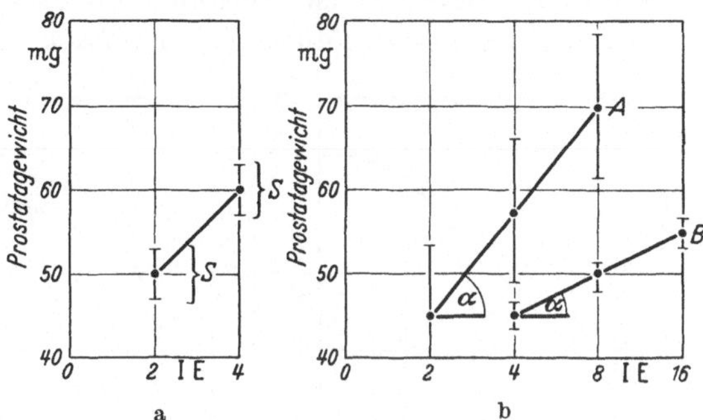

Abb. 3a u. b. Relation zwischen Streuung (*s*) und Regression (*b*)

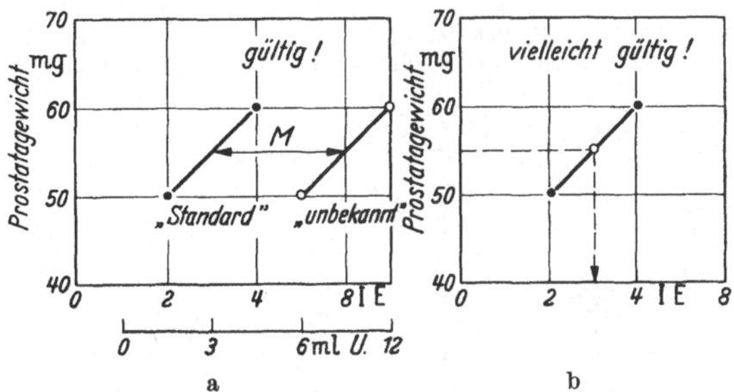

Abb. 4a u. b. Beispiele für HCG-Auswertungen. Ein "four-point assay" (links) und ein "three-point assay" (rechts)

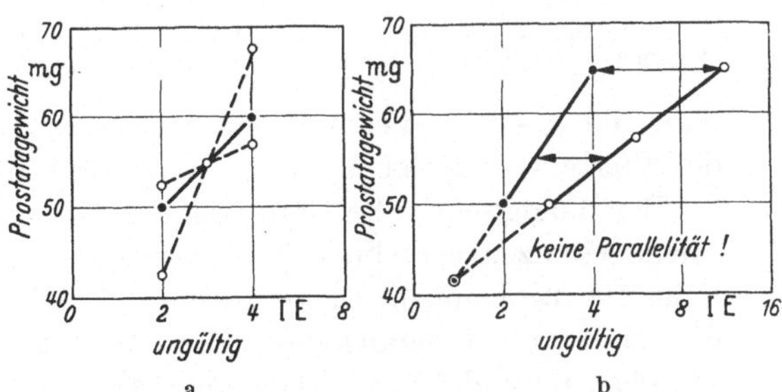

Abb. 5a u. b. Beispiele zu zeigen, daß (die Gegenwart von) wirkungssteigernden oder hemmenden Substanzen in den Testpräparaten die Auswertungen ungültig machen können

Derartige Bestimmungen sind natürlich ungültig, da die Relation zwischen Standard- und Test-Präparaten von der Dosis abhängt, wie in Abb. 5b gezeigt.

Es dürfte auch einleuchten, daß solche Regressionslinien nicht bis ins Unendliche gradlinig verlaufen (Abb. 6a). Darum ist zu fordern, daß zwei Präparate

eine ungefähr identische Wirkung haben. Das heißt, man kann nur in einem
Gebiet messen, welches durch das Standardpräparat gedeckt ist (Abb. 6b).

Nunmehr können wir also die *Gültigkeitskriterien* für biologische Bestimmungen
zusammenfassen: 1. Positive Regression, d. h. eine höhere Dosis soll eine signifikant
höhere Wirkung ergeben; 2. Parallelität (Linearität) und 3. ungefähr gleiche
Wirkung. Außerdem ist es erforderlich, daß jede Auswertung durch Genauigkeits-
und sog. *Vertrauens-*(Mutungs-)*Grenzbestimmungen* vervollständigt wird.

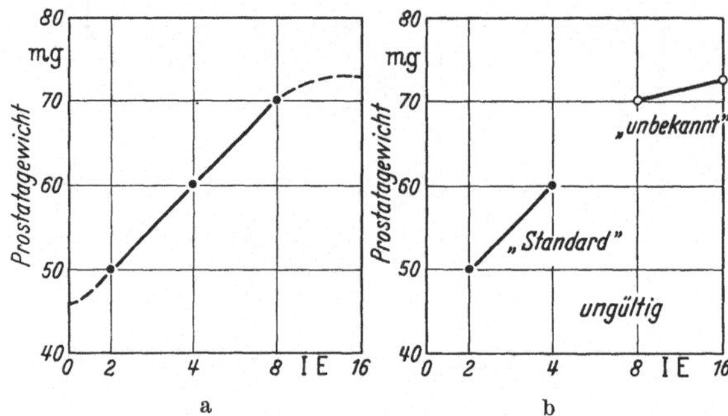

Abb. 6a u. b. Beispiel zu illustrieren, warum „Standard" und
„Unbekannt" eine ungefähr gleiche Wirkung haben sollen

Und jetzt kommt sicher
eine starke Opposition. Sie
werden sagen, das ist doch
unmöglich. In klinischen Aus-
scheidungsversuchen kann
man doch nicht so weit gehen.
Ja, das ist eigentlich eine
philosophische Frage. Wir
glauben, daß es vielleicht besser ist, 10 gültige Bestimmungen zu machen als 100 Bestimmungen, die vielleicht nicht
alle gültig sind.

Wenn wir jetzt unsere
Phosphorbestimmungen mit
100 γ Phosphat oftmals
wiederholen, werden wir ganz
sicher nicht immer 100 γ bekommen.

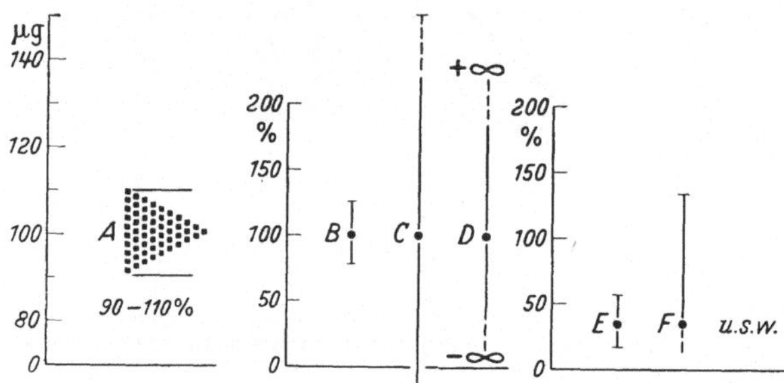

Abb. 7. Gültige und ungültige Auswertungen mit demselben
Ergebnis, aber mit verschiedenen Vertrauens-(Mutungs-)Grenzen

Aus der Streuung von
vielen Versuchen kann man
dann die Mutungsgrenzen
(Vertrauensgrenzen) errechnen (Abb. 7 *A*); d. h. wenn
man die gesamte Versuchsreihe vielmals wiederholen würde, so würden 95%
der Werte von dieser Mutungsgrenze umfaßt werden.

Bei biologischen Bestimmungen kann man auch nur für eine Bestimmung
solche Grenzen errechnen. Auswertung *B* (in Abb. 7) gibt als Resultat 100%
(oder 100 Einheiten). Dieses Resultat ist aber nur eine Schätzung der Wahrheit,
die man gar nicht genau kennt. Man weiß aber, daß diese Wahrheit in Auswertung *B*
zwischen 80 und 125% liegen soll. Auswertung *C* gibt auch 100% als Resultat.
Dieses Resultat kann aber auch 0 sein und darum ist Bestimmung *C* ungültig,
ebenso wie Auswertung *D*.

Es mag vielleicht so scheinen, als ob hier akademische Kleinigkeiten diskutiert
würden. Wenn man jedoch pathologische Fälle, z. B. drohende Aborte, Toxämien
usw., bei denen noch keine adäquate Therapie existiert, studieren will und wenn
man z. B. solche niedrigen Ausscheidungswerte wie *E* und *F* (Abb. 7) findet, dann
ist es nicht mehr gleichgültig, ob ein solcher Unterschied scheinbar oder wahr ist.
Man muß also einsehen, daß es sich lohnt, gültige Bestimmungen zu machen. Man
muß auch Bertrand Russells Grundsatz schätzen (*42*), daß die wissenschaftliche

Methodik ebenso wichtig ist wie die Resultate. Dies gilt nicht nur in der Mathematik, sondern auch in der Endokrinologie; wenn wir gültige und exakte Bestimmungsmethoden ausarbeiten, kann die nächste Generation damit weitere Untersuchungen machen. Wenn wir aber heute alles untersuchen, aber mit unbefriedigenden Methoden, muß die neue Generation alles von Anfang wieder beginnen.

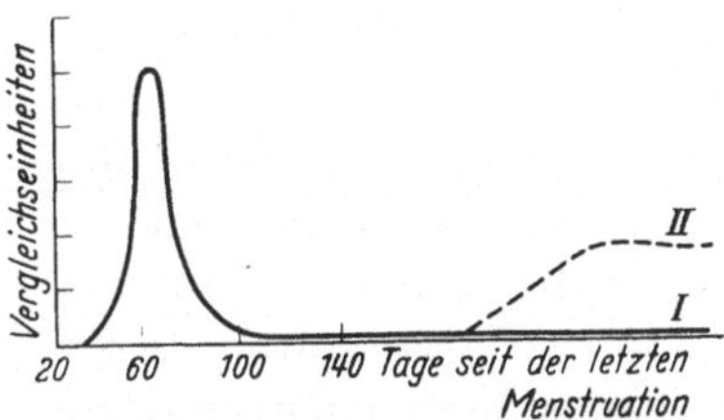

Abb. 8. Schematische Darstellung der HCG-Konzentration im Blut und im Harn während der Schwangerschaft

Und jetzt wollen wir auf die HCG-Analysen im Placentargewebe zurückkommen. Man weiß, daß HCG im Harn und Blut von graviden Frauen eine charakteristische Kurve zeigt. Schematisch sieht das ungefähr so aus, wie in Abb. 8. Eine abweichende Auffassung (49) ist mit gestrichelter Linie markiert.

Nun möchte man gerne wissen, ob der Gipfel durch Veränderungen in der Produktion oder nur im Verbrauch bedingt ist. Da sich nicht bestimmen läßt, wieviel HCG in der Placenta produziert wird, wurde versucht, zu messen, wieviel HCG je 1 g Placentargewebe vorhanden ist. Wir haben dazu insgesamt 80 biologische Auswertungen durchgeführt (13); 40 davon mit der gezeigten Prostata-Methode (Abb. 9).

Wir sehen, daß vom 4.—5. Monat an weniger als 20 Einheiten nachweisbar sind.

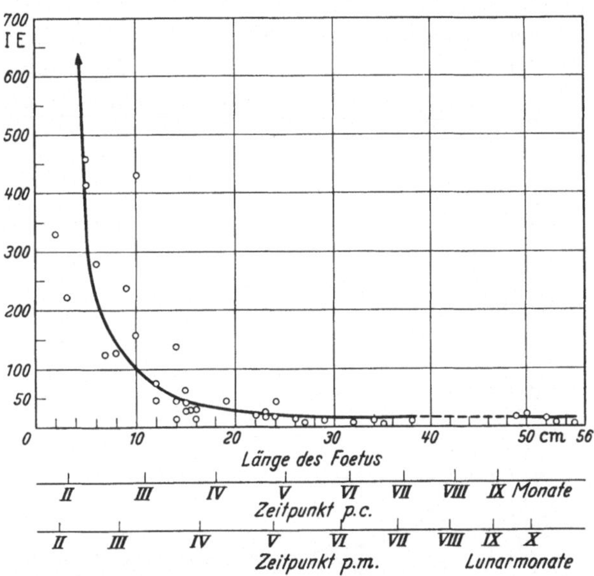

Abb. 9. Konzentration menschlichen Choriongonadotropins (HCG) im Placentagewebe (I E/gm Gewebe) während des Schwangerschaftsverlaufs, bestimmt nach der auf Gewichtszunahme accessorischer Geschlechtsorgane bei infantilen männlichen Ratten beruhenden Methode (Prostata Test)

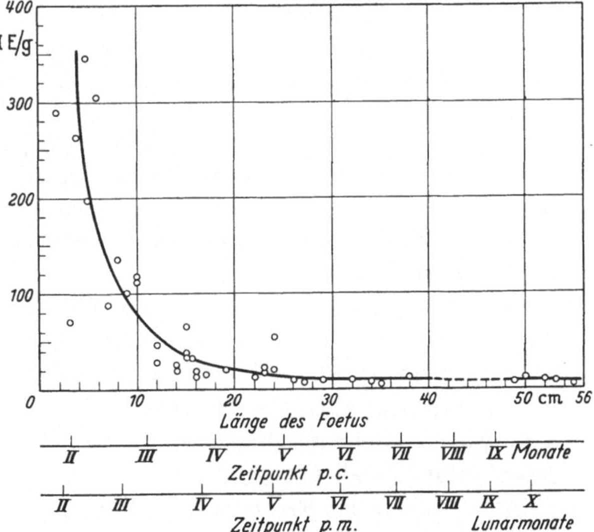

Abb. 10. Konzentration menschlichen Choriongonadotropins (HCG) in Placentargewebe (i E/gm Gewebe) während des Schwangerschaftsverlaufs, bestimmt nach der auf Corpus luteum-Bildung bei infantilen Mäusen beruhenden Methode (Corpus luteum-Test)

Außerdem haben wir 40 Analysen mit der sog. „Corpus luteum"-Methode durchgeführt (*13*) (s. Abb. 10).

Dabei wurden etwas niedrigere Werte, aber sonst eine ganz ähnliche Kurve gefunden.

Ausgehend von diesen beiden Kurven (Abb. 9 und 10) dürfte nach unserer damaligen Vorstellung (*13*) die Durchschnittskurve in Abb. 11 dem wahren Verhalten vielleicht ganz gut entsprechen.

Die Mengenverhältnisse, also 3—500 Einheiten im 2. und 3. Monat und weniger als 20 Einheiten vom 5. Monat an stimmen gut mit den Urin- und Serumwerten der Literatur überein.

Versucht man die Auswertungen der Prostata-Methode mit den Corpus luteum-Titrierungen zu korrelieren, so zeigt sich folgendes (Abb. 12):

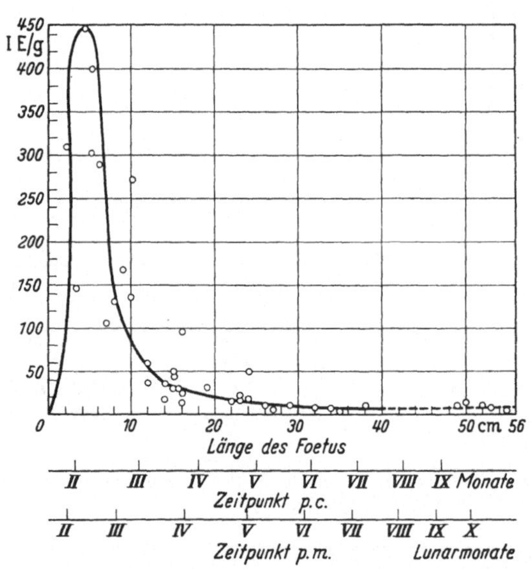

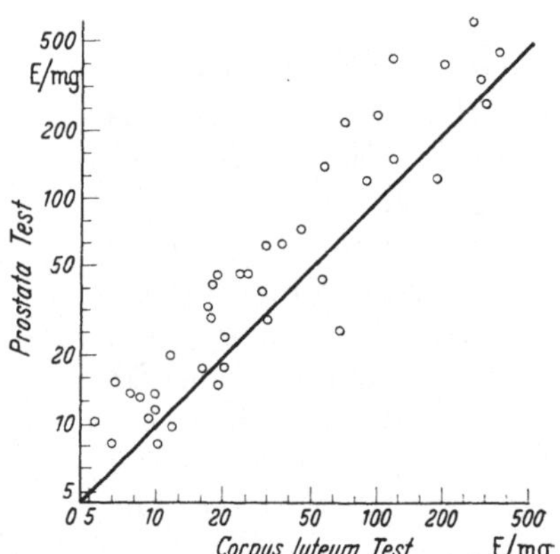

Abb. 11. Ansicht des Autors über die Konzentration menschlichen Choriongonadotropins im Placentargewebe. Jeder Punkt stellt das arithmetische Mittel dar zwischen den Konzentrationen, wie sie nach der Prostatamethode und durch den Corpus luteum-Test ermittelt wurden

Abb. 12. Korrelation zwischen der Konzentration menschlichen Choriongonadotropins (HCG) bestimmt nach der Prostatamethode u. mittels Corpus luteum-Test. Die Skalen sind logarithmisch, jedoch in Einheiten graduiert

Obwohl die meisten Einzelbestimmungen statistisch annehmbar waren, haben die beiden Methoden systematisch voneinander abweichende Resultate ergeben. Entweder gab die Prostatamethode zu hohe oder der „Corpus luteum"-Test zu niedrige Resultate.

Wir überlegten uns nunmehr, ob es nicht so ist, daß außer den statistischen Gültigkeitskriterien noch andere, biologische Kriterien existieren. Diese bezeichneten wir nach Finney (*22*) als *Relevanz*-Kriterien.

Und tatsächlich, bei Durchsicht des Schrifttums fanden wir etwas Ähnliches, wenn wir die zwei sorgfältigsten und schönsten Untersuchungen über die HCG-Ausscheidung verglichen (Abb. 13).

Abb. 13 zeigt das Ergebnis von 136 gültigen und genauen Bestimmungen mit der Prostatamethode (*29a*) sowie das Ergebnis von 178 ebenfalls genauen und gültigen Auswertungen mit der Hyperämiereaktion (*1*). Diese große Abweichung zwischen den beiden Methoden spricht dafür, daß unsere heutigen Kenntnisse über die HCG-Ausscheidung noch nicht ganz genau und eindeutig sind. Man soll aber nicht verzweifeln, wenn man solche Figuren sieht, sondern die Relevanz-kriterien noch einmal prüfen.

Da es kein Placentargewebe ohne HCG gibt, wohl aber Serum, haben wir mit Dr. LORAINE die Relevanz von drei Methoden so nachgeprüft, daß der internationale Standard in Serum gelöst und als „Unbekannt" gegen dieselbe Menge HCG in Wasser ausgewertet wurde (16). Dabei hat sich folgendes gezeigt (Abb. 14):

Die Mutungsgrenze (Vertrauensgrenze) lag bei der Prostatamethode immer um 100%. Mit der Uterusmethode konnten wir dagegen in keinem Fall 100% erreichen und bei der Bestimmung des Ovargewichtes war die Genauigkeit so schlecht, daß diese Methode in unserem Laboratorium für HCG-Bestimmungen praktisch unbrauchbar ist. Serum ohne HCG gab natürlich keine Prostata- oder Uterusgewichtszunahme. HCG-Bestimmungen im Serum mit der Uterusmethode sind also sicher biologisch ungültig bzw. irrelevant. Wir glauben dagegen, daß Auswertungen mit der Prostatamethode gültig und relevant sind.

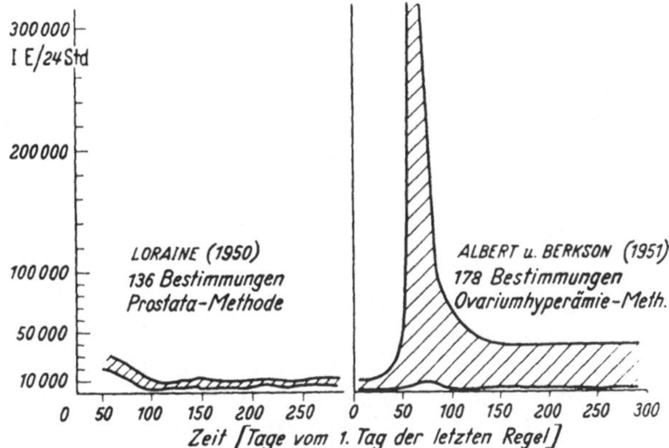

Abb. 13. Die HCG-Ausscheidung bei der Frau nach LORAINE (29) und nach ALBERT und BERKSON (1)

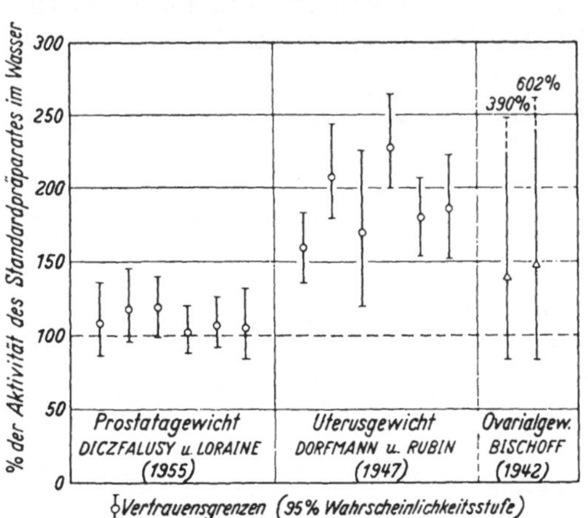

Abb. 14. Einfluß des Serums als Vehikel auf die biologische Aktivität des HCG-Standards

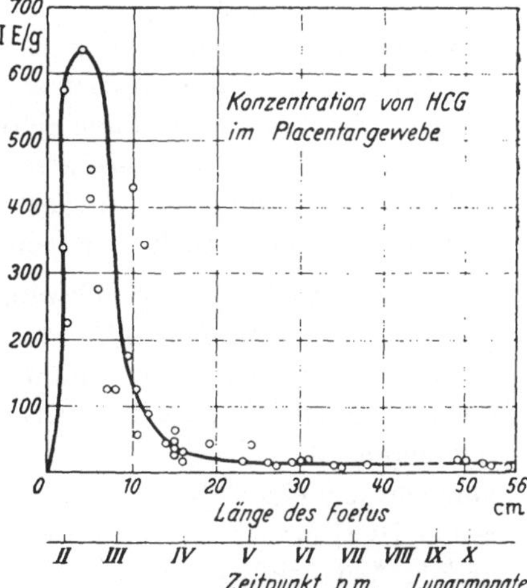

Abb. 15. Die Konzentration von HCG in der Placenta mit der „Prostata"-Methode bestimmt

Aus diesem Grund haben wir die früheren Bestimmungen (13) im Placentargewebe von 1953 mit neuen Bestimmungen — die mit einer verbesserten Methode durchgeführt wurden (14) — vervollständigt. Unsere heutige Auffassung basiert nur auf Bestimmungen mit der Prostatamethode (11) (Abb. 15).

Wir sehen hohe Werte im 2.—3. Schwangerschaftsmonat und eine dramatische
Schwankung im 4. Monat. Diese Kurve und auch die Mengen scheinen in guter
Übereinstimmung mit Serumbestimmungen der Albert-Gruppe (1) zu stehen
(s. Abb. 16), obwohl die Relevanz da vielleicht nicht ganz gesichert ist. Vom

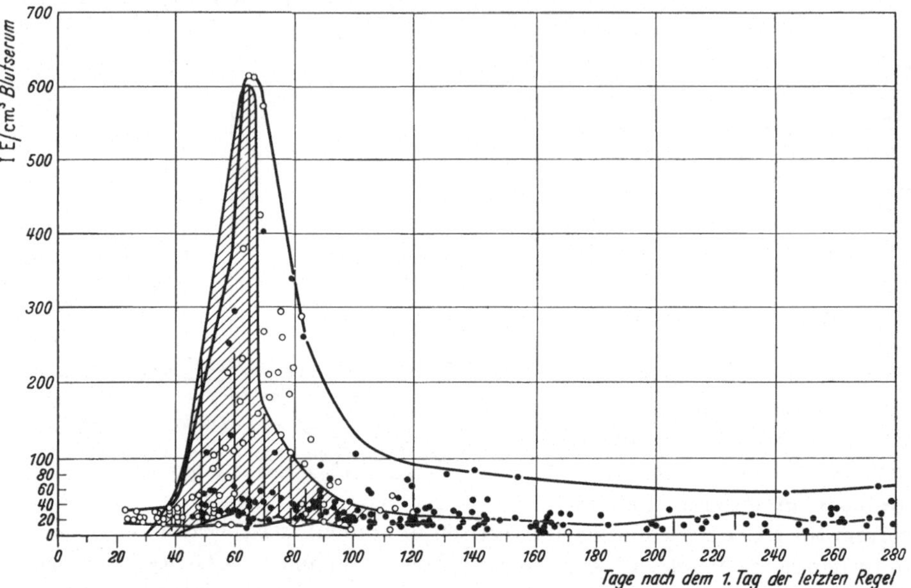

Abb. 16. Konzentration von Choriongonadotropin (HCG) im Blutserum während der normalen Schwangerschaft.
Nach Albert und Berkson (1)

4. Monat bis zur Geburt scheint also die HCG-Konzentration in Placenta, Blut
und Harn ziemlich konstant zu sein. Die Mengenverhältnisse im Placentargewebe
sprechen dafür, daß die großen Schwankungen in der Harn- und Blutkonzentration hauptsächlich Veränderungen in der Produktion und nicht im Verbrauch repräsentieren.

Wieviel HCG bei der schwangeren Frau produziert, verbraucht oder zerstört wird,
wissen wir nicht. Man kennt überhaupt nicht die Faktoren, die die HCG-Produktion
regulieren. Was geschieht z. B., wenn man versucht, bei einer graviden Frau die zirkulierende HCG-Menge zu verdoppeln? Ein derartiger Versuch wurde in unserem Laboratorium durchgeführt (5).

Abb. 17 zeigt die HCG-Ausscheidung 5 Tage lang vor und nach der Verabreichung
von 75000 iE HCG[1] bei einer Graviden im 5. Monat.

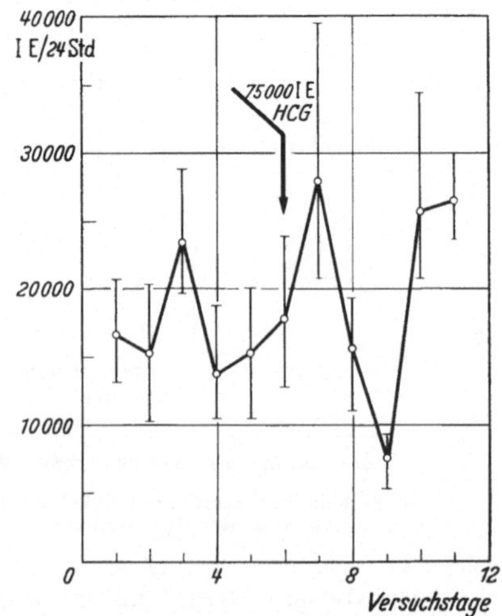

Abb. 17. Die Ausscheidung von HCG bei einer
Schwangeren (5. Monat) vor und nach der
Verabreichung von 75000 iE von HCG

---

[1] „Gonadex-Leo", geliefert durch AG. Leo, Hälsingborg, Schweden.

Nach exogen zugeführtem HCG steigt die Ausscheidungskurve an. Dann kommt eine signifikante Schwankung nach unten und schließlich geht die Ausscheidung auf normale Werte zurück. Vielleicht wirkt also ein höherer HCG-Blutspiegel auf die placentare HCG-Produktion hemmend? Das ist aber nur ein Versuch, und wir kennen überhaupt nicht die individuellen spontanen Schwankungen; aber wir hoffen, daß solche Versuche mit Oestrogen- oder Progesteron-Verabreichungen uns etwas mehr über die HCG-Sekretion regulierenden Faktoren aussagen werden.

Meine Damen und Herren, es ist ganz unmöglich, im Rahmen eines kurzen Referates alle Aspekte der HCG-Frage zu berühren. Ich muß jetzt grob zusammenfassen:

Bei der Frau werden in der Schwangerschaft große Mengen von HCG in der Placenta produziert. Der mütterliche Organismus wird fast gesättigt und auch beim Fetus gibt es HCG, wenn auch in sehr kleinen Mengen. HCG in Placenta, Harn, Blut und Fruchtwasser zeigt vergleichbare charakteristische Schwankungen. Man nimmt an, daß HCG in der Frühschwangerschaft als Luteotropin wirkt. Welche Rolle HCG nach dem 5. Schwangerschaftsmonat spielt oder wie die HCG-Produktion reguliert wird, wissen wir nicht. Als NEWTON 1938 über HCG und Placenta schrieb (*33*), sagte er, es beständen zwei Probleme, erstens wo wird HCG produziert und zweitens warum? Heute wissen wir, wo es produziert wird. Aber viel mehr wissen wir leider nicht.

Und jetzt, meine Damen und Herren, erlauben Sie, daß wir auch die Oestrogene in der Placenta, hauptsächlich aber vom biologischen Gesichtspunkt aus, diskutieren.

Seit den klassischen Untersuchungen von FELLNER (*20, 21*) hat man die Oestrogenwirkung von Placentarextrakten sehr oft demonstriert. Man weiß auch, daß während der Schwangerschaft große Oestrogenmengen ausgeschieden werden (*4, 9, 46, 49*). Daß diese Oestrogene zum größten Teil in der Placenta gebildet sind, dafür sprechen folgende Tatsachen.

Tabelle 2. Beweise für die Oestrogensynthese in der Placenta

1. Hohe Konzentration von „freien" Oestrogenen in der Placenta. Im Schwangerenharn dagegen nur „konjugierte".
2. Hohe Oestrogenausscheidungswerte bei Schwangeren auch nach doppelseitiger Ovariektomie.
3. Starke Verminderung der Oestrogene im Harn nach der Geburt.
4. Produktion von Oestrogenen in implantierten syncytialen Zellen (Kaninchenauge).

Hohe Konzentration von freien Oestrogenen, besonders Oestriol und Oestradiol-17 β in der Placenta. Hohe Ausscheidungswerte auch nach Kastration (*24, 50*) und sehr niedrige nach der Geburt und — was einwandfrei zu sein scheint — Oestrogenproduktion im implantierten jungen Placentagewebe im Kaninchenauge (*44*).

Viele Forscher haben versucht, die Totaloestrogenmenge in der Placenta biologisch zu bestimmen (*19, 35, 36, 37, 47*). Da die Placenta wenigstens 3, vielleicht 4 Oestrogene (Oestron, Oestradiol-17 β, Oestriol, 16-Epioestriol)[1] mit

---

[1] Inzwischen ist es uns gelungen 16-Epioestriol aus reifen Placenten zu isolieren (*17b*).

sehr verschiedener biologischer Aktivität und in stark variierenden Mengen enthält, geben solche Totalbestimmungen jedoch nur wenig Aufschluß. Deshalb lagen auch bis 1952 als einzige quantitative Angaben über placentare Oestrogene lediglich die Isolierungsstudien der DOISY-Gruppe vor (*18*). Sie isolierten aus reifen Placenten 35 γ freies Oestron, 38 γ Oestradiol und 140 γ Oestriol pro 1 kg Frischgewebe.

1952 haben wir versucht (*12*), die Oestrogene der Placenta in „freie", „konjugierte" und „Protein-gebundene" Fraktionen zu trennen (Abb. 18).

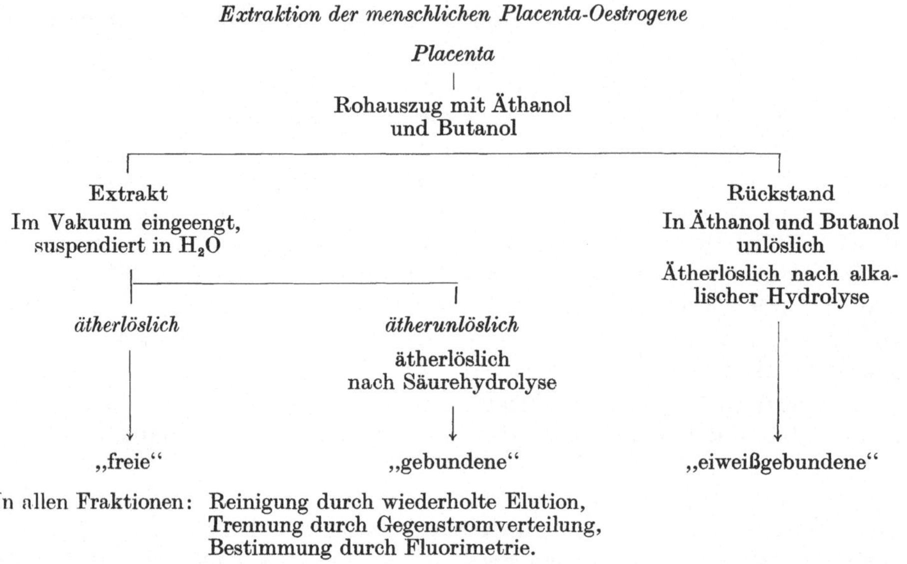

Extraktion der menschlichen Placenta-Oestrogene

Placenta

Rohauszug mit Äthanol
und Butanol

Extrakt	Rückstand
Im Vakuum eingeengt, suspendiert in H_2O	In Äthanol und Butanol unlöslich
	Ätherlöslich nach alkalischer Hydrolyse

ätherlöslich   *ätherunlöslich*

ätherlöslich
nach Säurehydrolyse

„freie"   „gebundene"   „eiweißgebundene"

In allen Fraktionen: Reinigung durch wiederholte Elution,
Trennung durch Gegenstromverteilung,
Bestimmung durch Fluorimetrie.

Abb. 18. Schema für die Trennung der „freien", „konjugierten" und „Protein-gebundenen" Oestrogene

Die „freien" Oestrogene wurden als Äthanol- und Äther-lösliche Substanzen charakterisiert; die „konjugierten" als Äthanol- und Wasser-lösliche, aber Äther-unlösliche Substanzen und die „Protein-gebundenen" als Wasser-, Äthanol-unlösliche und nach alkalischer Hydrolyse Äther-lösliche Substanzen. Diese verschiedenen Fraktionen wurden dann mit Hilfe der Gegenstromverteilung in Oestron, Oestradiol-17 β und Oestriol aufgetrennt und fluorimetrisch quantitativ bestimmt (*13*).

Einige Resultate über das Verhalten der Oestrogene in der Placenta sind in Tab. 3 zusammengestellt. Es handelt sich dabei nur um „freie" Oestrogene. Man sieht die Angaben der DOISY-Gruppe (1. Rad) sowie unsere Bestimmungen in jungen (2. Rad) und reifen (3. Rad) Placenten, jeweils auf 100 g Gewebe berechnet. Mit Ausnahme von Oestradiol-17 β, welches sich in der Gegenstromverteilung ziemlich schlecht abtrennen ließ, stimmen die Werte mit denen von DOISY et al. überein. Man sieht auch die Mittelwerte von 5 Zusatz-(Recovery-) Versuchen. 1954 hat dann MITCHELL (*31, 32*) placentare Oestrogene nach papierchromatographischer Trennung fluorimetrisch bestimmt und im Durchschnitt höhere Werte gefunden. Aber — und das konnten wir nicht verstehen — seine Zusatzversuche mit reifen Placenten ergaben nur etwa 20% Ausbeute. Unsere

Tabelle 3. *Konzentration von „freien" Oestrogenen in Placentagewebe*

Art der Placenta	(Placentargehalt μg/100 g Rohsubstanz) Oestron-Oestradiol-17 β Oestriol			Prozentuale Wiedergewinnung Oestron-Oestradiol-17 β Oestriol			Literatur
Normale Schwangerschaftsdauer .	3,5	3,8	14,0				Hoffman et al. (1940)
4.—6. Monat	1,9	1,1	2,7	79	66	76	Diczfalusy (1953)
Normale Schwanergschaftsdauer .	4,7	0,3	12,5				Diczfalusy (1953)
Normale Schwangerschaftsdauer .	8,6	2,5	19,0	14	14	27	Mitchell u. Davies (1954)
4.—6. Monat	3,3	2,3	5,7	72	75	62	Mitchell (1955)
Normale Schwangerschaftsdauer .	3,1	12,9	22,8	60	75	72	Diczfalusy u. Lindkvist (1956)

Zusatzversuche mit *jungen* Placenten ergaben dagegen viel bessere Resultate. Das war sehr mystisch und wir haben Dr. Mitchell gebeten, diese Zusatzversuche mit *jungen* Stockholmer Placenten zu wiederholen. Nunmehr (*30*) stimmten seine Ausbeuten mit unseren früheren Untersuchungen überein. Hier sind also noch einmal die methodischen Kleinigkeiten: Man prüft ein Extraktionsschema mit jungen Placenten und hält es für selbstverständlich, daß es auch mit reifen Placenten gut gehen muß.

Inzwischen haben aber auch wir unsere Methode verbessert und ein neues Extraktionsschema ausgearbeitet (*15*). Die Oestrogene werden nach chromatographischer Trennung der Monomethyläther mit einer modifizierten Kober-Reaktion nach J. B. Brown (*7*) bestimmt. 25 g Gewebe scheint für die Extraktion zu genügen, und Zusatzversuche wurden mit nur 10 γ-Mengen durchgeführt. Das Ergebnis der Zusatzversuche in Tab. 3 entspricht dem Mittelwert von 10 Zusatzversuchen. Mit dieser Methode finden wir jetzt viel mehr Oestradiol-17 β und weniger Oestron als frühere Untersucher (s. Tab. 3). Wir nehmen an, daß die früheren niedrigen Oestradiolwerte möglicherweise mit der Umwandlung von Oestradiol-17 β in Oestron während der Extraktion erklärt werden müssen. Wir glauben auch, daß wir mit der verbesserten Methode wirklich Oestrogene bestimmen. Die Fraktionen wurden gesammelt und durch wiederholte Gegenstromverteilungen in drei verschiedenen Systemen sowie durch Ultraviolettabsorptionsspektren und mit verschiedenen Farbreaktionen identifiziert (*15*).

Zuletzt möchte ich noch ein paar Worte über die Beziehungen zwischen dem mütterlichen und fetalen Oestrogenstoffwechsel sagen:

Wir haben gesehen, daß große Mengen freies Oestradiol-17 β in der Placenta vorhanden sind. Im fetalen Lebergewebe dominieren dagegen die konjugierten Oestrogene (*17c*). Ob die fetale Leber die konjugierten Formen nur aus dem Placentarkreislauf sammelt, oder ob sie selbst Oestrogene verestern kann, das wissen wir noch nicht. Und nun sieht man in Tab. 4, daß im Fruchtwasser nur Oestriol vorhanden ist, meistens in konjugierter Form (*11*). Was wir aber vielleicht für am interessantesten halten, ist, daß die Oestrogen-Ausscheidung bei Neugeborenen fast ausschließlich in Form von Oestriol stattzufinden scheint (*17a*).

Tabelle 4. *Konzentration von Oestrogenen (µg/kg) in verschiedenen Geweben und Körperflüssigkeiten*

Gewebe	Frei			Gebunden		
	Oestron	Oestradiol -17 β	Oestriol	Oestron	Oestradiol -17 β	Oestriol
Placenta . . . . (Normale Schwangerschaftsdauer)	30,8	128,5	227,8	21,0	8,0	44,0
Fetale Leber	4,0	3,0	58,1	0	0	124,0
Fruchtwasser	0	0	84,2	0	0	790,0
Urin (vom Neugeborenen)						
24— 48 Std.	—	—	—	4,0	0,7	7292,0
48— 72 Std.	—	—	—	0,9	0,0	3330,0
72— 96 Std.	—	—	—	0,0	0,0	595,0
96—120 Std.	—	—	—	0,0	0,0	70,0

Es ist in der Tat sehr überraschend, Milligramm-Oestriolmengen je 1 l Harn zu finden ohne größere Mengen Oestradiol-17 β oder Oestron demonstrieren zu können. Wir glauben, daß diese Versuche dafür sprechen können, daß das Fruchtwasser vielleicht mit dem fetalen und nicht mit dem mütterlichen Oestrogenstoffwechsel in Verbindung steht. Dafür spricht auch die Tatsache, daß weder wir noch Dr. Borth (Genf) (6) Pregnandiol im Fruchtwasser finden konnten, und daß Dr. Zander (53) keine Pregnandiolausscheidung bei Neugeborenen beobachten konnte.

Zusammenfassend soll noch einmal betont werden, daß die Placenta ein polyvalenter Hormonproduzent mit einem ganz unbekannten Regulationsmechanismus ist. Wir glauben deshalb, daß es eine gute Arbeitshypothese ist, den placentaren und fetalen Hormonstoffwechsel insgesamt als eine Einheit zu studieren. Daß diese Gesellschaft eine solche Korrelation als Hauptthema für ihr Symposium gewählt hat, ist sehr zu begrüßen. Es spricht sicher dafür, daß in Deutschland viele Forscher ihre Anstrengungen auf dieses Problem richten und daß wir von hier wieder schöne Resultate erwarten können.

Ich bin Herrn Dr. Zander (Marburg a. d. Lahn) für die Hilfe bei der Übersetzung des Manuskriptes zu ganz besonderem Dank verpflichtet.

Literatur

1. Albert, A., and J. Berkson: J. Clin. Endocrin. 11, 805 (1951).
2. Aschheim, S., u. B. Zondek: Klin. Wschr. 1927, 1322.
3. Aschner, B.: Arch. Gynäk. 99, 534 (1913).
4. Bachman, C.: Amer. J. Obstetr. 42, 599 (1941).
5. Borell, U., E. Diczfalusy u. A. Westman: In Vorbereitung.
6. Borth, R.: Persönliche Mitteilung.
7. Brown, J. B.: Mem. Soc. Endocrin. (London) 3, 1 (1955).
8. Bruner, J. A.: J. Clin. Endocrin. 11, 360 (1951).
9. Cohen, S. L., G. F. Marrian and M. C. Watson: Lancet 1935, 674.
10. Courrier, R.: Endocrinologie de la gestation. Paris: Masson Cie. 1945.
11. Diczfalusy, E.: In Vorbereitung.
12. Diczfalusy, E.: 2nd Int. Congress Biochem. Abstr., p. 125. Paris: Declume 1952.
13. Diczfalusy, E.: Acta endocrinol. (Copenh.) 12, Suppl. XII (1953).
14. Diczfalusy, E.: Acta endocrinol. (Copenh.) 17, 58 (1954).

15. Diczfalusy, E., u. P. Lindkvist: Acta endocrinol. (Copenh.) **22**, 203 (1956).
16. Diczfalusy, E., and J. A. Loraine: J. Clin. Endocrin. 15, 424 (1955).
17a. Diczfalusy, E., u. K. G. Tillinger: In Vorbereitung.
17b. Diczfalusy, E., u. M. Halla: In Vorbereitung.
17c. Diczfalusy, E., u. A.-M. Magnusson: In Vorbereitung.
18. Doisy, E. A.: Endocrinology (Springfield, Ill.) **30**, 933 (1942).
19. Doisy, E. A., J. O. Ralls, E. Allen and V. G. Johnston: J. of Biol. Chem. **61**, 711 (1924).
20. Fellner, O. O.: Zbl. allg. Path. **23**, 673 (1912).
21. Fellner, O. O.: Arch. Gynäk. **100**, 641 (1913).
22. Finney, D. J.: In Burn's Biological standardisation, p. 26. Oxford University Press 1950.
23. Gaddum, J. H.: Spec. Rep. Ser. Med. Res. Council, No. 183. London 1933.
24. Guldberg, E.: Acta obstetr. scand. (Stockh.) **15**, 345 (1936).
25. Hamburger, C.: Acta path. scand. (Copenh.) **17**, Suppl. 1 (1933).
26. Herrmann, E.: Mschr. Geburtsh. **41**, 1 (1915).
27. Hirose, T.: Kinki-fujinka-zakkai-Zasshii **16**, (1920); quoted by Collip in Canad. Med. Assoc. J. **22**, 761 (1930).
28. Kido, I.: Zbl. Gynäk. **61**, 1551 (1937).
29a. Loraine, J. A.: Brit. Med. J. **1949**, 1496.
29b. Loraine, J. A.: J. Endocrinol. **6**, 319 (1950).
30. Mitchell, F. L.: Persönliche Mitteilung.
31. Mitchell, F. L.: Mem. Soc. Endocrin. (London) **3**, 64 (1955).
32. Mitchell, F. L., and R. E. Davies: Biochemic. J. **56**, 690 (1954).
33. Newton, W. H.: Physiol. Rev. 18, 419 (1938).
34. Nogayama, A.: Nagasaki Igakkwai Zassi 15, 2707 (1937); quoted by Hoffman in Female endocrinology, p. 121. Philadelphia: W. B. Saunders 1944.
35. Parker, F. Jr., and B. Jr. Tenney: Endocrinology (Springfield, Ill.) **23**, 492 (1938).
36. Parkes, A. S., and C. W. Bellerby: J. of Physiol. **61**, 562 (1926).
37. Parkes, A. S., and C. W. Bellerby: J. of Physiol. **62**, 385 (1927).
38. Philipp, E.: Zbl. Gynäk. **54**, 450 (1930).
39. Philipp, E.: Die Hormone der Placenta. In Seitz und Amreich: Biologie und Pathologie des Weibes, I. Bd. Urban & Schwarzenberg 1944.
40. Philipp, E.: Dtsch. med. Wschr. **1955**, 243.
41. Philipp, E., u. H. Huber: Zbl. Gynäk. **60**, 2706 (1936).
42. Russell, B.: Introduction to mathematical philosophy. London: G. Allen & Unwin Ltd. 1919.
43. Seegar Jones, G. E., G. O. Gey and M. K. Gey: Bull. Johns Hopkins Hosp. **72**, 26 (1943).
44. Stewart Jr., H. L.: Amer. J. Obstetr. **61**, 990 (1951).
45. Stewart Jr., H. L., M. E. Sano and T. L. Montgomery: J. Clin. Endocrin. 8, 175 (1948).
46. Stimmel, B. F.: J. of Biol. Chem. **162**, 99 (1946).
47. Stroink, J. A., u. O. Mühlbock: Gynaecologia (Basel) **126**, 325 (1948).
48. Vastesaeger, M., et G. de Touf: Bruxelles méd. **19**, 333 (1939).
49. Venning, E. H.: Obstetr. Gynecol. Survey **3**, 661 (1948).
50. Waldstein, E.: Zbl. Gynäk. **53**, 1305 (1929).
51. Waltz, H. K., W. W. Tullner, V. J. Evans, R. Hertz and W. R. Earle: J. Nat. Cancer Inst. 14, 1173 (1954).
52. Woolf, B.: Zit. nach E. Diczfalusy, in Acta endocrinol. (Copenh.) 17, 58 (1954).
53. Zander, J.: Persönliche Mitteilung.

Experimentelle Untersuchungen über den biologischen und chemischen Charakter der Choriongonadotropine

Von

J. Drescher

Mit 3 Abbildungen

Die gonadotropen Hormone sowohl hypophysärer als auch placentärer Herkunft sind hochmolekulare, zusammengesetzte Eiweißverbindungen und gehören entsprechend ihres chemischen Aufbaues zu den Glucoproteiden. Es gelang die hypophysären Wirkstoffe — einmal durch chemische Präparationen und zum anderen durch funktionelle Untersuchungen hinsichtlich der Wechselwirkung mit Steroidhormonen — als zwei getrennte Verbindungen (FSH und LH bzw. JCSH) nachzuweisen. Choriogene Gonadotropine dagegen schienen kein FSH zu enthalten.

Bereits 1930 konnte Herr Prof. Philipp zeigen, daß die Schwangerenhypophyse keine Gonadotropine enthält, während kurz vor der Gravidität und im Wochenbett dieselben vorhanden sind. Diese Befunde sind inzwischen von vielen Autoren bestätigt worden, widersprechende Versuchsergebnisse sind mir nach gründlichem Literaturstudium nicht bekannt. Placentagewebskulturen und -implantationen lieferten den endgültigen Nachweis einer chorialen Gonadotropinbildung. Zahlreiche Beobachtungen lassen somit den Schluß zu, daß eine Gonadotropinbildung während der Gravidität *allein* in der Placenta stattfindet, jedenfalls sind bis heute keine gegenteiligen Untersuchungsergebnisse bekannt.

Zunächst sei nun ganz kurz auf die biologische Wirkung dieser sog. Choriongonadotropine anhand von Ovaruntersuchungen eingegangen. Aschheim und Zondek fanden als erste im Schwangerenharn FSH, später auch Anselmino und Hoffmann. Auf die Befunde der beiden letzten Autoren möchte ich später noch einmal zurückkommen. — Beobachtungen Guyénots und seiner Schule aber sprachen gegen diesen Dualismus (FSH — LH) im Choriongonadotropinkomplex, weil diese an den Ovarien *hypophysektomierter* infantiler Ratten und Meerschweinchen nach choriogenen Hormonen keine FSH-Reaktion beobachteten; *im Gegensatz* zu Untersuchungen an Ovarien von Tieren mit *intakter Hypophyse*. Der biologische Charakter dieses Wirkstoffkomplexes wurde deshalb dahingehend gedeutet, daß man von einem dem hypophysären LH ähnlichen Wirkstoff in der Placenta sprach. Zur Klärung positiver FSH-Befunde an Ovarien der Tiere mit intakter Hypophyse, schrieb man den placentären Glucoproteiden die

Fähigkeit einer FSH-Stimulierung der Versuchstier-Hypophyse zu (sog. synergistischer Faktor). Jones, Gey und Gey — später bestätigt durch Stewart, Sano und Montgomery — bewiesen durch Placentagewebskulturen die Gonadotropinbildung in den Langhansschen Zellen. Sie konnten mit ihren Gewebszüchtungen an Ovarien infantiler Mäuse neben Blutpunkt- und Gelbkörperbildungen, *isolierte FSH-Reaktionen* auslösen. Diese Befunde sprächen nach der Theorie Guyénots dafür, daß der sog. synergistische Faktor („hypophysäre FSH-Stimulierung") vom „LH" bzw. „JCSH" isoliert wirken kann; denn die Vorstellung einer molekularen Einheit des Choriongonadotropinkomplexes ist mit dem isolierten Follikelwachstum schwer in Einklang zu bringen.

Die Schwangerenharnuntersuchungen auf FSH von Anselmino und Hoffmann (1936) wurden nach der von Evans, Meier und Simpson (1932) beschriebenen Methode durchgeführt. Beide Autoren berichteten über vergleichende Beobachtungen an Harnen von:

1. 14 Probandinnen mit normalem Schwangerschaftsverlauf.
2. 6 Patientinnen mit einer Hyperemesis gravidarum.
3. 5 Gravidae mit Eklampsie.

In der ersten Versuchsreihe waren die Ergebnisse 4mal von 14, bei der Hyperemesis gravidarum jedesmal und im 3. Versuchsgang 1mal von 5 FSH positiv. Die Harnbefunde der an Schwangerschaftserbrechen erkrankten Frauen verdienen deshalb eine besondere Beachtung, weil hier die Choriongonadotropinkonzentration besonders hoch ist. Sprechen diese Resultate nicht sehr für die Abhängigkeit von der Wirkstoffkonzentration?

Im Jahre 1953 berichteten Lyon, Simpson und Evans über Versuchsergebnisse mit Schwangerenharn verschiedener Monate, wobei diesen Autoren — entgegen früheren Untersuchungen — der Nachweis von FSH an den Ovarien hypophysektomierter, infantiler Ratten gelang.

1953 führten wir Testungen mit Schwangerenharnpräparaten (Primogenyl und Chorioman) durch und erzielten nach Aussalzung die isolierte Darstellung von Antrumfollikeln an Ovarien infantiler Mäuse, was jedoch mit gleichzeitig präpariertem Stutenserumgonadotropin (Equoman, Anteron) nicht gelang.

Nach der Wiedervereinigung beider Fraktionen konnte kein Unterschied zum unbehandelten Präparat erkannt werden. Diese Tatsache spricht wohl gegen einen erheblichen Wirkstoffverlust bei diesen Arbeitsgängen.

In weiteren Versuchsgängen wurden — zusammen mit Herrn Stange — diese Fraktionen an den Ovarien hypophysektomierter, 58—60 g schwerer, 5 Wochen alter Albinoratten eines Inzuchtstammes ausgetestet. Wir verwandten die Präparate „Preloban" (Hoechst) als hypophysäre und „Chorioman" (Mack) als placentäre Wirkstoffe. Die Isolierung wurde in Anlehnung an die Beobachtungen von Fraenkel-Conrat, Simpson und Evans; McShan und Meyer; Chow, Greep und v. Dyke, sowie Jensen, Simpson, Tolksdorf und Evans durchgeführt und in den „Acta Endocrinologica" 1954 publiziert. Ich möchte zunächst die histologischen Befunde demonstrieren.

Es ist nicht leicht, eine Erklärung der erst jetzt aufgefundenen FSH-Fraktion im Schwangerenharn zu geben, doch sollen kurz einige Überlegungen darüber angestellt werden.

Vermutlich spielt die Chorionhormonkonzentration für den FSH-Nachweis eine erhebliche Rolle, wie bereits an den Untersuchungen von Anselmino und Hoffmann gezeigt werden konnte. Weiterhin könnten die FSH-Anteile so

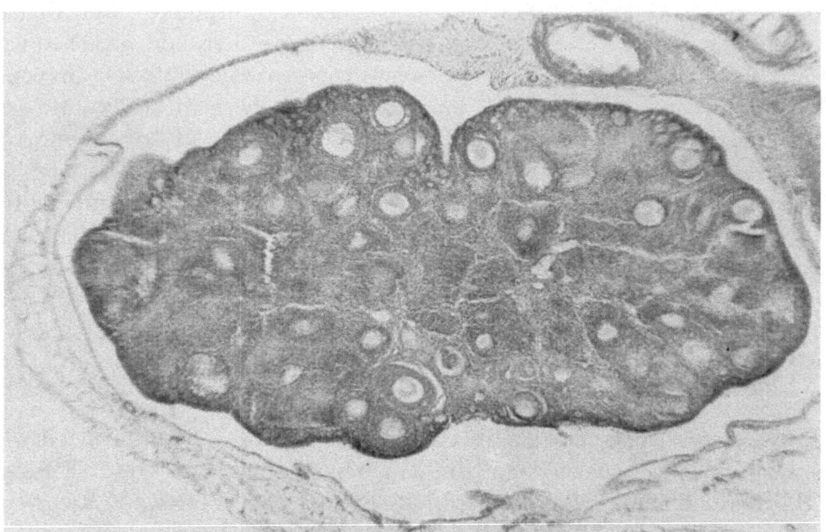

Abb. 1. Ovar eines unbehandelten Versuchstieres des verwandten Inzuchtstammes

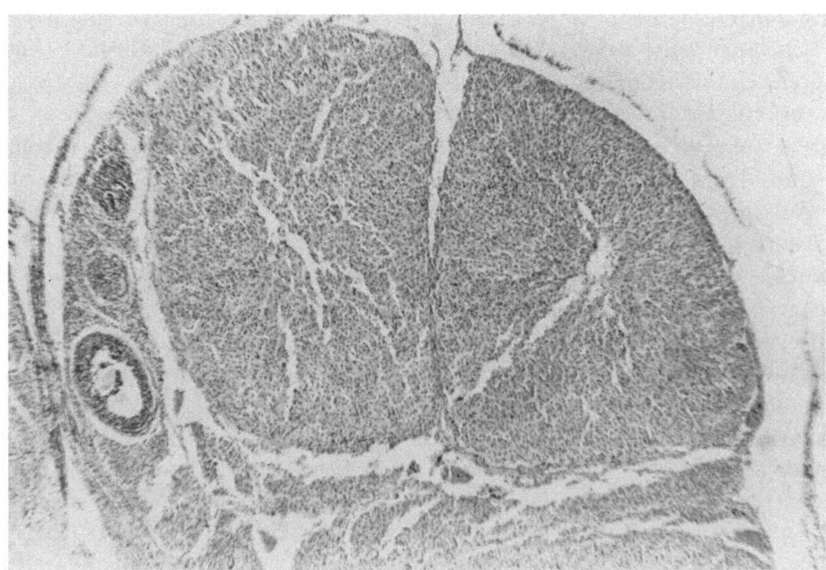

Abb. 2. LH-Reaktion mit Schwangerenharnpräparat

gering sein (Diczfalusy, 1953), daß sie unseren biologischen Testen leicht entgehen oder durch die weit überwiegende LH-Konzentration unterdrückt werden. Die morphologischen Befunde an Neugeborenenovarien der zweiten Schwangerschaftshälfte, über die Herr STANGE im Laufe dieses Kongresses noch berichten wird, beweisen das Vorhandensein von FSH im Schwangerenorganismus.

Es muß also während der Schwangerschaft FSH im menschlichen Organismus vorhanden sein, warum sollte diese Fraktion nicht in der Placenta gebildet werden? — Die Theorie der Oestrogen- und Progesteronbildung im Ovar hat gerade in den letzten Jahren einen grundsätzlichen Wandel durchgemacht. Vermutlich ist danach die Follikelhormonbildung auf ein Zusammenspiel zwischen FSH und LH angewiesen, während wahrscheinlich für die Progesteron-Produktion

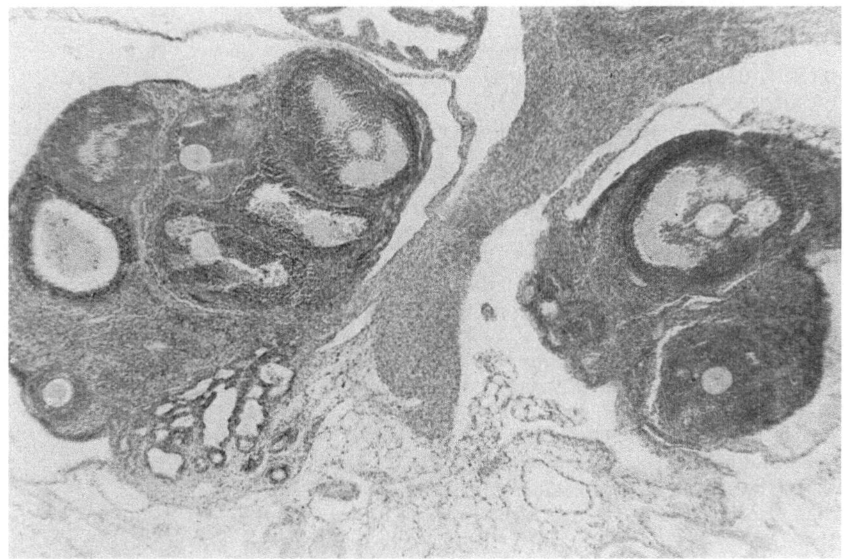

Abb. 3. FSH-Reaktion mit Schwangerenharnpräparat

zusätzlich Prolaktion (LTH) erforderlich ist. Allerdings kann diese Erklärung noch nicht als endgültig bewiesen angesehen werden, sondern mehr als Arbeitshypothese.

Es wird die Beurteilung des Reinheitsgrades einer FSH bzw. LH-Fraktion durch die weitgehende Unkenntnis ,,biologischer Voraussetzungen bei der Ovarreifung'' sehr erschwert. Deshalb seien hier lediglich die Befunde wiedergegeben. Unbeantwortet muß auch weiterhin bleiben, ob FSH ständig im Schwangerenharn angetroffen wird bzw. ob gegebenenfalls die jeweils vorliegende Hormonkonzentration mit unseren biologischen Testmethoden faßbar wird. Wir glauben auf Grund dieser Ergebnisse in der Annahme nicht fehl zu gehen, daß FSH im Schwangerenharn, sowohl in der ersten als auch zweiten Hälfte der Gravidität auftritt. Eine hypophysäre Herkunft wurde durch die Implantationsversuche mit Schwangerenhypophysen sehr unwahrscheinlich gemacht. Diese Befunde lassen den biologischen Wirkungseffekt an Gonaden von einer bestimmten, heute noch weitgehend unbekannten Proportion von FSH zu LH abhängig erscheinen. Sicherlich können hierdurch widersprechende Versuchsergebnisse eine Erklärung finden.

Abschließend sei betont, daß die beschriebenen Fraktionen des Choriongonadotropinkomplex eines konstanten Ausgangsmaterials am Ovar infantiler, hypophysektomierter Ratten quantitativ unterschiedlich reagierten, was sowohl am Tiermaterial als auch am Wirkstoffkomplex liegen kann. Die vorliegenden Befunde lassen zunächst keine Verallgemeinerung in dem Sinne zu, daß FSH im Schwangerenharn in biologisch *stets* nachweisbaren Konzentrationen ausgeschieden wird. Untersuchungen an Harnen pathologischer Schwangerschaftsverläufe kann vielleicht eine weitere Deutung erbringen.

Literatur

Anselmino u. Hoffmann: Z. Geburtsh. **115**, 52 (1936).
Chow, Greep and van Dyke: J. of Biol. Chem. **133**, 289 (1940).
Diczfalusy: Acta endocrinol. (Copenh.) Suppl. **12** (1953).
Drescher: Acta endocrinol. (Copenh.) **15**, 325 (1954).
Evans, Meier and Simpson: Amer. J. Physiol. **100**, 141 (1932).
Fraenkel-Conrat, Simpson and Evans: Science (Lancaster, Pa.) **91**, 363 (1940).
Guyénot, Held et Ponse: Extrait des Archives d'Anatomie, d'Histologie et d'Embryologie. Tome XXVI, p. 289 1938/39.
— — Revue Suisse Zool. **48**, n° 7 (1941).
— Revue Suisse Zool. **53**, Fasc. Suppl. n° 1 (1946).
Jensen, Simpson, Tolksdorf and Evans: Endocrinology (Springfield, Ill.) **25**, 57 (1939).
Jones, Gey and Gey: Bull. Johns Hopkins Hosp. **75**, 359 (1944).
Lyon, Simpson and Evans: Endocrinology (Springfield, Ill.) **53**, 674 (1953).
Philipp: Zbl. Gynäk. **1930**, 450.
— Zbl. Gynäk. **1930**, 1858.
McShan and Meyer: J. of Biol. Chem. **135**, 473 (1940).
Stewart, Sano and Montgomery: J. Clin. Endocrin. **8**, 175 (1948).
Zondek: Hormone des Ovariums und des Hypophysenvorderlappens, 2. Aufl. Wien: Springer 1935.

Diskussion

A. Jores (Hamburg-Eppendorf):

Im Anschluß an alle Vorträge, die wir heute gehört haben, möchte ich die Diskussion etwas auf das zentrale Problem ausrichten, nämlich auf die Frage, wieweit nun diese Hormonproduktion auf den Feten einen Einfluß hat. Herr Philipp hat schon die Meinung vertreten, daß vielleicht die Tatsache, daß, wenn die männlichen Keimdrüsen sich nicht entwickeln, dann die Entwicklung immer im Sinne des Weiblichen geht, durch diese Hormonproduktion in der Placenta zu erklären ist. Vielleicht darf ich auch gerade hier Herrn Jost ansprechen, was er dazu meint. Wir dürfen dabei ja auch nicht vergessen, daß die hormonellen Verhältnisse der Placenta bei Menschen und Tieren sehr verschieden sind. Wahrscheinlich sind die Verhältnisse bei den Tieren nicht annähernd so gut untersucht worden wie beim Menschen, aber es wäre vielleicht interessant, darüber etwas zu hören, gerade über das Problem der Gonadotropinbildung in der Placenta. Die Tatsache, daß die Ovarien nach den histologischen Befunden des Feten keinen Aktivitätszustand durchmachen, würde ja wohl auch etwas in diesem Sinne sprechen. — Die 2. Frage, die ich besonders an die hier anwesenden Morphologen stellen möchte, ist die Frage, daß wir hier doch den Placentazellen allerlei zumuten. Ich weiß nicht, wie das vom morphologischen Gesichtspunkt aus aussieht. Ich frage: gibt es z. B. morphologische Untersuchungen, die eine Unterlage darstellen für die Tatsache, daß z. B. Gonadotropine in den ersten 2—3 Monaten so hoch gebildet werden, nachher weniger, daß das Progesteron erst später an die Reihe kommt. Läßt sich so etwas morphologisch irgendwie belegen, und vor allen Dingen würde es mich einmal interessieren, auch hier etwas über die Verhältnisse beim Tier zu erfahren.

A. Jost (Paris):

Parmi les questions soulevées en particulier par M. Jores et par M. Philipp plusieurs sont du plus haut intérêt. Tout d'abord, lorsqu'on castre un foetus de Mammifère et qu'on observe sa différenciation sexuelle dans la direction féminine, cette féminisation n'est-elle pas due à des oestrogènes maternels ou placentaires ?

On a essayé de répondre à cette question en isolant *in vitro* des parties du tractus génital d'embryons indifférenciés de rat: dans du serum de rats adultes des deux sexes, castrés ou non, les fragments ont subi la même évolution qu'*in vivo* c'est a dire que les canaux de Müller se sont différenciés et que les canaux de Wolff ont régréssé (Jost, Bergerard et Bozic). Il ne semble donc pas que des oestrogènes extra-embryonnaires soient en cause lorsqu'on considère le foetus castré, *in vivo*.

En ce qui concerne le rôle des hormones placentaires, il existe certainement de profondes différences selon les espèces animales considérées. Chez le lapin il ne semble pas que le placenta ait une activité endocrine très intense, mais il en va toùt autrement du placenta humain.

Cependant prouver que le placenta contient des hormones ou en déverse dans l'organisme maternel n'apporte pas la preuve qu'il sécrète de la même manière dans l'organisme foetal et qu'il agit effectivement sur les glandes du foetus. On sait par exemple, que les surrénales du foetus humain sont extraordinairement hypertrophiées avant la naissance. Parmi les facteures responsables de cette hypertrophie on pourrait songer à incriminer le placenta (dont on a montré récemment qu'il est une source d'ACTH). S'il en était ainsi on ne comprendrait pas pourquoi chez les Anencéphales les surrénales sont si réduites: chez les foetus de rat ou de lapin décapités les surrénales sont également atrophiées et elles s'hypertrophient largement si l'on administre de l'ACTH a ces foetus décapités.

Bien d'autres problèmes mériteraient une discussion de détail, mais je crois que j'ai parlé suffisamment, depuis le début de cette si intéressante réunion.

K. Thomsen (Hamburg-Eppendorf):

Ich möchte einige morphologische Probleme hier anführen und im Anschluß daran eine Frage an Herrn Prof. Philipp richten.

Uns allen sind ja eigenartige Zellen in Zotten unreifer Placenten bekannt, die sich durch ihre Größe, durch ihre rundliche Form, ihr Protoplasma im lockeren Stroma des Zottenmesenchyms hervorheben. Diese Zellen werden im deutschen Schrifttum bekanntlich als „Hofbauer-Zellen" bezeichnet, im anglo-amerikanischen Schrifttum als „Chaletzky-Neumann-Zellen". Es ist bekannt, daß diese Zellen nur in einem bestimmten Entwicklungsstadium der Placenta vorhanden sind und von der 14.—16. Schwangerschaftswoche ab progressiv verschwinden. Damit würden diese Zellen ein ähnliches Verhalten hinsichtlich ihres Auftretens und Verschwindens zeigen wie die Langhanssche Zellschicht.

Die Bedeutung dieser Hofbauer-Zellen war lange Zeit umstritten. Die älteren Autoren waren der Auffassung, daß diesen Zellen doch wohl eine funktionelle Bedeutung zukäme und haben sie mit der autochthonen Gefäßbildung in den Zotten, mit dem Wasserstoffwechsel, aber auch mit der Hormonproduktion der Placenta in Verbindung gebracht. Gestützt auf die Untersuchungen Robert Meyers u. a. hatte sich jedoch in den letzten 20 Jahren allgemein die Ansicht durchgesetzt, daß es sich bei den Hofbauer-Zellen um Degenerationsprodukte von Mesenchymzellen handele, also um tote, nicht funktionsfähige Zellen.

In letzter Zeit hat G. Hörmann, Kiel, ein Mitarbeiter von Herrn Prof. Philipp, eine Anzahl Hinweise dafür angeführt, daß es sich bei diesen Zellen nicht um Degenerationsprodukte handelt, sondern um einen integrierenden Bestandteil aller jungen Zotten. Diese Auffassung wurde vor allem durch die Tatsache gestützt, daß man diese Zellen nicht — wie früher angenommen — nur im Verlauf der Degeneration in Abortplacenten, sondern auch in jeder normalen unreifen Placenta findet. Diese Untersuchungen können wir in vollem Umfange bestätigen. Wir fanden bei systematischen Untersuchungen von unreifen Placenten, die von Schwangerschaftsunterbrechungen stammten, regelmäßig diese Zellen, teilweise in sehr schöner Ausprägung.

Zur Erklärung der Bedeutung dieser Zellen wurden von uns histochemische Untersuchungen mit saurer und alkalischer Phosphatase durchgeführt. Dabei ergab sich, daß die Hofbauer-Zellen eine starke Aktivität mit saurer Phosphatase aufweisen. Die Stärke der Aktivität entspricht etwa der des syncytialen Epithels. Wenn auch die Bedeutung der

Phosphatasereaktion heute noch nicht endgültig aufgeklärt ist, so darf man sie wohl doch als Ausdruck von Stoffwechselvorgängen deuten. Damit darf es als sicher gelten, daß den HOFBAUER-Zellen eine funktionelle Bedeutung für die Placenta zukommt. Das starke Hervortreten dieser Zellen im histochemischen Verfahren ermöglichte den Nachweis, daß sich eine geringe Anzahl von HOFBAUER-Zellen auch in der reifen Placenta bis über die gewöhnliche Tragzeit hinaus findet.

Wenn wir diese Gesichtspunkte festhalten, so müssen wir sagen, daß die HOFBAUER-Zellen, die hier heute keine Erwähnung gefunden haben, zweifellos eine, allerdings heute noch unbekannte Funktion besitzen müssen und keineswegs nur auf eine bestimmte Placentaperiode beschränkt sind.

An Herrn Prof. PHILIPP darf ich die Frage stellen, ob er es für möglich hält, daß diesem Zellsystem eine Bedeutung für die Hormonproduktion zukommt, nicht etwa in dem Sinne, daß Hormone dort produziert werden, sondern vielleicht durch diese Zellen in einem bestimmten, im Augenblick erforderlichen Aktivitätsgrad überführt oder vielleicht in diesem Zellsystem gespeichert werden. Ich stelle diese Frage deswegen, weil wir HOFBAUER-Zellen bei Spätgestosen im Randgebiet hämorrhagischer Infarkte regelmäßig beobachten konnten. Sie lassen sich dort sogar mit gewöhnlichen histologischen Färbemethoden erkennen. Bekanntlich sind aber die Spätgestosen u. a. durch Korrelationsstörungen im Hormonhaushalt besonders charakterisiert.

Zu dem von Herrn Prof. JORES angeschnittenen Punkt darf ich sagen, daß für die sehr vielseitige und differenzierte Hormonproduktion der Placenta durchaus morphologische Substrate vorhanden sind, die — zumindest was die Gonadotropine anbetrifft — den Hormonausscheidungswerten im Urin parallel laufen. Herr Prof. PHILIPP wird auf diesen Punkt sicher noch näher eingehen. Vielleicht darf ich nur noch erwähnen, daß wir bemüht waren, morphologische Substrate für die vielfach stark erhöhten Gonadotropinausscheidungswerte bei Spätgestosen zu finden. Die Angaben der einzelnen Autoren über die im Urin gefundenen Gonadotropinwerte bei Spätgestosen schwanken allerdings in erheblichem Maße. Die Ansicht von TEN BERGE, Groningen, daß bei Spätgestosen die LANGHANSsche Zellschicht wieder vorhanden ist, können wir nach den eigenen Befunden nicht bestätigen. Somit ist es vorläufig noch ungeklärt, worauf die erhöhte Gonadotropinproduktion bei Spätgestosen beruht.

H. FERNER (Hamburg):

Bezüglich der Frage, die Herr JORES an die Morphologie gerichtet hat, befinde ich mich in einer recht prekären Situation und bin erstaunt, daß Kollege THOMSEN eigentlich das Gegenteil ausgedrückt hat. Ich möchte mir erlauben, einige Gesichtspunkte dazu zu sagen. Wenn wir die Placenta als endokrines Organ betrachten und uns fragen, wie groß die Qualität der Zellelemente wäre, dann ist zweifellos festzustellen, daß dieses Organ einschließlich der Capillaren das Volumen der Hypophyse bei weitem um ein Mehrfaches übertreffen würde. Die Situation ist ja die, daß die Frucht das Substrat zur Synthese der in Frage kommenden Hormone und die Mutter die Bausteine liefern würde. Zu denken geben muß, daß das Chorionepithel, wenn ich das einmal als Hormonquelle in den Vordergrund stelle, nicht nur mit der Synthese einer Vielfalt von Hormonen beschäftigt wäre, die hier alle zusammengeballt ihre Produktionsstätten hätten, sondern ja gleichzeitig eine enorme Stoff- und Materialpassage in beiden Richtungen tätigen muß. Nun ist meine Kenntnis der Dinge die, daß eindeutige cytologische Merkmale, wie wir sie in Analogie in den endokrinen Drüsen des Organismus sonst finden, nicht in den Chorionepithelzellen nachzuweisen sind. Ich denke an folgendes: Sie wissen, daß in der Nebennierenrinde die Trägersubstanzen, die Lipoide, in großer Masse verbreitet sind und die Struktur der Nebennierenrinde in ganz typischer Weise formen. Sie wissen, daß im Corpus luteum lipoidreiche, als Träger bewertete Formationen da sind. Sie wissen, daß in der Hypophyse färbbare, differenzierbare Zelltypen mit spezifischer Granulation vorhanden sind, die in einem gewissen Grade für die Produktion bestimmter Hormone verantwortlich zu machen sind. Nun ist aus dem Vortrag von Herrn Prof. PHILIPP hervorgegangen, daß mit Sicherheit Progesteron, Oestrogene und Gonadotropine, mit einiger Wahrscheinlichkeit auch andere wie STH, Throxin usw. vorkommen oder produziert werden. Auf der anderen Seite finden wir in der Placenta ein uniformes, strukturarmes System von Epithelien. Daß Polysaccharide im Chorionepithel nachzuweisen sind, ist ja allein kein Beweis dafür, daß Hormone produziert werden. Man kann die Sache nicht umdrehen und sagen, überall, wo Epithelien eine positive Reaktion auf Polysaccharide geben, da werden Hormone produziert. Ich bezweifle nicht, daß bestimmte Hormone in der Placenta produziert werden, es ist nur so, daß die Morphologie derzeit dazu kein Substrat zu liefern vermag. Darf ich noch daran erinnern, daß trotz der Placenta gleichzeitig die Hypophyse der Mutter ja an Gewicht zunimmt und ihr Volumen vergrößert wird, obwohl wir gehört haben, daß die Gonadotropine offenbar nicht von der Hypophyse der Mutter geliefert werden. Auf welches Konto geht die gleichzeitige Vergrößerung der mütterlichen Hypophyse? Ich habe den Eindruck, daß die Frage, ob die genannten Hormone in der Placenta entstehen oder nur gespeichert werden, zur Zeit noch nicht eindeutig zu beantworten ist. — Eine Frage möchte ich an Herrn Koch richten: Es ist bekannt, daß manche Säugetiere nach der Geburt die Placenta fressen. Welche Tiere tun das, warum tun sie das? Welche Bedeutung hat dieses Fressen der Placenta?

C. Overzier (Mainz):

Herr Prof. Philipp hat die von ihm vertretene Anschauung, die Placenta stimuliere die Ganganlagen des jungen Feten, entgegen der gestrigen Ankündigung, leider nur am Rande gestreift. Wenn ein so großer Kenner der Materie Beweise nicht vorlegt, kann man annehmen, daß diese nicht beizubringen sind.

Zu Ihren Fällen von Turner-Syndrom, Herr Prof. Philipp: Ich bezweifle keineswegs, daß diese einen Uterus hatten! Das von mir gezeigte Geschwisterpaar mit echter Agenesie der Gonaden unterscheidet sich ganz wesentlich vom Turner-Syndrom. Beim Turner-Syndrom liegt eine echte Agenesie nicht vor, wenn dies auch infolge terminologischer Ungenauigkeit im Schrifttum oft nicht klar zum Ausdruck kommt. Ich verweise nur noch einmal auf das ganz andersartige äußere Genitale des von mir beobachteten Geschwisterpaares mit echter Agenesie der Gonaden (Projektion). Man sieht, daß dies eine grundlegend neue Beobachtung ist, die mit dem Turner-Syndrom nichts gemein hat. Beim Turner-Syndrom ist das Genitale weiblich, bei diesem Geschwisterpaar aber ohne jede Andeutung des Weiblichen, eher in Richtung des Männlichen[1].

Noch eine Bemerkung zu der gestrigen Diskussion mit Herrn Voss: Heute hat mir Herr Prof. Hoffmann die Bearbeitung eines in seiner Klinik beobachteten Falles fetaler Zwitterbildung nach Testosteron-Behandlung der Mutter vom 4. Schwangerschaftsmonat bis zur Entbindung angeboten[2]. Der Fall ähnelt offenbar dem Fall Zander.

W. Koch (Berlin-Dahlem):

Ich bin zuletzt nach der Bedeutung des Fressens der Placenta bei Tieren gefragt worden. Alle Tiere fressen normalerweise die Placenta, soweit sie in ihrer Ernährung auf Fleisch und dergleichen eingestellt sind. Aber auch reine Pflanzenfresser, z. B. Wiederkäuer, die extreme Pflanzenfresser sind, fressen ausnahmsweise, aber nicht regelmäßig die Placenta. Die Bedeutung kann nicht geklärt werden. Ich glaube, daß sicher, wenn eine hormonale Bedeutung vorhanden ist, sie in zweiter Linie kommt. Es ist ja so, daß für die Tiere die Tage vor der Geburt praktisch eine Fastenzeit bedeuten. Sie sind gehemmt in ihrer Nahrungsaufnahme. Wenn eine Hormonaufnahme in Frage kommt, so kommen nur die dort vorhandenen Oestrogene in Frage, denn die sind ja das einzige, was einigermaßen gleichmäßig bei den Säugetieren vorhanden ist. Im übrigen sind die Verhältnisse von Species zu Species außerordentlich verschieden. Man könnte sich vorstellen, nachdem bei allen Säugetieren kurz vor der Geburt in der Placenta sehr große Mengen von Oestrogenen gebildet sind, bei der Geburt ein plötzlicher Abfall erfolgt, der zweifellos bedeutende Stoffwechselveränderungen zur Folge hat, daß das Fressen der Placenta einer Überbrückung dieser Stoffwechselveränderungen dient. — Zur Frage der Wirkung der Gonadotropine: Wir haben uns angewöhnt, die Wirkung der Choriongonadotropine an den Nagetieren zu prüfen, haben aber vergessen, daß die Choriongonadotropine bei den verschiedenen Species sehr verschieden wirken. Bei Verabreichung an Wiederkäuer sehen wir etwa eine ausgesprochene Luteinisierungswirkung schon mit geringen Dosen, ohne daß dabei Blut in den Follikeln auftritt. Bei Pferden und Schweinen ist die Luteinisierungswirkung sehr schwach, gar keine Luteinisierungswirkung haben wir bei Vögeln. Merkwürdig

---

[1] Zur Zeit im Druck: Gynaecologia (Basel).

[2] Mittlerweile gedruckt: Geburtsh. u. Frauenheilk. 15, 1061—1070 (1955).

ist, daß bei Hühnern Verabreichung von Choriongonadotropinen eine Anregung der Follikel-
bildung hervorruft, während Hypophysenextrakte bei geringen Überdosierungen zur Störung
der Follikelreifung führt. Das widerspricht genau den Erfahrungen, die wir etwa bei Hunden
haben, wo bei Verabreichung von Hypophysenextrakten und Hypophysengonadotropinen
eine Anregung erfolgt und regelmäßig bei Verabreichung von Choriongonadotropinen eine
Störung. — Dann möchte ich Ihre Aufmerksamkeit auf die Verhältnisse der Corpus luteum-
Funktion bei den verschiedenen Tierspecies richten, die außerordentlich verschieden ist.
Es gibt Species, bei denen das Corpus luteum schon sehr früh, schon nach wenigen Zyklus-
perioden zurückgebildet wird, so daß die Placenta schon sehr früh eintreten muß, und wir
haben Species, bei denen ein aktives Corpus luteum wesentlich länger vorhanden ist als die
ganze Gravidität dauert. Bei den Caniden und bei den Marderarten ist ein funktionierendes
Corpus luteum bis zur 3fachen Dauer der Gravidität vorhanden. Wie steht es da mit der
Wirkung der Placenta ? Diese verschiedenen Möglichkeiten scheinen zunächst einmal störend.
Ich darf vielleicht doch Ihre Aufmerksamkeit darauf richten, vielleicht doch einmal ein
anderes Tier als Versuchstier zu wählen als die Ratte und die üblicherweise bevorzugten
Nagetiere.

E. Philipp (Kiel):

Herr Jores fragte, ob die Verhältnisse an der Placenta des Tieres bekannt seien. Ich
habe mich früher auch mit der Placenta von Tieren befaßt, die Verhältnisse sind bei ihnen
hinsichtlich der Oestrogene und der Gonadotropine gut bekannt. Wieweit auch hinsichtlich
der anderen Hormone, die ich erwähnt habe, Untersuchungen vorliegen, weiß ich nicht.
Wichtig ist, das muß ich immer wieder betonen, daß man die Placenta der Tiere mit der
menschlichen hinsichtlich der Gonadotropine nicht parallelsetzen kann. Einzig der Schim-
panse scheint einigermaßen ähnliche Verhältnisse aufzuzeigen, aber auch mit dem Unterschied,
daß die Gonadotropine bei ihm völlig verschwinden und am Ende der Schwangerschaft gar
nicht mehr nachweisbar sind.

Und nun die Veränderungen am Fetus. Sie alle kennen das hormonbedingte Wachstum
des fetalen Uterus. Bei der Geburt ist er fast so groß wie der Uterus eines 8—9jährigen
Mädchens. Sofort nach der Geburt setzt die Rückbildung ein. Interessant sind auch die
Schleimhautverhältnisse im fetalen Uterus. Wir finden die Zellen in der Cervix uteri in voller
Funktion, dagegen nichts Derartiges an den Zellen des Corpus uteri. Von einer Proliferations-
phase, wie wir sie eigentlich erwarten sollten, ist nichts zu sehen. Wir vermissen jede Ansprechbarkeit dieser Zellen auf den Reiz der Oestrogene. Bei der Blutung aus dem Uterus des
Neugeborenen handelt es sich sicher um eine „Abbruchblutung", zustande kommend durch
die Entziehung der placentaren Oestrogene.

Noch ein Wort zu den pathologischen Veränderungen, bei denen die Placenta vielleicht
eine Rolle spielt. Ich glaube tatsächlich, daß bei einer Agenesie der Keimdrüse des Wachstum
der Müllerschen Schläuche weitgehend unter dem Einfluß der placentaren Oestrogene
erfolgt. Diese Personen imponieren als Frauen, selbst wenn sie genetisch männlich sind. Wir
haben meines Erachtens bislang keinen sicheren Beweis dafür, daß beim Menschen die Keimdrüse als solche auch die Anlage und Entwicklung der Ausführungsgänge bestimme. Gewiß,
und darin gebe ich Herrn Overzier vollkommen recht, müssen wir zwischen der vollkommenen
Agenesie, zwischen dem Rudiment und der Hypogenesie der Keimdrüse unterscheiden. Die
Entwicklung der Ausführungsgänge entspricht diesen Stadien. Wenn aber die Urgeschlechtszellen das Keimfeld gar nicht erreichen, wie bei der echten Agenesie, scheinen die Ausführungsgänge trotzdem zu wachsen, und zwar entwickeln sich unter dem Einfluß der Oestrogene,
die schon von Anbeginn da sind, die Müllerschen Gänge. Stillschweigende Voraussetzung
ist dabei, daß normalerweise das Männliche, wir wollen sagen der fetale Hoden, das Wachstum
der weiblichen Ausführungsgänge unterdrückt. Ähnliche Einflüsse mögen den männlichen
Pseudohermaphroditen entstehen lassen.

Über die mögliche Schädigung des fetalen Eierstocks durch die choriogenen Gonadotropine
wird Herr Stange nachmittags noch berichten. Diese Zusammenhänge sind biologisch
interessant und klinisch wichtig; sie sind bisher viel zu wenig beachtet worden. Dann zu den
anatomischen Verhältnissen, die dem hormonalen Zustand entsprechen. Ich bedauere, daß
ich mich darauf nicht mehr präpariert habe, aber ich möchte doch sagen, daß in der amerikanischen Literatur eine ganze Reihe Arbeiten von namhaften Autoren über dieses Thema vor-

liegen. Erwähnt sei nur eine Arbeit von WISLOCKI, der auf Grund seiner histochemischen Untersuchungen einen Zusammenhang zwischen der Produktion der Hormone und dem Aufbau der betreffenden Zellen der Placenta fand.

Was Herr THOMSEN von den HOFBAUER-Zellen sagt, war mir neu. Ich habe bisher geglaubt, daß sie sämtlich zugrunde gehen und etwa im 5. Monat verschwunden sind. Nach den Untersuchungen von Herrn THOMSEN bleiben sie bis zum Ende der Schwangerschaft ein konstanter Teil der Placenta und besitzen darüber hinaus eine biologische Aktivität. Daß sie an der Bildung der Gonadotropine beteiligt sind, ist nicht sehr wahrscheinlich. Das Vorkommen der Gonadotropine auch in reifen Placenten ist hinlänglich durch das Vorhandensein von LANGHANS-Zellen erklärt, die auch noch in reifen Placenten zu treffen sind. Das Fressen der Placenta — ein interessantes Problem. Ich habe es früher bei einer Affenkolonie in Baltimore studieren können. Die Affen fressen die Placenta mit Heißhunger und werden wütend, wenn man sie ihnen wegzunehmen versucht. Sie fressen sie aber nicht, wenn das Neugeborene tot und die Placenta krank ist. In diesen Fällen kümmern sie sich um die Placenta überhaupt nicht. Zur Erklärung hat man viele Theorien herangezogen: Anregung der Milchsekretion und der Kontraktion des Uterus, atavistische Zusammenhänge und vieles andere mehr, ohne zur sicheren Entscheidung zu gelangen.

Ja, ich glaube nun, alle Fragen beantwortet zu haben. Die Arbeit dieses Vormittags war nicht vergeblich. Ich verweise noch einmal auf die schönen Untersuchungen von Herrn DICZFALUSY, von Herrn ZANDER usw., die mein Referat überhaupt erst verständlich gemacht haben. Jedenfalls ist die Placenta eine hochwertige endokrine Drüse und kann in dieser Hinsicht nicht hoch genug eingeschätzt werden. Ich war, als ich mich im Jahr 1928 damit zu beschäftigen begann, davon überzeugt, und bin in dieser meiner Überzeugung durch die heute vorgetragenen Ergebnisse erneut bestärkt worden.

Aus der Universitäts-Frauenklinik Köln

Das Verhalten des Schwangerschaftshormones Progesteron in der Placenta*

Von

J. ZANDER

Mit 5 Abbildungen

Progesteron ist nach unserem heutigen Wissen das einzige natürliche Gestagen. Die wesentliche Bedeutung dieses Stoffes für die gesamte Physiologie der Fortpflanzungsvorgänge ist unumstritten. Fehlt das Hormon, so ist zumindest bei den höher entwickelten Lebewesen eine Fortpflanzung unmöglich. Für die menschliche Fortpflanzung hat das Hormon sowohl eine schwangerschaftsvorbereitende als auch eine schwangerschaftserhaltende Funktion. Bei der schwangerschaftserhaltenden Funktion steht die Placenta als Hauptprogesteronbildner im Mittelpunkt des Interesses. Gestatten Sie mir bitte, daß ich den Versuch mache, Ihnen unsere derzeitige Vorstellung über die Beziehungen zwischen Progesteron und der Placenta und die weiteren Auswirkungen dieser Beziehungen vorzutragen.

Voraussetzung dazu ist ein kurzer Überblick über die Methoden, denen wir letztlich neue Erkenntnisse auf diesem Gebiet zu verdanken haben.

Untersuchungen mit biologischen Testen haben in der Progesteronforschung teilweise zu recht unterschiedlichen Ergebnissen geführt. In den letzten Jahren wurde deshalb von verschiedenen Arbeitskreisen (*8, 11, 13, 16, 33, 38, 47*) der Entwicklung genügend empfindlicher und vor allen Dingen auch spezifischer chemischer Methoden besondere Aufmerksamkeit geschenkt. Dem kam die Tatsache zu Hilfe, daß Progesteron chemisch ein verhältnismäßig einfacher und stabiler Stoff ist, weiterhin, daß Progesteron unter physiologischen Bedingungen in relativ großen Mengen gebildet wird.

Neben der Bedeutung quantitativer Faktoren, auf die DICZFALUSY in seinem Referat auf diesem Symposium ausführlich hingewiesen hat, steht bei der chemischen Isolierung von einzelnen Steroidhormonen die Spezifität der Methode ganz im Vordergrund. Standardisierung der Methode und Ermittlung der Verluste bei der chemischen Aufarbeitung sind selbstverständliche Voraussetzungen bei Untersuchungen an biologischem Material. Die endgültige Charakterisierung der erhaltenen Endprodukte erfordert aber in jedem Fall, der neue

---

* Nachtrag bei der Korrektur: Die in diesem Vortrag mitgeteilten Ergebnisse sind inzwischen durch weitere Untersuchungen ergänzt worden. Sie wurden gemeinsam mit A. M. VON MÜNSTERMANN ausführlich mitgeteilt (Klin. Wschr. **1956**, **944**).

Befunde bringt, größte Sorgfalt. Die genaue Ermittlung *mehrerer* physikalisch-chemischer Konstanten ist dazu eine unbedingte Notwendigkeit.

Gemeinsam mit SIMMER (*47*) haben wir uns die methodischen Fortschritte der letzten Jahre zunutze gemacht und damit eine Methode entwickelt, die eine eindeutige Charakterisierung der Endprodukte als Progesteron zuläßt. Nach Extraktion des Progesterons aus dem biologischen Material und einer weitgehenden Isolierung und Reinigung durch Verteilung in verschiedenen Lösungsmitteln werden bei dieser Methode folgende physikalisch-chemischen Methoden zur endgültigen Isolierung und Charakterisierung des Progesterons benutzt:

1. Papierchromatographie (Abb. 5) (neben der Isolierung erfolgt hierbei eine Charakterisierung durch den R_f-Wert).

2. UV-Absorptionsspektrum (Charakterisierung als α-, β-ungesättigtes Keton, gleichzeitig quantitative Bestimmung durch Messung des Absorptionsmaximums bei 241 mμ).

3. Prozentualer Vergleich der UV-Absorptionskurven mit UV-Absorptionskurven von authentischem Progesteron nach ZAFFARONI (*42*) (Abb. 1) (Feststellung des Reinheitsgrades der Endprodukte aus biologischem Material).

4. UV-Absorptionsspektrum in Schwefelsäure (*3, 42*) (zeigt einen typischen Verlauf für Diketone mit einem einzigen Absorptionsmaximum bei 290 mμ).

5. NaOH-Fluorescenz-Reaktion nach BUSH (*7*).

6. Infrarot-Absorptionsspektrum.

Abb. 1. Vergleich der UV-Absorptionskurve von Progesteron, welches aus biologischem Material isoliert wurde mit der UV-Absorptionskurve einer Standardlösung von authentischem Progesteron. Auf der Ordinate sind die auf das Absorptionsmaximum (100%) bezogenen Prozentwerte eingetragen. Offene Kreise = Einzelmessungen des isolierten Progesterons. Geschlossene Kreise = = Einzelmessungen der Standardlösung

Wir glauben, daß wir uns bei den im folgenden vorzutragenden Untersuchungen mit Hilfe dieser Methoden in jedem Fall davon überzeugen konnten, daß es sich bei den Endprodukten wirklich um Progesteron handelte.

Wenden wir uns nun den biologischen Problemen zu. Unsere erste Frage soll lauten: Befindet sich überhaupt Progesteron in der Placenta?

Eine Corpus luteum-Hormon-Aktivität in der Placenta wurde vor etwa 20 Jahren erstmalig von MAZER und GOLDSTEIN (*29a*) sowie von der holländischen Arbeitsgruppe um DE FREMERY und TAUSK (*1, 29*) entdeckt und in der Folge von zahlreichen Autoren bestätigt. Erst 1952 wurde in der Arbeitsgruppe von SAMUELS (*30, 39*) sowie von DICZFALUSY (*11*) erstmalig chemisch Progesteron aus der Placenta isoliert. Die quantitativen Ergebnisse verschiedener Methoden möchte ich Ihnen anhand der folgenden Tab. 1 darstellen.

Die Tabelle zeigt, daß die Ergebnisse des CLAUBERG-Testes mit den chemischen Progesteronbestimmungen recht gut übereinstimmen. Zu hoch dürften dagegen die mit dem McPHAIL-Test ermittelten Werte und zu niedrig die mit dem von HOFFMANN modifizierten McGINTY-Test ermittelten Werte liegen.

Beachtenswert sind auch die Unterschiede der Ergebnisse chemischer Bestimmungen mit und ohne alkalischer Hydrolyse. Da wir ohne alkalische Hydro-

Tabelle 1. *Die Progesteronkonzentration in der menschlichen Placenta*
(Ergebnisse mit verschiedenen Methoden)

Autor	Methode	Material	γ je 1 g Gewebe
Adler, de Fremery u. Tausk[1]; van Lankeren (28)	Clauberg-Test	reife Placenta	0,89—1,25[1]
McGinty, McCullough u. Wolter (14)	McPhail-Test	reife Placenta	5,26
Hoffmann u. von Làm (18, 20)	McGinty-Test	III.—X. Monat	bis zu 0,14[2]
Salhanick u. Mitarb. (30, 39); Pearlman u. Cereo (35); Haskins (17)	chemische Bestimmung (*mit* alkalischer Hydrolyse)	reife Placenta	0,69—1,63 (Mittelwerte)
Zander	chemische Bestimmung (*ohne* alkalische Hydrolyse)	reife Placenta	2,2 (Mittelwert)

lyse etwas höhere Werte erhielten, möchten wir annehmen, daß es durch die Hydrolyse zu Verlusten bei der Aufarbeit kommt.

Eines Hinweises bedarf noch eine Mitteilung von Haskins (*17*), nach der Placenten, die vor Beginn der Wehentätigkeit bei Schnittentbindungen gewonnen wurden, weniger Progesteron enthalten sollen als Placenten, die nach normalem Geburtsverlauf ausgestoßen wurden.

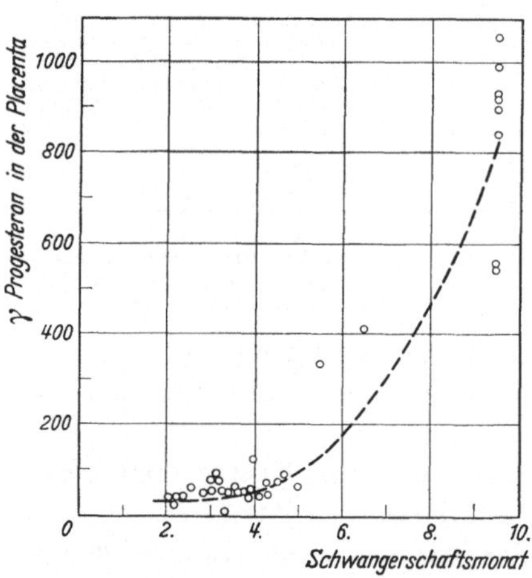

Abb. 2. Progesteron in der Placenta in Abhängigkeit vom Schwangerschaftsmonat

Es ist also sicher, daß Progesteron in der Placenta vorhanden ist. Nun soll uns als nächstes folgende Frage interessieren: *Wieviel* Progesteron befindet sich in den *verschiedenen Schwangerschaftsmonaten* in der Placenta? Wir haben zur Klärung bisher 35 menschliche Placenten aufgearbeitet. Davon wurden uns 20 Placenten aus früheren Stadien der Schwangerschaft freundlicherweise von Herrn Prof. Westman und Herrn Dr. Diczfalusy aus der Stockholmer Klinik zur Verfügung gestellt. Sie wurden bei Schwangerschaftsunterbrechungen gewonnen. Das Ergebnis der Untersuchungen möchte ich anhand der Abb. 2 darstellen.

Es zeigt sich, daß alle Placenten, welche vom III. Schwangerschaftsmonat an untersucht wurden, Progesteron enthalten. Vom III. bis zum X. Schwangerschaftsmonat nimmt die Gesamtprogesteronmenge in der Placenta zu. Die folgende Tab. 2 zeigt die Progesteronkonzentration je 1 g Placentagewebe in verschiedenen Schwangerschaftsmonaten.

---

[1] Die Umrechnung der Clauberg-Einheiten erfolgte nach Hohlweg und Schmidt (*21*). Danach entspricht 1 Clauberg-Einheit 750 γ Progesteron.

[2] Die Autoren haben das Gewicht der Placenten nicht angegeben. Es wurde deshalb bei der Berechnung für eine reife Placenta ein Gewicht von 500 g angenommen.

Tabelle 2. *Progesteronkonzentration je 1 g Placentagewebe*

III. Monat 2,3 γ (5 Fälle)
IV. Monat 1,5 γ (13 Fälle)
V. Monat 0,8 γ (5 Fälle)
X. Monat 2,2 γ (8 Fälle)

Eine statistische Bearbeitung unserer Ergebnisse ergab, daß die Zunahme des Gesamtprogesterons in der Placenta zu 80% von der Zunahme des Placentagewichtes abhängig ist. Damit ist die Zunahme des Progesterongehaltes in erster Linie von der Zellvermehrung, bzw. vom Wachstum der Placenta abhängig.

In Abb. 3 ist die durchschnittliche Progesteronkonzentration in der Placenta im Vergleich zu anderen Progesteron enthaltenden Geweben graphisch dargestellt.

Es entsteht nun die nächste und sehr zentrale Frage, *bildet* die Placenta auch wirklich Progesteron. Der Nachweis von Progesteron in der Placenta beweist das noch keineswegs. Wir konnten kürzlich, gemeinsam mit von MÜNSTERMANN (*46*) zeigen, daß die Progesteronkonzentration in den von der Placenta abfließenden Blutwegen gegenüber dem peripheren Blut deutlich erhöht ist. Dieses Verhalten ist in Abb. 4 dargestellt. Damit dürfte ein weiterer Beweis für die Progesteronbildung in der Placenta gegeben sein. Im folgenden möchte ich alle vorliegenden Beweise noch einmal zusammenfassen:

1. Die zunehmende Pregnandiolausscheidung in der Schwangerschaft.

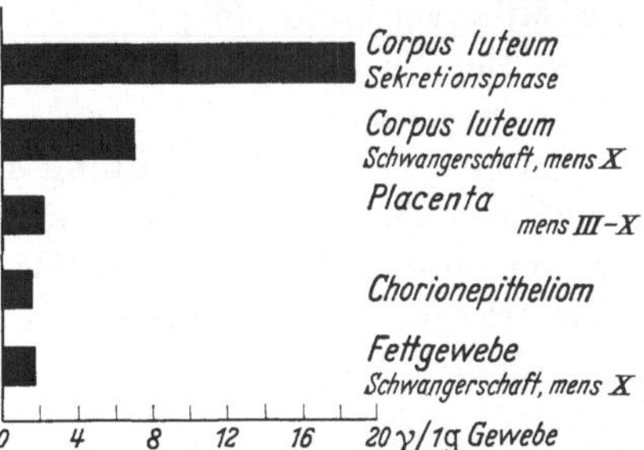

Abb. 3. Die durchschnittliche Progesteronkonzentration in der Placenta im Vergleich zur Progesteronkonzentration in anderen Geweben

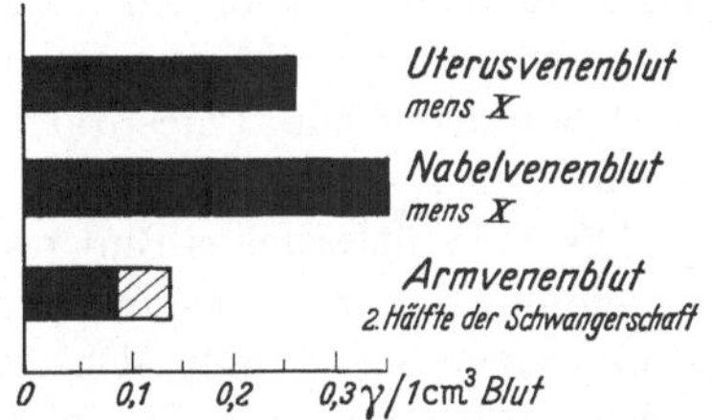

Abb. 4. Die Progesteronkonzentration in den von der Placenta abfließenden Blutwegen und im peripheren Blut. Beim Armvenenblut wurde nur das Plasma aufgearbeitet (*44, 49*). Dieses ist durch die Schraffierung angedeutet. Der schwarze Anteil der Säule gibt den daraus errechneten Wert für das Blut an

2. Die in der zweiten Hälfte der Schwangerschaft gegenüber der ersten Schwangerschaftshälfte erhöhte Progesteronkonzentration im Armvenenblut [ZANDER (*44*)].

3. Die Erhaltung der Schwangerschaft sowie der Pregnandiolausscheidung nach Entfernung des Gelbkörpers oder nach Kastration im II.—III. Schwangerschaftsmonat [Literaturübersicht bei (*8a, 24a, 31*)]. Die Ovarien, bzw. der Gelbkörper entfallen damit als Progesteronbildner.

4. Die normale Pregnandiolausscheidung bei Morbus Addison in der Schwangerschaft (*27*). Damit entfällt die Nebennierenrinde als wesentlicher Progesteronbildner.

5. Die zuerst unveränderte Pregnandiolausscheidung nach operativer Entfernung einer Bauchhöhlenschwangerschaft unter Belassung der Placenta [W. ALLEN (*2*)], im Gegensatz zu dem plötzlichen Abfall der Pregnandiolausscheidung nach einer normalen Geburt mit vollständiger Entfernung der Placenta. [Literaturübersicht bei KAUFMANN, WESTPHAL und ZANDER (*24*).]

6. Die gegenüber dem Armvenenblut stark erhöhte Progesteronkonzentration im Placentarblut [Butt u. Mitarb. (*8*), Pearlman und Thomas (*36*), Zander und von Münstermann (*46*)].

7. Die gegenüber dem Armvenenblut und vorwiegend artiellen Uterus-venenblut erhöhten Progesteron-Äquivalent-Werte des Hooker-Forbes-Test im venösen Blut des graviden Uterus [Klein und Ober (*26*)].

8. Der chemische Nachweis einer gegenüber dem Armvenenblut erhöhten Progesteronkonzentration im venösen Blut des graviden Uterus [Zander und von Münstermann (*46*)].

9. Der Nachweis von Progesteron in einem Chorionepitheliom [Kaufmann und Zander (*23*)].

An einer Progesteronbildung durch die Placenta ist demnach nicht mehr zu zweifeln. Ebenso ist wahrscheinlich, daß die Progesteronbildung im Syncytium, also an der direkten Grenzfläche zwischen mütterlichem und fetalem Blut erfolgt. Der Nachweis von Progesteron in einem Chorionepitheliom, den wir kürzlich gemeinsam mit C. Kaufmann (*23*) erbrachten, bestärkt diese Annahme.

Schwieriger und im Augenblick noch nicht eindeutig zu lösen ist die weitere Frage: *Wieviel* Progesteron bildet die Placenta? Die auch klinisch bedeutungsvolle Frage wäre theoretisch zumindest einer Teillösung zugänglich, wenn die Progesteronkonzentration in den von der Placenta abführenden Blutwegen bekannt ist. Es besteht aber noch keine einheitliche Meinung vor allen Dingen über das mütterliche Placentarminutenvolumen (*25*). Nach neueren Angaben von Browne (*4, 5, 6*) fließen bei einer Frau in der 38. Woche der Schwangerschaft etwa 600 cm^3 mütterliches Blut pro Minute durch die Placenta. Legen wir diesen Wert einmal der von uns im Uterusvenenblut ermittelten Progesteronkonzentration zugrunde, so läßt sich leicht errechnen, daß in 24 Std. etwa 225 mg Progesteron in den mütterlichen Organismus gelangen. Unsere frühere indirekte Bestimmung der Progesteronproduktion in der Schwangerschaft mit Hilfe der Pregnandiolausscheidung hatte ergeben, daß man im zweiten Drittel der Schwangerschaft mit einer Mindestproduktion von 100 mg rechnen muß (*43*). Für das fetale Placentarminutenvolumen wurden von Haselhorst und Stromberger (*15*) 150,5 cm^3 errechnet. Unter Zugrundelegung dieses Wertes und der Progesteronkonzentration im Nabelvenenblut müßten in 24 Std. etwa 74 mg in den fetalen Organismus gelangen.

Diese erstaunlich hohen Werte sagen noch nichts sicheres darüber aus, ob die Placenta diese Mengen auch wirklich produziert. Sie vermitteln aber doch eine Vorstellung über die allgemeine Größenordnung, in der Progesteron in den von der Placenta abführenden Blutwegen in den mütterlichen und fetalen Organismus gelangt.

Was geschieht nun mit diesen großen Progesteronmengen, die von der Placenta an den mütterlichen und kindlichen Organismus abgegeben werden?

Merkwürdigerweise konnten wir bisher im Uterusmuskel in der Schwangerschaft Progesteron nicht eindeutig nachweisen. Sollte dies vielleicht dadurch bedingt sein, daß Progesteron an seinem Hauptwirkungsort chemisch sofort verändert wird? Es kommt dagegen zu einer regelrechten Überschwemmung des mütterlichen Organismus mit Progesteron. Wir konnten zeigen, daß die

Konzentration im venösen Blut in der zweiten Hälfte der Schwangerschaft größer ist als in der ersten Hälfte (*44*). Wir zeigten ferner, daß das Fettgewebe der Mutter fast ebenso große Progesteronmengen enthält wie die Placenta (*23a*) (Abb. 3). Dabei nimmt die Progesteronkonzentration im Verlauf der Schwangerschaft zu.

Das ist die mütterliche Seite. In weiteren Untersuchungen versuchten wir zu klären, was mit dem Progesteron geschieht, das mit dem Nabelvenenblut von der Placenta zum Feten gelangt. Progesteron konnten wir bisher *nur* in der fetalen Leber nachweisen, und zwar in sehr geringen Mengen. In fetalen Nieren sowie im Gehirn und in der Thymusdrüse fanden wir kein Progesteron.

Der Progesteronbefund in der fetalen Leber ist durch den direkten Zustrom in dieses Organ mit dem Nabelvenenblut leicht zu klären. Was weiter mit den verhältnismäßig großen Progesteronmengen, die in den fetalen Organismus gelangen, geschieht, ist unsicher. Es bieten sich jedoch einige Ansätze für die weitere Forschung.

Pregnandiol, das wichtigste Abbauprodukt des Progesteron konnten wir im Harn von Neugeborenen *nicht* nachweisen (*48*). Ebenso fanden wir bei Neugeborenen nach Injektion von Progesteron *kein* Pregnandiol im Harn (*48*). Auch DE WATTEVILLE u. Mitarb. (*41*) fanden im Harn von männlichen Neugeborenen kein Pregnandiol. Dagegen haben PHILIPP (*37*) sowie HOFFMANN (*19*) mit biologischen Testen verhältnismäßig große Progesteronmengen im Harn von Neugeborenen nachgewiesen. Wir fanden Progesteron, wenn auch nur in geringen Mengen im Fruchtwasser. Nach DICZFALUSY (*12*) befindet sich jedoch kein Pregnandiol im Fruchtwasser. Diese Ergebnisse sprechen dafür, daß der Progesteronstoffwechsel des kindlichen Organismus zumindest um die Zeit der Geburt anders verläuft als beim Erwachsenen. Man muß an die Möglichkeit denken, daß der kindliche Organismus noch gar nicht imstande ist, Progesteron in Pregnandiol umzuwandeln.

Auf die interessante Frage, ob die fetale Nebennierenrinde als Progesteronbildner zusätzlich in Frage kommt, möchte ich in in diesem Zusammenhang nicht eingehen.

Alle vorliegenden Beobachtungen zeigen, daß die Placenta nicht nur in bezug auf die Oestrogene, sondern auch in bezug auf Progesteron für den mütterlichen *und* für den fetalen Organismus gleichermaßen von Interesse ist. Es liegt jedoch vorerst kein Anhaltspunkt für die Annahme vor, daß Progesteron für die Frucht irgendeine biologische Bedeutung hat. Dagegen ist es durchaus vorstellbar, daß Progesteron *durch* den fetalen Organismus wieder in den mütterlichen Organismus gelangt und diesem letztlich zugute kommt.

Nunmehr möchte ich noch die Frage nach dem *Stoffwechsel* des Progesterons in der Placenta aufwerfen. Der wichtigste direkte Vorläufer des Progesterons im Intermediär-Stoffwechsel dürfte Δ_5-Pregnen-3 β-ol-20-on sein. Daß die Placenta imstande ist, Progesteron aus Δ_5-Pregnenolon zu bilden, hat PEARLMAN (*32*) kürzlich bewiesen.

Der gleiche Forscher konnte in der Placenta auch den wichtigsten Metabiliten des Progesterons, das Pregnandiol (*34*), sowie zwei weitere Allopregnan-Derivate (Allopregnan-3 β-ol-20-on und Allopregnan-3 β, 20 α-diol) nachweisen (*34*).

Wir fanden bei unseren Aufarbeitungen von Placenten fast regelmäßig neben dem Progesteron eine weitere Substanz, die sich bei näherer Untersuchung als α, β-ungesättigtes Keton erwies (*46*). Sie zeigte ein einziges UV-Absorptionsmaximum bei 241 mμ. Dieser Stoff hat in dem von uns benutzten System bei der

Papierchromatographie (70%iges Methanol als stationäre Phase und n-Hexan als mobile Phase) einen geringeren R_f-Wert als Progesteron (Abb. 5). Bezieht man die Substanz bei der quantitativen UV-spektrophotometrischen Bestimmung auf einen Progesteron-Standard, so findet man pro 1 g Placentagewebe Progesteron-Äquivalent-Werte von 0,2—0,45 γ.

Es bestand zuerst kein Grund, einen Zusammenhang dieses Stoffes mit dem Progesteronstoffwechsel anzunehmen. Weitere Untersuchungen zeigten jedoch, daß die Substanz auch in anderen Progesteron-enthaltenen Geweben nur dann vorkommt, wenn Progesteron vorhanden ist. Durch folgendes Experiment scheint uns aber bewiesen, daß ein direkter Zusammenhang mit dem Progesteron-Stoffwechsel besteht. Im Fettgewebe einer Frau in der Menopause findet man normalerweise kein Progesteron (*23a*). Injiziert man aber einer Frau in der Menopause große Mengen Progesteron intramuskulär und untersucht anschließend das Fettgewebe, so findet man neben Progesteron auch die soeben beschriebene Substanz.

Startlinie →

Substanz *x* →

authentisches → Progesteron

Lösungs- → mittelfront

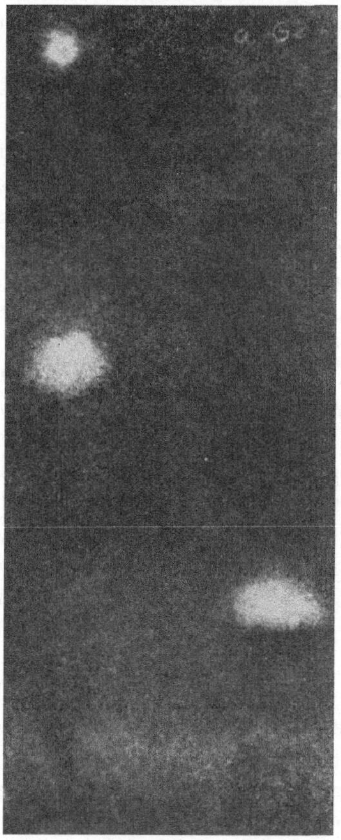

Abb. 5. UV-Kontaktphotographie eines Papierchromatogramms (System: 70%iges Methanol/n-Hexan). Rechts authentisches Progesteron. Links aus Placenten extrahiertes, nicht näher charakterisiertes α, β-ungesättigtes Keton mit geringeren R_f-Wert

SAMUELS (*40*) teilte uns kürzlich mit, daß er nach Inkubation von Rattenovarien mit markiertem Progesteron in dem System Heptan/85% Methanol ein ungesättigtes Keton fand, welches ein ganz ähnliches Verhalten wie die von uns beschriebene Substanz zeigte. In seinem Laboratorium fand WIEST bei adrenalektomierten, ovariektomierten, eviscerierten Ratten später die gleiche Substanz (*40*). BUTT u. Mitarb. (*8*) fanden nach einer Aufarbeitung, die unserer Methode im Prinzip ähnlich ist, in Extrakten von Nabelvenenblut ebenfalls eine Substanz mit einer α, β-ungesättigten Ketogruppe, bei der es sich nicht um Progesteron handelte. Auch PEARLMAN (*34, 35*) fand im Placentagewebe zwei bisher nicht genauer charakterisierte Ketone. Wie weit diese Stoffe miteinander identisch sind, ist vorerst unbekannt. Wir hoffen, daß es gelingt, weitere Aufklärung über ihre Natur zu finden.*

Diese bisher vorliegenden Befunde geben erste Hinweise dafür, daß die Placenta auch für das Studium des Stoffwechsels des Progesterons von erheblicher Bedeutung ist. Das ist schon dadurch bedingt, daß wir bei der Placenta die

* *Nachtrag bei der Korrektur:* Die von uns isolierte Substanz wurde inzwischen identifiziert. Es handelt sich um ein Gemisch von Δ^4-Pregnen-3-on, 20 α-ol und Δ^4-Pregnen-3-on, 20 β-ol. Die Placenta enthält vorwiegend die erste Verbindung.

einzigartige Möglichkeit haben, jederzeit genügend frisches Material eines hormonproduzierenden Gewebes zu erhalten.

Abschließend sei nun noch die Frage aufgeworfen: *Warum* wird in der Placenta Progesteron gebildet und *warum* gibt die Placenta so große Mengen Progesteron an den mütterlichen und vor allem auch an den kindlichen Organismus ab. Hier stoßen wir aber zweifellos auf Probleme, die noch in ein tiefes Dunkel eingehüllt sind. Wir wissen aus zahlreichen Tierexperimenten, daß Progesteron für die Erhaltung der Schwangerschaft von fundamentaler Bedeutung ist. Wie diese Wirkung aber im einzelnen zustande kommt, darüber wissen wir leider nur sehr wenig. Zweifellos ist *ein* wichtiger Angriffspunkt der Uterusmuskel. Nach den letzten Arbeiten von CORNER und seinem Mitarbeiter CSAPO (*9, 10*) liegen auch eine Reihe von Beobachtungen über Veränderungen der physikochemischen Verhältnisse der Myometriumzelle unter Einfluß des Progesterons vor. Über den derartigen Veränderungen zugrunde liegenden chemischen Wirkungsmechanismus fehlt uns aber bisher jede begründete Vorstellung.

Ich habe versucht, Ihnen unsere augenblicklichen Kenntnisse über die Beziehungen zwischen Progesteron und die Placenta vorzutragen. Vielleicht kann eine weitere Aufklärung dieser Beziehungen mit als Grundlage dienen, einmal zu den zuletzt angeführten viel wichtigeren Fragen vorzustoßen.

Zusammenfassung

Progesteron ist nach unserem heutigen Wissen das einzige natürliche Gestagen. Es kann vom III. bis zum X. Schwangerschaftsmonat aus der Placenta isoliert werden. In der Placenta befinden sich außerdem Pregnandiol, sowie mindestens ein noch nicht näher charakterisiertes Keton, das als Metabolit des Progesterons in Frage kommt. Die Zunahme des Gesamtprogesterongehaltes in der Placenta im Verlauf der Schwangerschaft ist in erster Linie vom Wachstum der Placenta abhängig. Es ist bewiesen, daß die Placenta während der Schwangerschaft der Hauptprogesteronbilder ist. Von der Placenta aus gelangt Progesteron mit dem Blut in den mütterlichen *und* in den fetalen Organismus. In den mütterlichen Organismus gelangen vom mittleren Drittel der Schwangerschaft an täglich mindestens 100 mg Progesteron. Dort findet sich Progesteron im peripheren Blut. Im Fettgewebe wird es abgelagert. Im fetalen Organismus ist Progesteron noch in Spuren in der Leber nachweisbar. Die bisher vorliegenden Befunde sprechen jedoch dafür, daß der Progesteronstoffwechsel im fetalen Organismus anders verläuft als beim Erwachsenen.

Literatur

1. ADLER, A., P. DE FREMERY and M. TAUSK: Nature (London) **133**, 293 (1934).
2. ALLEN, W. M.: Marburger endokrinologisches Symposium, Marburg 25.—29. 5. 1954.
3. AXELROD, L. R.: J. of Biol. Chem. **205**, 173 (1953).
4. BROWNE, J. C. M., and N. VEALL: J. Obstetr. a. Gynaec. Brit. Emp. **57**, 566 (1950).
5. BROWNE, J. C. M., and N. VEALL: J. Obstetr. a. Gynaec. Brit. Emp. **60**, 141 (1953).
6. BROWNE, J. C. M.: Congrès International de Gynécologie et d'Obstétrique, S. 1015. Genève: Georg & Cie. 1954.
7. BUSH, E. H.: Biochemic. J. **50**, 370 (1952).
8. BUTT, W. R., P. MORRIS, C. J. O. R. MORRIS and D. C. WILLIAMS: Biochemic. J. **49**, 434 (1951).
8a. CALATRONI, R. V., u. G. DI PAOLA: Obst. y Gin. Latino-Am. **3**, 145 (1945).
9. CORNER, G. W., and A. CSAPO: Brit. Med. J. **1953 I**, 687.

10. Csapo, A. I.: Congrès International de Gynécologie et d'Obstétrique, S. 693. Genève: Georg & Cie. 1954.
11. Diczfalusy, E.: Acta endocrinol. (Copenh.) **10**, 373 (1952).
12. Diczfalusy, E.: Persönliche Mitteilung.
13. Edgar, D. G.: Biochemic. J. **54**, 50 (1953).
14. McGinty, D. A., N. B. McCullough and J. G. Wolter: Proc. Soc. Exper. Biol. a. Med. **34**, 176 (1936).
15. Haselhorst, G., u. K. Stromberger: Arch. Gynäk. **137**, 731 (1930); Z. Geburtsh. **100**, 48 (1931); **102**, 16 (1932).
16. Haskins, A. L.: Proc. Soc. Exper. Biol. a. Med. **73**, 440 (1950).
17. Haskins, A. L.: Amer. J. Obstetr. **67**, 330 (1954).
18. Hoffmann, F.: Zbl. Gynäk. **65**, 2014 (1941).
19. Hoffmann, F.: Zbl. Gynäk. **76**, 2196 (1954).
20. Hoffmann, F., u. L. von Làm: Zbl. Gynäk. **70**, 12, 1177 (1948).
21. Hohlweg, W., u. J. Schmidt: Klin. Wschr. **1936**, 265.
22. Kaufmann, C.: Arch. Gynäk. **183**, 264 (1952).
23. Kaufmann, C., u. J. Zander: Acta endocrinol. (Copenh.) **17**, 216 (1954).
23a. Kaufmann, C., u. J. Zander: Klin. Wschr. **1956**, 7.
24. Kaufmann, C., U. Westphal u. J. Zander: Arch. Gynäk. **179**, 247 (1951).
24a. Koff, A. K., and A. S. Tulsky: Surg. Clin. North Am. **33**, 5 (1953).
25. Kayser, H. W.: Arch. Gynäk. **184**, 385 (1954).
26. Klein, I., u. K. G. Ober: Klin. Wschr. **1954**, 464.
27. Knowlton, A. J., G. H. Mudge and J. W. Jailer: J. Clin. Endocrin. **9**, 514 (1949).
28. Lankeren, C. van: Arch. Gynäk. **160**, 150 (1936).
29. Lucks, A., P. de Fremery u. M. Tausk: Arch. f. Physiol. **231**, 341 (1933).
29a. Mazer, C., and L. Goldstein: Clinical Endocrinology in the female. Philadelphia: W. B. Saunders & Co 1933, S. 350.
30. Noall, M. W., H. A. Salhanick, G. M. Neher and M. X. Zarrow: J. of Biol. Chem. **201**, 321 (1953).
31. Oettle, M.: Z. Geburtsh. **136**, 294 (1952).
32. Pearlman, W. H.: J. of Biol. Chem. **208**, 231 (1954).
33. Pearlman, W. H.: Recent Progr. in Hormone Res. **9**, 27 (1954).
34. Pearlman, W. H., and E. Cerceo: J. of Biol. Chem. **194**, 807 (1952).
35. Pearlman, W. H., and E. Cerceo: J. of Biol. Chem. **198**, 79 (1952).
36. Pearlman, W. H., and M. Thomas: Endocrinology (Springfield, Ill.) **52**, 590 (1953).
37. Philipp, E.: Zbl. Gynäk. **60**, 86 (1936).
38. Reynolds, S. R. M., and N. Ginsburg: Endocrinology (Springfield, Ill.) **31**, 147 (1942).
39. Salhanick, H. A., M. W. Noall, M. X. Zarrow and L. T. Samuels: Science (Lancaster, Pa.) **115**, 708 (1952).
40. Samuels, L. T.: Persönliche Mitteilung.
41. Watteville, H. de, R. Borth, R. S. Mach and E. Musso: Acta endocrinol. (Copenh.) **8**, 319 (1951).
42. Zaffaroni, A., and R. B. Burton: J. of Biol. Chem. **193**, 749 (1951).
43. Zander, J.: Klin. Wschr. **1952**, 312.
44. Zander, J.: Klin. Wschr. **1955**, 697.
45. Zander, J.: Veröffentlichung in Vorbereitung.
46. Zander, J., u. A. M. von Münstermann: Klin. Wschr. **1954**, 894.
47. Zander, J., u. H. Simmer: Klin. Wschr. **1954**, 529.
48. Zander, J., u. K. Solth: Klin. Wschr. **1953**, 317.
49. Zander, J.: Nature (London) **174**, 406 (1954).

Diskussion

L. Weissbecker (Freiburg):

Ich möchte nur darauf hinweisen, wenn so große Mengen Progesteron in der Placenta gebildet werden — wie das Herr Zander berechnet hat —, dann wäre ja ohne weiteres verständlich, warum die addisonkranke Frau in der zweiten Hälfte der Schwangerschaft keine Hormonsubstitution mehr braucht, denn es sind ein paar Addison-Fälle beschrieben, die durch Progesteron völlig kompensiert wurden.

Aus der Geburtshilflichen und Gynäkologischen Abteilung des
Karolinska Sjukhuset und Konung Gustaf V's Forskningsinstitut, Stockholm

Das Wachstumshormon im retroplacentären Blut und im Nabelschnurblut

Von

Carl A. Gemzell

Mit 2 Abbildungen

Bei dem stets zunehmenden Interesse an der Rolle, die das hypophysäre Wachstumshormon oder der somatotrope Faktor in der humanen Physiologie und neuerdings auch in der humanen Pathologie spielt, ist es von größter Wichtigkeit, daß eine zuverlässige Bestimmungsmethode für den Nachweis des Hormons in Plasmaproben von klinisch tragbarer Größenordnung entwickelt wird.

Die Hauptschwierigkeit beim Nachweis des Wachstumshormons in Blutproben liegt darin, daß es noch keine hinreichend empfindliche und genaue Bestimmungsmethode gibt. Das Wachstumshormon kann nur durch biologische Bestimmungsmethoden nachgewiesen werden, und gewöhnlich sind hierfür große Mengen erforderlich.

Die Tab. 1 zeigt vier verschiedene biologische Bestimmungsmethoden für den Nachweis des Wachstumshormons. Nur der Tibiatest, wie er von Evans, Simpson, Marx und Kibrick (1943) vorgeschlagen wurde, ist für die in Blut-

Tabelle 1. *Die Genauigkeit vier verschiedener biologischer Nachweismethoden für das Wachstumhormon*

Methode	Dauer d. Injektionsperiode Tage	S. A. (s)	Neigung (b)	λ	Gesamtdosis von Wachstumshormon mg	Literatur
Ratten, Gewichtstest	15	5,0	25,2	0,198	>3,000	Marx et al., 1942
Hypophysect. Ratten, Gewichtstest	10	6,65	25,12	0,265	0,090	Marx et al., 1942
Schwanzlängentest	14	1,19	5,3	0,225	>0,100	Dingemanse et al., 1948
Tibiatest	4	24,6	79,4	0,310	0,005	Greenspan et al., 1949
Tibiatest	4	25,1	80,5	0,312	0,030	Gemzell et al., 1955

proben zu erwartenden geringen Hormonmengen hinreichend empfindlich. Der Tibiatest wird, kurz gesagt, wie folgt ausgeführt: Jugendliche weibliche Ratten, die ungefähr 60 g wiegen, werden hypophysektomiert. Nach einem postoperativen Intervall von 3 Wochen erhalten die Tiere täglich intraperitoneale Injektionen der Testsubstanz über 4 Tage. 24 Std. nach der letzten Injektion

12*

werden die Tiere getötet und die Tibiae nach Präparation mit einem scharfen Messer gespalten. Mikroskopisch wird mittels eines graduierten Oculars die Breite des nicht verkalkten Epiphysenknorpels gemessen. Von jeder Tibiaepiphyse werden wenigstens 8 Ablesungen vorgenommen; davon wird der Durchschnitt ermittelt.

Eine Standardkurve wurde anhand eines von Herrn Dr. C. H. Li in Berkeley dargestellten gereinigten Wachstumshormons ermittelt. Bei Verabfolgung dieses Präparates in Mengen von 30—300 γ an Gruppen von jeweils 5 Tieren ergab die Breitenzunahme des Epiphysenknorpels bei der Auftragung auf semilogarithmisches Papier eine Gerade. Die Versuchsmethode hatte eine Standardabweichung von 25,1 und eine Neigung von 80,5, woraus sich ein λ von 0,312 ergibt. Jeder Versuch wurde mit einer Gruppe von 4—5 hypophysektomierten Kontrolltieren durchgeführt (Abb. 1).

1948 gelang es Kinsell, Michaelis, Li und Larsen in Berkeley, das Wachstumshormon in 3—10 cm³ Plasma eines Patienten mit Akromegalie, das mittels der Gefriertrocknung aufgearbeitet war, nachzuweisen. Greenspan, Li und Evans (1949), ebenfalls in Berkeley, konnten im Plasma von wachsenden Kindern nach Gefriertrocknung keinerlei Wachstumshormon nachweisen. Sie versuchten

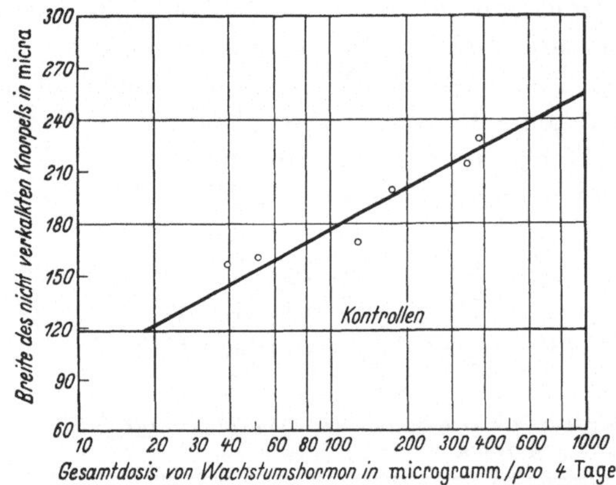

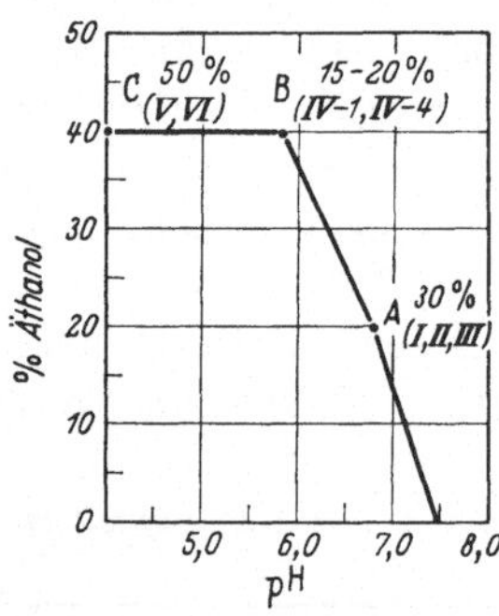

Abb. 1. Die Reaktion der proximalen Tibiaepiphyse hypophysektomierter weiblicher Ratten auf ein gereinigtes Wachstumshormonpräparat

Abb. 2. Plasmafraktionierung nach Cohn u. Mitarb.

darüber hinaus, das im Plasma vorhandene Wachstumshormon zu konzentrieren. Beim Hinzufügen von Wachstumshormon zum Plasma konnte das Hormon bei Behandlung mit Methanol bei 3° C in einer Fraktion wieder nachgewiesen werden. Wenn man jedoch die gleiche Fraktionierung am Plasma von wachsenden Kindern vornahm, so wurde kein Wachstumshormon gefunden. Cotes und Young (1951) in Cambridge präcipitierten menschliches Plasma, dem Wachstumshormon zugesetzt war, mit 50%igem Ammoniumsulfat; dabei wurde das Hormon in der gefriergetrockneten überstehenden Flüssigkeit wiedergefunden. Bei Anwendung der gleichen Methode auf normales menschliches Plasma konnte jedoch kein Wachstumshormon entdeckt werden.

Bei der Anwendung der Tibiatestmethode für den Nachweis des Wachstumshormons im Plasma muß die Eiweißmenge, die jede Ratte bekommt, wegen der toxischen Wirkung so niedrig als möglich gehalten werden. Es ist dehalb wünschenswert, das Wachstumshormon aus dem Plasma mit möglichst wenig inaktivem Eiweiß zu gewinnen. Die oben erwähnte Methode für die Plasmafraktionierung ergibt nur Fraktionen, die zu groß oder zu toxisch sind, um kleinen Tieren intraperitoneal injiziert werden zu können.

Gegenwärtig ist eine der besten verfügbaren Methoden für die Fraktionierung des Plasmas diejenige von COHN u. Mitarb. (1946). Die Trennung der Plasmaproteine wird unter genauer Kontrolle des p_H, der Temperatur, der Salzkonzentration und der Konzentration des Eiweißes sowie des gesamten organischen Niederschlages durchgeführt. Diese Methode, die gut reproduzierbar ist, ergibt 6 verschiedene Fraktionen.

Während der letzten 2 Jahre haben HEIJKENSKJÖLD, STRÖM und ich die COHNsche Methode der Plasmafraktionierung zur Isolierung des Wachstumshormons angewandt. Frisch entnommenem menschlichem Blut wurde Wachstumshormon zugesetzt. Durch Zentrifugieren wurde das Plasma von den Erythrocyten getrennt. Die Fraktionierung wurde so bald als technisch möglich vorgenommen (Abb. 2). Dabei wurden drei verschiedene Fraktionen gewonnen und diese mit A, B und C bezeichnet. Die Fraktion A wurde durch Versetzen des Plasmas mit 50%igem Äthylalkohol bei $-5°C$ bis zu einer Endkonzentration von 20% bei Einstellung auf p_H 6,8, entsprechend dem COHNschen Prinzip gewonnen. Das sich bildende Präcipitat, das etwa mit den Fraktionen I, II und III von COHN übereinstimmt, besteht aus etwa 30% der Gesamteiweißmenge des Plasmas. Bei Steigerung der Konzentration des Äthylalkohols auf 40% und bei Einstellung auf p_H 5,8 bildet sich ein Präcipitat, das wir Fraktion B nennen, und das ungefähr 15—20% der Gesamteiweißmenge enthält. Die Fraktion C präcipitiert, wenn das p_H auf 4,0 bei der gleichen Temperatur und der gleichen Alkoholkonzentration eingestellt wird.

Das Wachstumshormon wurde in der Fraktion B, die mit den COHNschen Fraktionen IV—1 und IV—4 korrespondiert, wiedergewonnen. Im allgemeinen wird in der Fraktion A und C kein Wachstumshormon gefunden; aber gelegentlich können die gewünschten Prozentgrenzen nur schwer erreicht werden, und es mag dabei zu einer Überschneidung kommen.

Zu 150 cm³ menschlichen Plasmas wurden 9,5 mg gereinigtes Wachstumshormon hinzugefügt. In der Fraktion B, die 17,3% des Plasmaproteins enthielt, wurden 23,8% des zugefügten Wachstumshormons wiedergefunden. Nur eine geringe Menge fand sich in der Fraktion A; in der Fraktion C wurde gar keine Aktivität nachgewiesen.

Es wurde ein Versuch zur weiteren Auftrennung der Fraktion B in zwei Fraktionen, die nach COHN mit IV—1 und IV—4 bezeichnet werden können, gemacht. Das Wachstumshormon wurde jedoch wechselweise in beiden Fraktionen gefunden.

Mehrere Versuche wurden unternommen, das Wachstumshormon im Plasma normaler Individuen nachzuweisen, aber trotz der großen Menge, die zur Fraktionierung zur Verfügung stand, gelang der Nachweis nicht.

Das Wachstumshormon konnte jedoch im retroplacentären Blut (unmittelbar nach der Entbindung aus der Vagina entnommenes Blut) und im Nabelschnurblut nachgewiesen werden. Fraktioniertes Plasma aus dem retroplacentären Blut in Mengenäquivalenten von 18,5—43,0 cm³ unbehandelten Plasmas pro Versuchsratte ergab eine Breitenzunahme der proximalen Tibiaepiphyse, die mit der Standardkurve verglichen, einem Effekt von 40—130 γ entspricht. Bei der Injektion von Plasma aus retroplacentärem Blut, das nur gefriergetrocknet worden war, wurde ein positives Resultat mit Mengenäquivalenten von 7,0 bis

Tabelle 2. *Die Ausbeute an Wachstumshormon nach Zusatz zum Plasma*

	Proteinfraktion			Proteinmenge pro Versuchsratte mg	Durchschnittliche Knorpelbreite mμ	Wiedergewinnung von Wachstumshormon %
	Nr.	Gewicht g	%			
150 ml Plasma 9,5 mg Wachstumshormon	A	2,55	30,0	172	150	7,9
	IV—1	0,42	5,6	60	162	3,2
	B					
	IV—4	0,97	11,7	96	197	20,5
	C	5,01	52,7	126	128	0
					Kontrollen 125	

Tabelle 3. *Der Gehalt an Wachstumshormon in fraktioniertem und gefriergetrocknetem Plasma des Retroplacentarblutes und in gefriergetrocknetem Plasma des Nabelschnurblutes*

	Zahl der Exp.	Plasmamenge pro Versuchsratte ml	Proteinmenge pro Versuchsratte mg	Durchschnittliche Knorpelbreite mμ	Wachtumshormonaktivität pro 100 ml Plasma μg
Retroplacentares Plasma, fraktioniert (B)	3	18,5—43,0	250—500	144—185 Kontrollen 120	235 (185—300)
Retroplacentares Plasma, lyophilisiert	5	7,0—15,0	500—1100	144—167 Kontrollen 119	590 (280—925)
Nabelschnurplasma	4	4,6—7,0	320—500	140—147 Kontrollen 119	650 (540—850)

15,0 cm³ unbehandelten Plasmas erreicht. Die Konzentration des Wachstumshormons im retroplacentären Blut pro 100 cm³ Plasma ergab bei der Fraktionierung 185—300 γ, und bei der einfachen Gefriertrocknung des Plasmas 280 bis 925 γ (Tab. 2).

Gefriergetrocknetes Plasma aus Nabelschnurblut ergab bei Mengen von 4,6—7,0 cm³ Plasma, bezogen auf die Standardpräparation, ein Aktivitätsäquivalent von 38—48 γ. Die durchschnittliche Konzentration des Wachstumshormons im gefriergetrockneten Plasma des Nabelschnurblutes betrug 650 γ pro 100 ml Plasma, oder etwa dieselbe Konzentration, die im retroplacentären Blut während der Geburt (590 γ pro 100 ml Plasma) gefunden wurde (Tab. 3).

Die Resultate der Extraktionsversuche an dem Plasma zugesetzten Wachstumshormon scheinen zu zeigen, daß ungefähr 25% des zugesetzten Hormons in 15% des Gesamtplasmaeiweißes gefunden werden. Es kann also eine große Menge des zugesetzten Hormons nicht zurückgewonnen werden. Möglicherweise wird es durch die Fraktionierung zerstört, oder es wird an die anderen beiden Fraktionen verloren. Da die Maximaldosis an fraktioniertem Plasmaeiweiß, die jeder Versuchsratte gegeben werden kann, ungefähr 500 mg beträgt, und die geringste Dosis des Wachstumshormons, die ein positives Resultat ergibt, bei

30 γ liegt, ist die niedrigste Wachstumshormonmenge pro 100 cm³ Plasma, die mittels des Tibiatestes nachgewiesen werden kann, 240 γ.

Bei der einfachen Gefriertrocknung des Plasmas wird eine Wachstumshormon-Konzentration von 500 γ pro 100 cm³ Plasma benötigt, um bei einer Protein-menge von 500 mg pro Dosis einen positiven Tibiatest zu ergeben. Da die Versuchsratten gefriergetrocknetes Plasma besser zu vertragen scheinen als fraktioniertes Plasma, können größere Mengen verabfolgt werden. Diese Kalkulationen werden jedoch unter der Vorstellung gemacht, daß durch die Gefriertrocknung kein Wachstumshormon zerstört wird.

Wenn unbehandeltes Plasma injiziert wird, kann eine maximale Dosis von 4 cm³ über die 4tägige Periode verabfolgt werden. Unter diesen Bedingungen muß die Konzentration des Wachstumshormons im unbehandelten Plasma etwa bei 800 γ pro 100 cm³ Plasma liegen, um mittels des Tibiatestes ein positives Resultat zu ergeben.

Da das retroplacentäre Plasma und das Plasma des Nabelschnurblutes fast die gleiche Konzentration von Wachstumshormon aufweisen, kann man annehmen, daß die Placenta für das Wachstumshormon permeabel ist. Die hohe Hormonkonzentration wiederum läßt annehmen, daß das Hormon in der Placenta produziert wird. Es wurde ein Versuch unternommen, Wachstumshormon aus der Placenta dazustellen. Die Placenta wurde unmittelbar gefroren und nach der Methode, die WILHELMI, FISHMAN und RUSSEL (1948) für die Isolierung des Wachstumshormons aus Hypophysen angegeben haben, behandelt. Dabei ergaben sich verschiedene Fraktionen, und bei einigen konnte Wachstumshormon nachgewiesen werden.

Da der Tibiatest für das Wachstumshormon nicht spezifisch ist, ist es nicht möglich, aus diesen Versuchen den Schluß auf Identität der aus dem retroplacentären Plasma und der aus dem Nabelschnurplasma gewonnenen Substanzen zu ziehen. Thyroxin, das thyreotrope Hormon und das Insulin verstärken den Effekt auf die Tibiaepiphyse, während Cortison und das ACTH diesen Effekt herabsetzen. Die eine oder auch mehrere von diesen Substanzen kann im Plasma vorhanden und zusammen mit dem Wachstumshormon konzentriert worden sein. COHN (1945) hat gezeigt, daß das thyreotrope Hormon mit der Fraktion IV—4 präcipitiert. Von 17-Hydroxycorticosteroiden sind ebenfalls größere Mengen im retroplacentären Blut und im Nabelschnurblut vorhanden (GEMZELL, 1954). ACTH konnte in diesen Fraktionen anhand des Ascorbinsäuretests nach SAYERS, SAYERS und WOODBURY (1948) nicht nachgewiesen werden. Andere Hormone, die Oestrogene und Gonadotropine, die in der Schwangerschaft ebenfalls vorhanden sind, haben keinen Einfluß auf die Breite der Tibiaepiphyse.

Für die Identifikation der wachstumsfördernden Faktoren im retroplacentären Plasma und im Nabelschnurplasma sind weitere Experimente erforderlich. Leider sind diese Substanzen im Plasma nur in so kleinen Mengen vorhanden, daß ein Versuch mit verschiedenen Verdünnungsstufen schwierig darzustellen sein dürfte.

Literatur

COHN, E. J.: Amer. Scientist **33**, 61 (1945).
— L. E. STRONG, W. L. HUGHES JR., D. J. MULFORD, J. N. ASHWORTH, M. MELIN and H. L. TAYLOR: Preparation and properties of serum and plasma proteins (IV). J. Amer. Chem. Soc. **68**, 459 (1946).

Cotes, P. M., and F. G. Young: Biochemic. J. **49**, 59 (1951).

Evans, H. M., M. E. Simpson, W. Marx and E. Kibrick: Endocrinology (Springfield, Ill.) **32**, 13 (1943).

Gemzell, C. A.: Acta endocrinol. (Copenh.) **17**, 100 (1954).

— F. Heijkenskjöldand L. Ström: J. Clin. Endocrin. **15**, 33 (1955).

Greenspan, F. S., C. H. Li and H. M. Evans: J. Clin. Endocrin. **10**, 829 (1950).

Kinsell, L. W., G. D. Michaelis, C. H. Li and W. E. Larsen: J. Clin. Endocrin. **8**, 1013 (1948).

Sayers, M. A., G. Sayers and L. A. Woodbury: Endocrinology (Springfield, Ill.) **42**, 379 (1948).

Wilhelmi, A. E., J. B. Fishman and J. A. Russel: J. of Biol. Chem. **176**, 735 (1948).

Diskussion

Kracht (Hamburg):

Herr Gemzell sagte eben, daß das Wachstumshormon die mütterliche Placenta passiert. Ich möchte hierzu einige Ergänzungen aus dem Experiment geben. Spritzt man tragenden Ratten vom 12. Schwangerschaftstage ab Wachstumshormon und untersucht die Feten nach der Geburt, so ergeben sich keine auffallenden Gewichtsveränderungen. Das fetale Pankreas zeigt eine ganz erhebliche Vergrößerung der A-Zellkerne nach STH-Behandlung und eine mäßige, aber eindeutige Involution der B-Zellkerne. Ich möchte im Hinblick auf die A-Cytotropie keine weiteren Schlüsse ziehen und auch nicht die B-Zellfunktion erörtern. Der Befund spricht meines Erachtens dafür, daß STH die Placenta passieren und die A-Zellen stimulieren kann, was wir am erwachsenen Tier jedoch vermissen.

Die Bedeutung der Placenta
für den hypophysär-adrenalen Funktionskreis

Von

H.-J. STAEMMLER

Mit 17 Abbildungen

Die Schwangerschaft stellt einen besonderen Leistungsanspruch an den mütterlichen Organismus [R. SCHRÖDER (1949)]. Die durch sie bedingte adaptative Steigerung der Stoffwechselabläufe und Organfunktionen wird wesentlich auf ein Mehrangebot an Corticosteroiden (CS) zurückgeführt. Hierfür ist die schon früh von KOLDE (1913), WEHEFRITZ (1923) und später von KULKA (1934), NEUMANN (1936) u. a. erkannte Hypertrophie der Nebennierenrinde (NNR) anatomisch kennzeichnend. Die Bemühungen, diesen vermehrten Hormonumsatz in der Schwangerschaft auch durch systematische Harnanalysen zu verifizieren, haben für den Komplex der neutralen C 17-Ketosteroide zumeist keine wesentlichen Differenzen gezeitigt [HAMBLEN et al. (1939), TALBOT u. Mitarb. (1940), HEGNAUER (1952), WÜRTERLE (1954), STAEMMLER (1954) u. a. m.]. Demgegenüber ergab die Analyse der Harncorticoide in der zweiten Hälfte der Gravidität erhöhte Ausscheidungswerte [VENNING (1946a, b), HEARD u. Mitarb. (1946), MEYERHEIM u. HÜBENER (1952)], wie auch wir sie, allerdings nur bei körperlich ruhenden Spätschwangeren, auffanden [STAEMMLER (1953, 1954, 1955)]. Mit Verfeinerung der Methode gelingt es neuerdings auch, die 17-Hydroxycorticosteroide im Plasma quantitativ zu erfassen, die nach den Untersuchungen von GEMZELL (1954) von 6,6 auf 20 γ/100 ml Plasma im 3. Trimester zunehmen. Sowohl die Harn- als auch die Blutwerte fallen im Wochenbett wieder ab.

Diese Funktionssteigerung der NNR in der Schwangerschaft läßt sich zwanglos über das metabolische Regulationsprinzip erklären. In den letzten Jahren ist nun verschiedentlich die Frage aufgeworfen worden, ob auch der *Placenta* in Analogie zum hypophysär-ovariellen Funktionskreis mit der choriogenen Synthese des Gonadotropins [PHILIPP (1930)] und der weiblichen Sexualsteroide ein Anteil an der Sicherstellung des CS-Haushaltes zufällt.

Ausgehend zunächst von der bewiesenen placentaren Bildung des Follikelhormons und Progesterons, ist im besonderen von ELERT (1953) die Bedeutung des stimulativen Einflusses der Oestrogene auf die NNR diskutiert worden. Dieser Oestrogeneffekt ist seit langem bekannt [Literatur s. bei R. ELERT (1953)]. GEMZELL (1952) hat hierzu erst kürzlich wieder eindrucksvolle tierexperimentelle Ergebnisse vorlegen können. Auch wir konnten mit hochdosierter Verabfolgung von Oestrogenen bei Patienten mit Agenesie bzw. hochgradiger Hypogenesie der Ovarien eine signifikante Steigerung der Harncorticoide erreichen [Staemmler (1954)]. Dieser Effekt wird entweder nach Tonutti (1944) über eine Sekretionsumstellung [Elert (1953)] oder über eine direkte Anregung der ACTH-Sekretion [Gemzell (1952)] erklärt. Diese Möglichkeit sei nicht bestritten, aber nachdem Smith (1954) berichtete, daß er bei trächtigen hypophysektomierten Rhesusaffen eine komplikationslose Schwangerschaft mit normalem Partus beobachten konnte, muß angenommen werden, daß das hypophysäre ACTH nicht *grundsätzlich* erforderlich ist.

Offenbar enthält auch die Placenta Proteohormone mit adrenocorticotroper Aktivität wie Jailer u. Knowlton (1950), Tarantino (1951), Opsahl u. Mitarb. (1951), ferner Badinand et al. (1953) und Sulman et al. (1953) mitteilten. Assali (1954) gelang es im vergangenen Jahr mit der besonders spezifischen Oxycellulosetechnik von Astwood (1951), Verbindungen ACTH-ähnlichen Charakters im Placentargewebe und intervillösem Blut nachzuweisen.

Entsprechend der Sexualhormonsynthese scheint die Placenta sich aber nicht mit der Bildung des adrenotropen Faktors zu begnügen. Hierzu sind die Mitteilungen über den Schwangerschaftsverlauf bei Morbus Addison von Interesse. Bis 1950 wurden 42 derartige Fälle im Weltschrifttum publiziert [Accivile et. al. (1951)]. Jüngere Beobachtungen stammen von Soriano (1951) und Plotz (1953). Nach Substitution während der ersten Schwangerschaftshälfte normalisierten sich später die Ausscheidungswerte der Interrenalhormonmetaboliten ohne weitere Zufuhr von Rindenhormonen, während es intra oder post partum zumeist zu einem lebensbedrohlichen Kollaps kam. Diese Beobachtungen könnten mit einem vikariierenden Einsatz der fetalen NNR erklärt werden. Nach eigenen Untersuchungen enthalten diese in der zweiten Schwangerschaftshälfte zunehmende Quanten an extrahierbaren CS [Staemmler (1953)]. Gemzell (1954) konnte belegen, daß im placentaren, also fetalen Plasma der Gehalt an 17-Hydroxycorticosteroiden mit Intensität der Geburtsbelastung variiert. Daß die fetale NNR den Ausfall der mütterlichen voll zu kompensieren vermag, wird allerdings von den meisten Untersuchern abgelehnt.

Als weitere zusätzliche Quelle der CS ist die Placenta in Betracht zu ziehen. Johnson (1952) sowie De Courcy u. Mitarb. (1952) konnten aus Placentargewebe Hydrocortison und Cortison in einer Größenordnung zwischen 140 γ u. 450 γ/kg Frischgewicht neben drei anderen noch nicht zu identifizierenden δ-4-3-Ketosteroiden gewinnen.

Wir haben ähnliche Untersuchungen mit papierchromatographischer Methodik angestellt:

Nachdem wir zunächst ascendierend auf Streifen mit dem System Wasser-Heptanol nach einer Anweisung von Schmidt u. Staudinger (1953) chromatographierten und damit schon eindeutig Cortisol nachweisen konnten [Staemmler (1954)], haben wir in letzter Zeit diese Analysen mittels ringchromatographischer Technik durchgeführt. Dabei trennen sich die CS mit Ausnahme von Compound (Cpd.) E gegen F gut. Der analytische Arbeitsgang erfordert nur 1 bzw. 3 Std. und verlangt außer einigen Exsiccatoren keine besonderen Apparaturen. Hierzu seien einige UV-Kontaktphotogramme von chromatographierten Hormongemischen demonstriert.

Bei Veränderung des Radius ab 20 γ lassen sich Hormongemische mit einem Gehalt von 5 γ bis über 100 γ/Cpd. klar trennen und darstellen. Bei den biolo-

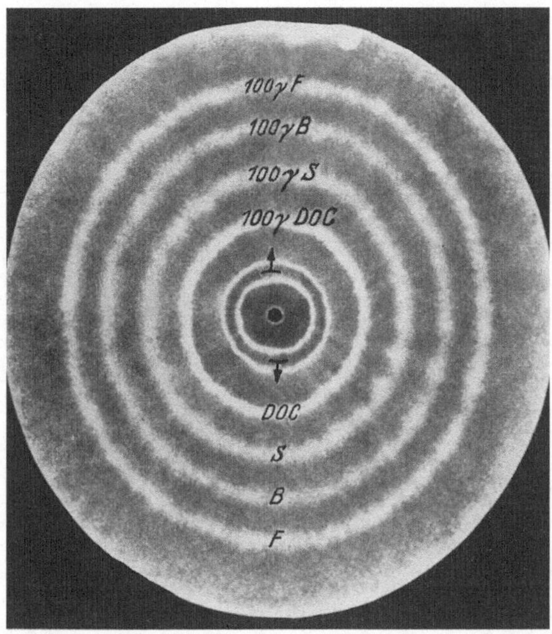

Abb. 1. Je 100 γ DOC, Cpd. S, B, F

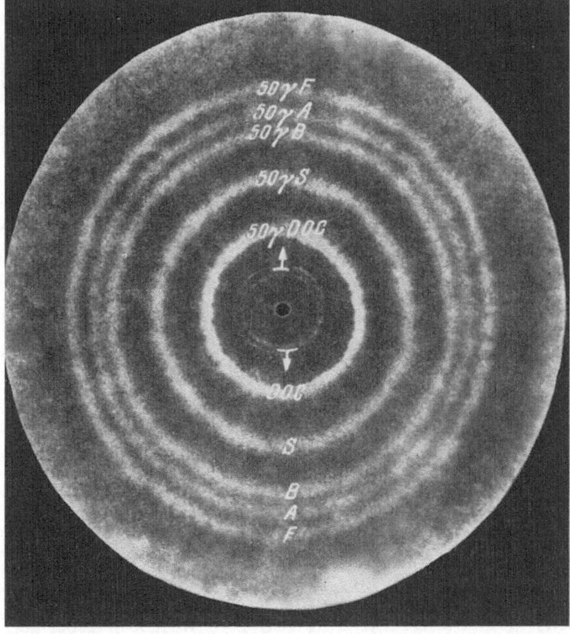

Abb. 2. Je 50 γ DOC, Cpd. S, B. A, F

gischen Analysen tragen wir in den Startkreis an zwei Stellen ein Testgemisch auf und machen uns damit auch von den gelegentlichen Schwankungen der R_f-Werte unabhängig, wie es das folgende Modell darstellt (s. Abb. 4).

Neben der Charakterisierung durch die UV-Absorption bei 240 mμ als Hinweis auf das Vorliegen eines δ-4-3-Ketosteroids sowie der Laufstrecke legten wir nach Eluieren der Zonen von einigen Eluaten auch UV-Spektrophotogramme an mit dem typischen Absorptionsmaximum bei 240—241 mμ. Ein einfacherer

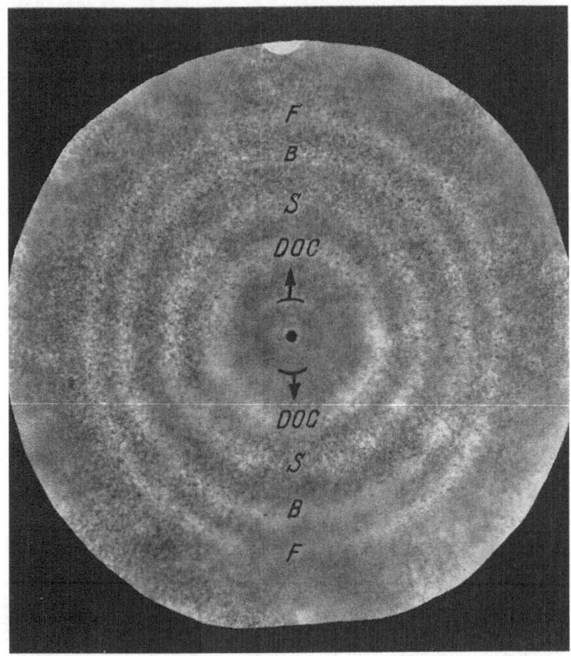

Abb. 3. Je 5 γ DOC, Cpd. S, B, F

und sehr empfindlicher Test ist in dem Auftreten bestimmter Fluorescenzen nach Behandeln der Papiere mit 15%iger Phosphorsäure gegeben [Neher u. Wettstein (1951)]. Cortisol reagiert mit gelb-grüner und Cpd. S mit orangefarbener Fluorescenz jeweils schon bei 0,5 γ! Ferner wandten wir die Fluorescenzprobe nach Bush (1951) mit methanolischer Natronlauge sowie die Reduktionsprobe mit Triphenyltetrazoliumchlorid (TTC) und Phosphormolybdänsäure an.

Ich zeige Ihnen zunächst zwei Photogramme von Placenten komplikationsloser Schwangerschaften. Verarbeitet wurde entblutetes homogenisiertes Gewebe.

Auf Abb. 5 sieht man Absorptionszonen in Höhe von E/F, S und DOC.

Auf Abb. 6 finden sich lediglich zwei kräftig hervortretende Ringe bei DOC und Cpd. S. Die Eluate dieser beiden Zonen haben wir noch einmal ascendierend auf Streifen chromatographiert und wiederum gleiche R_f-Werte wie DOC und Cpd. S erhalten. Beide Eluate reduzierten Phosphormolybdänsäure zu Molybdänblau. Bei mehreren anderen Normalplacenten fehlten dagegen die Ringe bei DOC und Cpd. S und es stellte sich lediglich E/F dar.

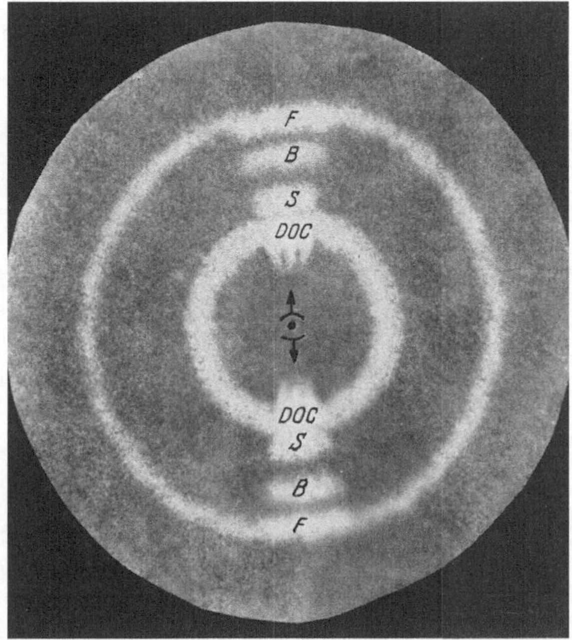

Abb. 4. Je 50 γ DOC und Cpd. F. Testgemisch: Je 5 γ DOC, Cpd. S, B, F

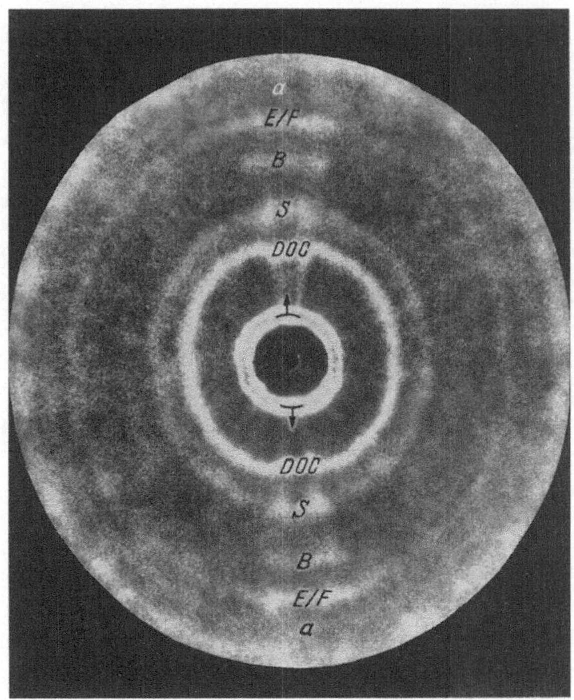

Abb. 5. Frau J. M. (J. Nr. 1637/54). Kind weibl. reif. 100 g Placenta. Testgemisch: Je 5 γ DOC, Cpd. S, B, F

Die nächste Placenta war hochgradig hydrophisch und stammte von einem Anencephalus mit Hydramnion (s. Abb. 7). Auch hier treten die Zonen E/F und DOC deutlich hervor.

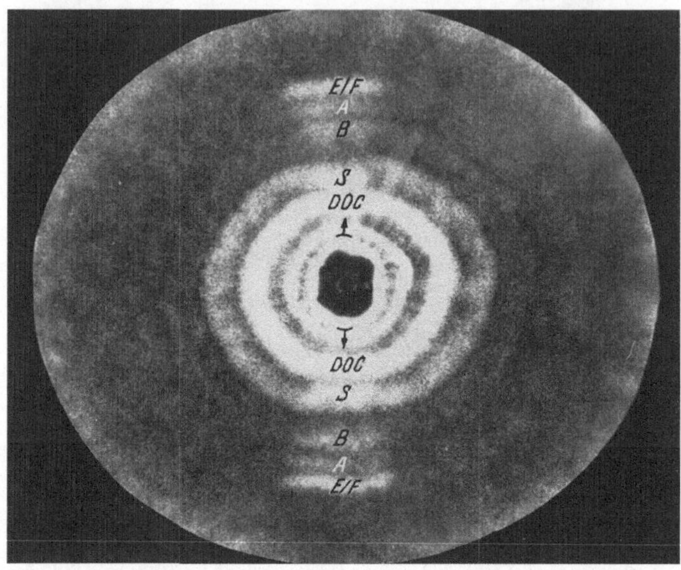

Abb. 6. Frau Ch. F. (J. Nr. 1444/54). Kind weibl. reif. 90 g Placenta. Testgemisch: Je 5 γ DOC, Cpd. S, B, A, F

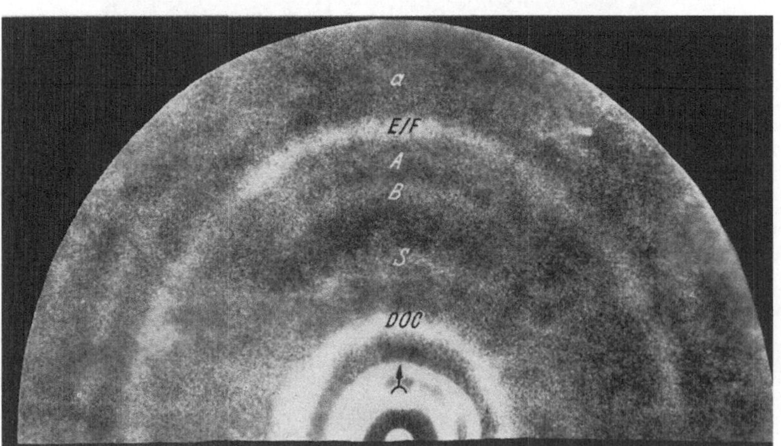

Abb. 7. Frau G. J. (J. Nr. 1420/54). Kind weibl. 1110 g, 33 cm. 80 g Placenta.
Testgemisch: Je 5 γ DOC, Cpd. S, B, A, F

Das folgende Chromatogramm wurde von einer Blasenmole bei Gravidität mens IV gewonnen. Verarbeitet wurden 20,5 g (s. Abb. 8).

Ich zeige Ihnen jetzt Chromatogramme, die wir von nephropathischen Schwangerschaften erhalten haben:

In diesem Fall (Abb. 9) bestand ein ödemonephrotisches Krankheitsbild.

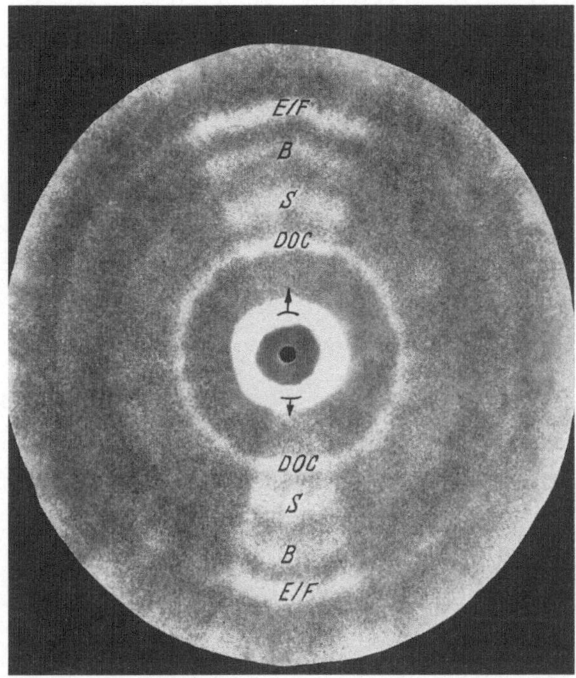

Abb. 8. Frau L. Th. (J. Nr. 2337/54). Blasenmole bei Grav. mens IV. 20,5 g Placenta.
Testgemisch: Je 8 γ DOC Cpd. S, B, F

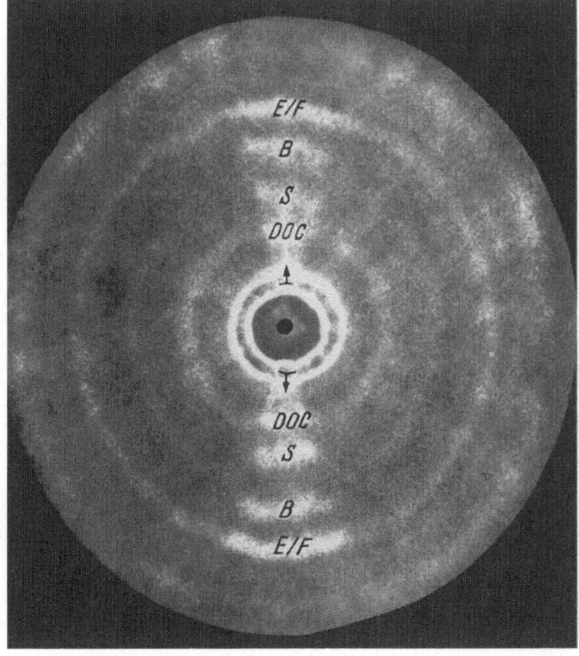

Abb. 9. Frau M. St. (J. Nr. 1474/54). Kind männl. reif. 100 g Placenta. Testgemisch: Je 8 γ DOC, Cpd. S, B, F

Schwere Nephropathie (Abb. 10). Dieses Bild unterscheidet sich übrigens nicht wesentlich von dem der zuvor demonstrierten Normalplacenta (vgl. Abb. 6). Auch bei Abb. 11 lag eine schwere Nephropathie vor. Aus der gleichen Schwangerschaft stammt das Chromatogramm von 130 ml fetalem (placentarem) Vollblut (Abb. 12).

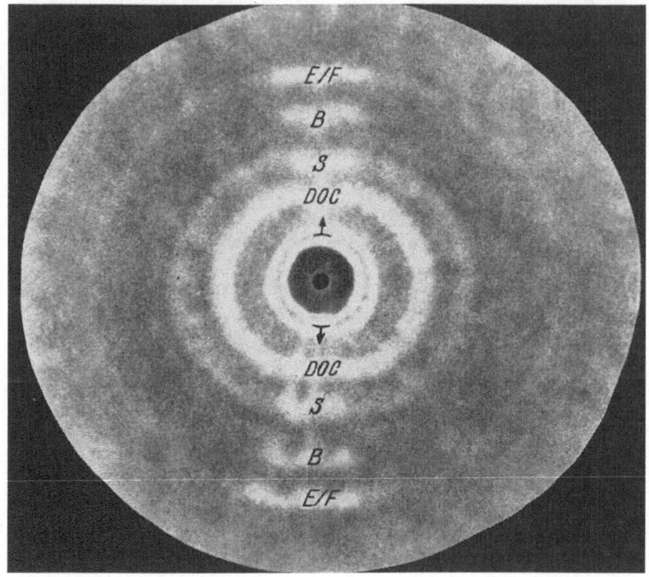

Abb. 10. Frau E. G. (J. Nr. 1490/54). Kind männl. reif. 100 g Placenta. Testgemisch: Je 8 γ DOC, Cpd. S, B, F

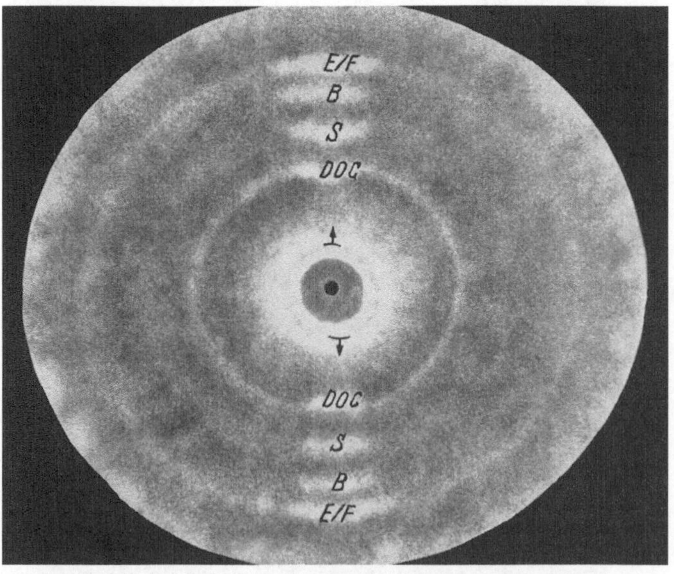

Abb. 11. Frau J. W. (J. Nr. 1548/54). Kind männl. reif. 100 g Placenta. Testgemisch: Je 5 γ DOC, Cpd. S, B, F

Wir haben in dieser Weise bisher 40 Placenten aufgearbeitet und konnten außer in zwei Fällen immer den Absorptionsring in Höhe E/F beobachten. Nach Eluieren dieser Zone chromatographierten wir noch einmal nach Bush (1951) mit dem System Benzol-Methanol-Wasser. Damit läßt sich eine gute Trennung von Cpd. E und F erreichen. Bei den meisten Placenten kann damit Cpd. F, bei einigen auch Cortison nachgewiesen werden.

Von den uns zugänglichen δ-4-3-Ketosteroiden ist lediglich noch das Adrenosteron in gleicher Höhe wie E/F lokalisiert, wie es die folgende Abbildung zeigt (s. Abb. 13).

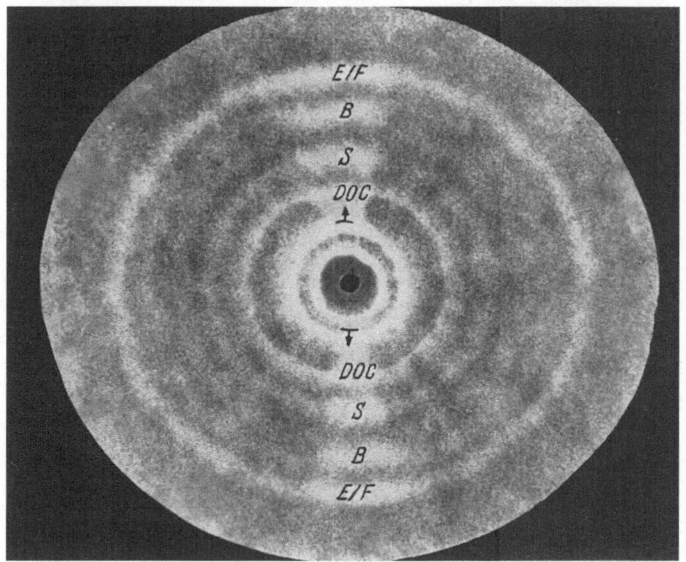

Abb. 12. Kind W. (J. Nr. 1548/54). Spontangeburt. 130 ml Placentarblut (Vollblut). Testgemisch: Je 5 γ DOC, Cpd. S, B, F

Unterwirft man das Adrenosteron der Behandlung mit 15%iger Phosphorsäure, so ist eine bläuliche Fluorescenz zu beobachten, die sich eindeutig von der gelb-grünen des Cortisol unterscheiden läßt. Nach diesen Analysen enthält die Placenta also Cortisol und Cortison. Eine Verunreinigung mit Adrenosteron läßt sich aber mittels der ringchromatographischen Technik allein nicht ausschließen, sondern erfordert weitere Arbeitsgänge.

Dieser Nachweis von Cortisol und Cortison erlaubt noch nicht den Schluß einer placentaren Synthese. Immerhin konnten wir beobachten, daß die Placenta exogenes Hydrocortison offenbar nicht nennenswert speichert. Bei einer ausgeprägten Nephropathie verabfolgten wir 5 Tage lang bis zum Partus 80 mg/die Cortisol [Ficortril-Boehringer (Ingelheim)] und gewannen aus dieser Placenta das folgende Chromatogramm, das keine verstärkte Absorption in Höhe E/F zeigt (s. Abb. 14).

Problematisch ist die Charakterisierung der bei Cpd. S und DOC zu beobachtenden Absorptionsringe. Die Modellversuche mit den uns zur Verfügung stehenden δ-4-3-Ketosteroiden ergaben für Progesteron eine Lokalisation unter DOC (s. Abb. 15).

Die Oxyprogesterone konnten wir nicht untersuchen, da uns die Substanzen fehlen. Der R_f-Wert von Testosteron ist ebenfalls, wenn auch nur wenig, kleiner als DOC (s. Abb. 16). 3,17-Androstendion liegt zwischen DOC und Cpd. S (s. Abb. 17).

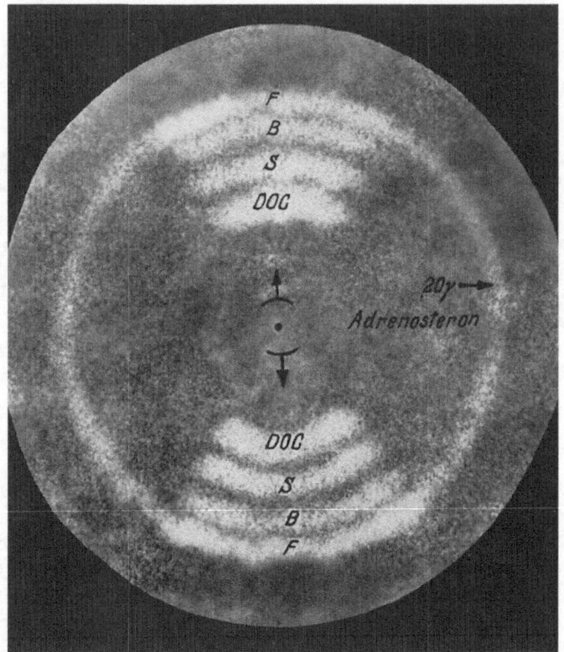

Abb. 13. 20γ Adrenosteron. Testgemisch: Je 5 γ DOC, Cpd. S, B, F

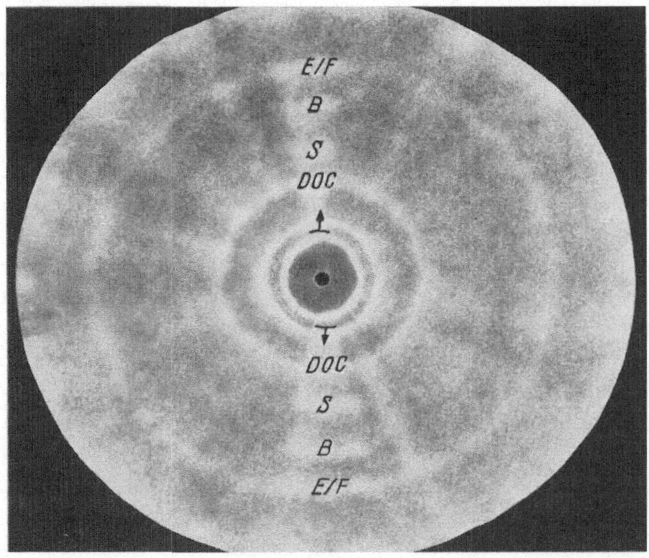

Abb. 14. Frau J. D. (J. Nr. 1565/54). Kind männl. reif. 100 g Placenta. Testgemisch: Je 5 γ DOC, Cpd. S, B, F

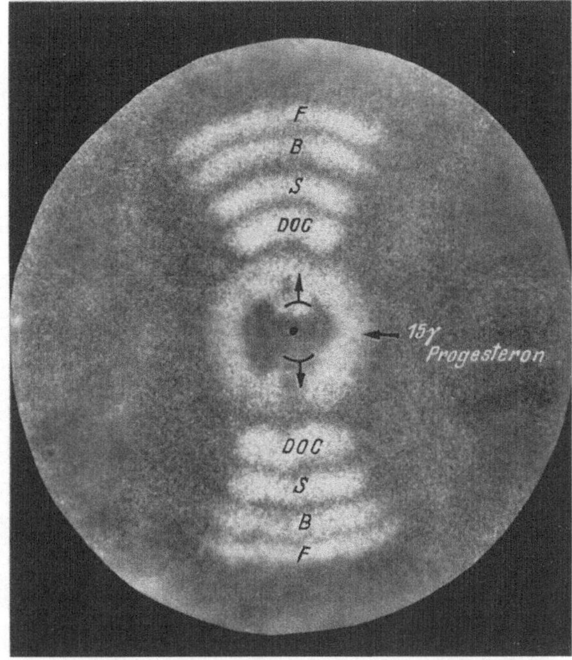

Abb. 15. 15γ Progesteron. Testgemisch: Je 5 γ DOC, Cpd. S, B, F

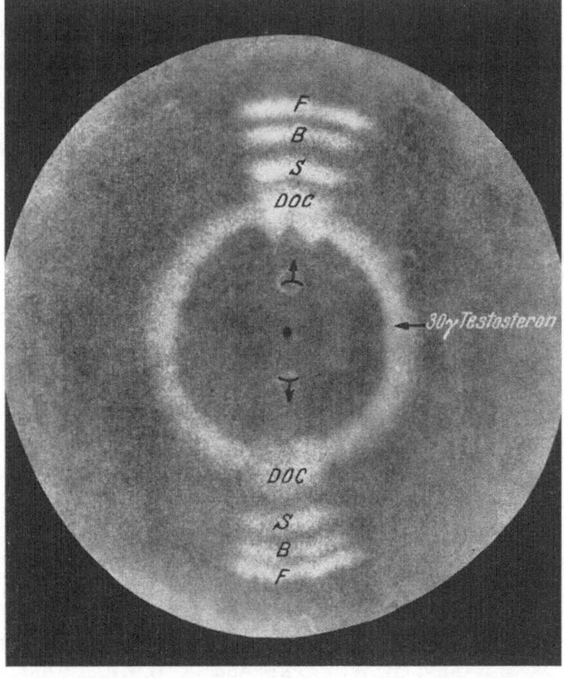

Abb. 16. 30 γ Testosteron. Testgemisch: Je 7,5 γ DOC, Cpd. S, B, F

13*

Zur Definition jener in Höhe von DOC und Cpd. S lokalisierten Verbindungen, die wir übrigens auch aus Speichel und Ovarialkystomen extrahieren konnten, läßt sich zunächst nur anführen, daß es sich nach der Absorption im UV-Licht um δ-4-3-Ketosteroide mit dem gleichen R_f-Wert wie DOC und Cpd. S (System Wasser-Heptanol) und reduzierenden Eigenschaften (Molybdänblau- und TTC-Reaktion) handelt. Nach der Aufarbeitung größerer Gewebsmengen, mit der wir uns z. Z. befassen, wird uns vielleicht die Spektrophotometrie sowie die Schmelzpunktanalyse weitere und genauere Hinweise auf ihre Zugehörigkeit vermitteln.

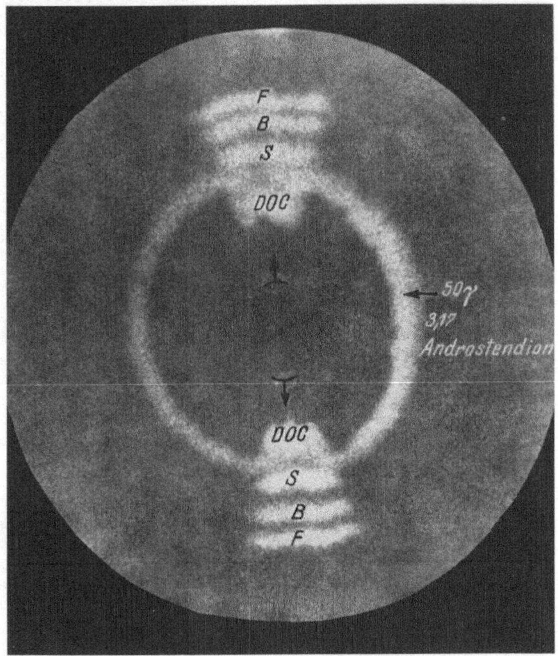

Abb. 17. 50 γ 3,17-Androstendion. Testgemisch: Je 7,5 γ DOC, Cpd. S, B, F

Zusammenfassend dürfen wir feststellen, daß die Placenta nach den Erfahrungen der Klinik, des Tierexperimentes und der physico-chemischen Hormonanalytik *stimulativ* über die von ihr gebildeten Oestrogene und eine ACTH-ähnliche Substanz auf das materne hypophysär-adrenale System einzuwirken vermag. *Substitutiv* kann die Placenta in den Corticosteroidhaushalt der Mutter mittels des choriogenen Progesteron als mögliche Zwischenverbindung der CS-Bildung eingreifen. Mit dem Nachweis von Cortisol und Cortison ist auch die placentare CS-Synthese als sehr wahrscheinlich anzunehmen. Daneben werden noch andere δ-4-3-Ketosteroide gefunden, die den CS chemisch sehr nahestehen, möglicherweise sogar mit ihnen identisch sind.

Literatur

Accivile, D., e G. Chiota: Clin. ostetr. e ginecol. **53**, 162 (1951).
Assali, N. S., and J. Hamermesz: Endocrinology (Springfield, Ill.) **55**, 561 (1954).
Astwood, E. B., M. S. Raben, R. W. Payne and A. B. Grady: J. Amer. Chem. Soc. **73**, 2969 (1951).

BADINAND, A., R. MALLEIN et J. COTTE: C. r. Soc. Biol. (Paris) **147**, 323 (1953).

BUSH, J. E.: Biochemic. J. **50**, 370 (1951).

DE COURCY, G., C. H. GRAY and J. B. LUNNON: Nature (London) **170**, 494 (1952).

ELERT, R.: Arch. Gynäk. **183**, 48 (1953).

GEMZELL, C. A.: Acta endocrinol. (Copenh.) **11**, 221 (1952).

— Acta endocrinol. (Copenh.) **17**, 100 (1954).

HAMBLEN et al.: Endocrinology (Springfield, Ill.) **25**, 491 (1939).

HEARD, R. D. H., H. SOBEL and E. VENNING: J. of Biol. Chem. **165**, 699 (1946).

HEGNAUER, H.: Arch. Gynäk. **181**, 659 (1952).

JAILER, J. W., and A. J. KNOWLTON: J. Clin. Invest. **29**, 1430 (1950).

JOHNSON, R. H., and W. J. HAINES: Science (Lancaster, Pa.) **116/3617**, 456 (1952).

KOLDE, W.: Arch. Gynäk. **99**, 272 (1913).

KULKA, E.: Arch. Gynäk. **157**, 259 (1934).

MEYERHEIM, G., u. H. J. HÜBENER: Naturwiss. **39**, 482 (1952).

NEHER, R., und A. WETTSTEIN: Helvet. chim. Acta **34**, 2278 (1951).

NEUMANN, H. O.: Arch. Gynäk. **162**, 259 (1936).

OPSAHL, J. C., C. H. LONG and E. G. FRY: Yale J. Biol. **23**, 399 (1951).

PHILIPP, E.: Zbl. Gynäk. **1930**, 450, 1858, 3076.

PLOTZ, J.: Klin. Wschr. **1953**, 831.

RODRIGUEZ SORIANO, J. A.: Acta gynaec. obstetr. hisp. Insit. Porto **114**, 250 (1951).

SCHMIDT, H., u. HJ. STAUDINGER: Biochem. Z. **324**, 128 (1953).

SCHREIER, K., V. KADELIS u. T. ZARSKA: Klin. Wschr. **1952**, 657.

SCHRÖDER, R.: Die Schwangerschaft, ein besonderer Leistungsanspruch. Leipzig: Georg Thieme 1949.

SMITH, PH. E.: Endocrinology (Springfield, Ill.) **55**, 655 (1954).

STAEMMLER, H.-J.: Arch. Gynäk. **182**, 521 (1953).

— Arch. Gynäk. **182**, 759 (1953).

— Habil.-Schrift, Kiel 1954.

— Arch. Gynäk. **186**, 237 (1955).

SULMAN, F. G., and F. BERGMANN: J. Obstetr. Gynäc. Brit. Emp. **60**, 123 (1953).

TALBOT, N. B., A. M. BUTLER and E. A. McLACHLAN: New Engl. J. Med. **23**, 369 (1940).

TARANTINO, C.: Fol. endocrinol. (Pisa) **4**, 197 (1951).

TONUTTI, E.: Vitamine u. Hormone **5**, 108 (1944).

VENNING, E.: (a) J. Clin. Endocrin. **39**, 203 (1946).

— and V. KAZMIN: (b) Endocrinology (Springfield, Ill.) **39**, 131 (1946).

WEHEFRITZ, E.: Z. Konstit.lehre **9**, 61 (1923).

WÜRTERLE, A.: Zbl. Gynäk. **76**, 2055 (1954).

Diskussion

K.-D. VOIGT (Hamburg-Eppendorf):

Es würde mich interessieren, ob sich in Ihrem System das Aldosteron vom Cortisol bzw. vom Cortison abtrennen läßt. Bekanntlich muß ja zu seiner Darstellung nach zwei verschiedenen Vorschriften chromatographiert werden. Eine zusätzliche Schwierigkeit seiner Identifizierung liegt in der Tatsache, daß, wie mir NEHER mitteilte, Aldosteron keine Phosphorsäurefluorescenz gibt. Ich schneide die Frage an, weil die Amerikaner in letzter Zeit die Möglichkeit einer pathologischen Ausscheidung von Aldosteron bei Schwangerschaftstoxicosen diskutiert haben.

H.-J. STAEMMLER (Kiel):

Die Frage, ob sich das hochaktive *Aldosteron* auf den Chromatogrammen darstellt, ist nicht zu beantworten. Wir haben über dem Absorptionsring E/F häufig noch einen weiteren Ring beobachtet, den wir mit *a* bezeichneten. Wir vermochten den chemischen Charakter des zugrunde liegenden Stoffes aber trotz Anwendung verschiedener Methoden nicht zu klären. Ähnlich lokalisierte Absorptionsfelder beobachteten wir auch bei Blutextrakten. Die Vorstellung, daß das Aldosteron eine besondere kausale Bedeutung für die Nephropathia gravidarum hat, ist sehr verlockend, aber zur Zeit methodisch noch nicht zu klären.

Aus der Universitäts-Kinderklinik Würzburg
(Direktor: Prof. Dr. J. Ströder)

Die Funktion der Nebennierenrinde bei Frühgeburten

Von

H. Zeisel[1]

Mit 3 Abbildungen

Im Verlauf des ersten Lebensjahres unterliegt die Größe und Struktur der NNR einem deutlichen Wandel.. Es ist somit sehr gut zu verstehen, daß das Augenmerk vieler Untersucher auf die Funktion dieses sich umformenden Organs gelenkt wurde. Ausgehend von bekannten Verhältnissen und Reaktionsabläufen bei Erwachsenen und älteren Kindern wurden, Untersuchungen im Säuglingsalter vorgenommen und einerseits ein gleichsinniges, andererseits aber auch abweichendes Verhalten in der Tätigkeit der NNR in diesem Lebensabschnitt vorgefunden. In der Regel handelte es sich bei Untersuchungen um die Beurteilung von Partialfunktionen der von der Rinde produzierten Steroide. Dabei wurde das Verhalten der Eosinophilen nach Adrenalin verfolgt (Jailer, Noack, White et al.) oder der Abfall der Eosinophilen nach ACTH-Zufuhr registriert (Jailer, Klein, Bergstrand et al., Tahkä et al.). Der lymphopenische Effekt des zugeführten ACTH bei älteren Säuglingen wurde von Rominger dokumentiert. Umfassendere Untersuchungen durch gleichzeitige Bestimmung der unter ACTH im Harn eliminierten Corticoide und 17-Ketosteroide wurden von Read und Venning vorgenommen, und eine zusätzliche Prüfung des Mineralhaushaltes erfolgte durch Klein und Lanman.

Nachdem wir an einem größeren Untersuchungsgut bei Ausgetragenen und Frühgeburten die Ausscheidung der Corticoide und 17-Ketosteroide für das erste Lebensjahr festgelegt hatten, die an und für sich bereits einen gewissen Einblick in die Tätigkeit der NNR ermöglichen, haben wir uns umfassenderen Untersuchungen zugewandt, um Einblick in die Funktion der Rinde in diesem Lebensabschnitt zu gewinnen. Ausgehend von den typischen Reaktionsabläufen, wie sie beim Erwachsenen nach ACTH-Zufuhr auftreten, wollten wir eine synoptische Betrachtung durchführen, indem wir folgende Veränderungen verfolgten: Veränderungen des weißen Blutbildes, im Harn die Eliminierung der Corticoide und 17-Ketosteroide, ebenso im Harn die Ausscheidung von Chlor, Natrium, Kalium und Stickstoff. Beim Erwachsenen und älteren Kinde kommt es unter ACTH-Zufuhr zur Vermehrung der Granulocyten, Abfall der Lymphocyten und

[1] Mit dankenswerter Unterstützung der Deutschen Forschungsgemeinschaft.

es tritt eine Eosinopenie auf. Im Harn werden Corticoide und 17-Ketosteroide in vermehrtem Maße ausgeschieden, Chlor und Natrium werden retiniert, Kalium und Stickstoff vermehrt eliminiert. Um das Vorgehen noch kompletter zu gestalten, wurde die ACTH-Zufuhr über 2 Tage fortgeführt und so neben der aktuellen auch die potentielle Reserve bzw. Leistungsfähigkeit der NNR des Säuglings gemessen (THORN).

Das Untersuchungsgut umfaßt ausgetragene Säuglinge und unreife Kinder vom 1. Lebenstag bis zum Ende des Lebenshalbjahres. Nach einer Vorperiode von 2 Tagen erhielten die Säuglinge ACTH für 2 Tage, eine Nachperiode von 3—4 Tagen wurde angeschlossen, ACTH (*Ciba*, vor allem aber *Organon*) wurde in wäßriger Lösung verabreicht und in den 48 Std. der Zufuhr folgend i.m. gespritzt: $^1/_4$ der Menge (10—12 iE innerhalb von 24 Std.) um 8 Uhr des ersten Tages, dann um 14 Uhr und so im 6stündigen Abstand bis um 2 Uhr des zweiten Tages der ACTH-Verabreichung. Die Nahrung blieb bei den Probanden, ausgenommen die Neugeborenen und gewisse Frühgeborene, wo ein stufenweiser Nahrungsaufbau erfolgen mußte, während der ganzen Untersuchungsperiode dieselbe.

Die Untersuchungen des weißen Blutbildes wurden nach der von RANDOLPH angegebenen Methodik vorgenommen, die Differenzierung der Granulocyten und Lymphocyten erfolgte in der Zählkammer bei mittlerer Vergrößerung. Die Blutabnahme erfolgte während der ganzen Untersuchungsperiode täglich um dieselbe Zeit zwischen 18 und 19 Uhr. Am ersten ACTH-Tage war also bereits zweimal das Hormon verabreicht worden, d. h. um 8 und 14 Uhr. Im Harn wurden die Corticoide als reduzierende, lipoidlösliche, neutrale Verbindungen ermittelt, die 17-Ketosteroide nach ZIMMERMANN, unter Anwendung der terminalen Ausätherung zur Eliminierung von störenden Chromogenen, bestimmt. Die Bestimmung des Chlors erfolgte mittels der Fällungsmethode mit Mercurinitrat nach dem Vorgehen von SCRIBNER, die des Natriums durch die Fällungsmethode mit Zinkuranylacetat bzw. flammenphotometrisch, das Kalium wurde durch Anwendung der Kobalnitrit-Fällungsmethode eruiert. Der Stickstoff wurde als Gesamt-N_2 nach KJELDAL ermittelt.

Die Probanden wurden dem Alter nach in entsprechende Untersuchungsgruppen aufgeteilt. Dabei zeigen ausgetragene Säuglinge im Alter von 5—6 Monaten folgendes durch Abb. 1 demonstriertes Verhalten: Es kommt unter ACTH zu den beim Erwachsenen bekannten Reaktionsabläufen. Im Blut tritt ein Abfall der Eosinophilen und Lymphocyten ein, die Granulocyten dagegen steigen an. Im Harn kommt es zu einer vermehrten Ausscheidung der Corticoide und 17-Ketosteroide, Chlor und Natrium werden retiniert, Kalium und Stickstoff vermehrt eliminiert. Diese Verhältnisse fanden wir auch bei jüngeren ausgetragenen Probanden. Einer eingehenden Betrachtung bedurften die Neugeborenen, da in diesem Abschnitt beträchtliche Veränderungen der Größe und Struktur der NNR erfolgen, wobei die fetale Innenzone involviert. Wir haben im ganzen 9 Neugeborene untersucht, das ACTH wurde dabei am 3. und 4. bzw. am 4. und 5. Lebenstag verabreicht. Die Nahrung konnte in diesem Lebensabschnitt nicht gleichbleiben, es erfolgte ein stufenweiser Aufbau derselben. Bei 8 Probanden entsprachen die Reaktionsabläufe denjenigen der älteren Säuglinge, wenn auch die Natriumretention — wahrscheinlich wegen der steigenden Zufuhr —

nicht so prägnant ausfällt. Ein Neugeborenes zeigt bis auf eine bemerkenswerte
Na-Diurese dieselben Veränderungen, wie Abb. 2 zeigt. Klein findet bei
seinen Untersuchungen des Mineralhaushaltes, das bei uns als Ausnahme beobachtete Verhalten der Na-Diurese als die Regel bei jungen Säuglingen.

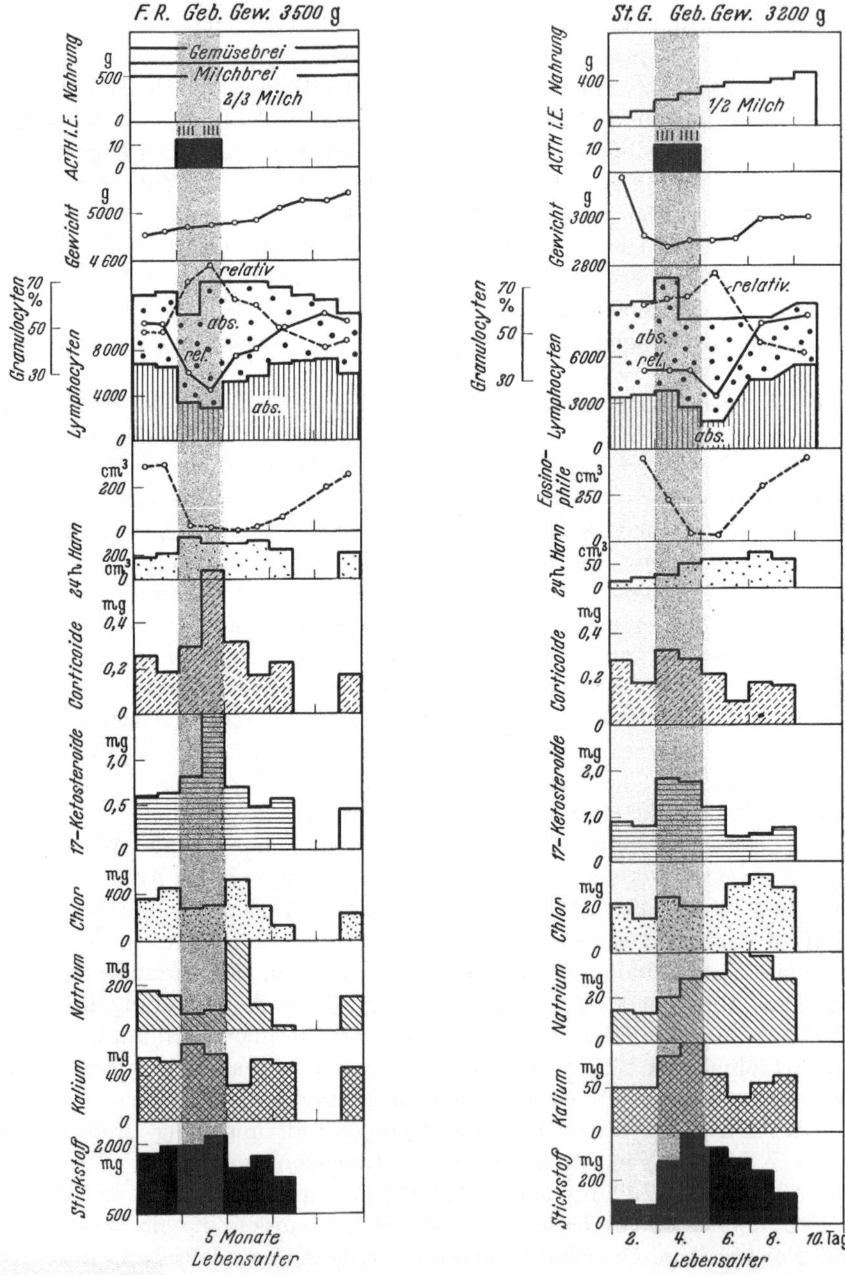

Abb. 1. Reaktionsabläufe unter ACTH-Zufuhr bei
einem 5 Monate alten Säugling

Abb. 2. Reaktionsabläufe unter ACTH-Zufuhr bei
einem Neugeborenen

Bei den Frühgeburten wurden die Probanden in einzelne Gruppen abhängig vom Geburtsgewicht und Lebensalter aufgeteilt. So bildeten wir drei Gruppen, wobei eine die Unreifen mit einem Geburtsgewicht von 2000—2500 g umfaßt, eine weitere die Frühgeburten von 1500—2000 g Geburtsgewicht bilden und die letzte Gruppe Unreife mit einem Geburtsgewicht von 1000—1500 g enthält. In der Gruppe von 2000—2500 g zeigt ein Proband im Alter von 14 Tagen bereits die typische Reaktionsweise der ausgetragenen älteren Säuglinge. Dagegen zeigt aber eine 4 Wochen alte Frühgeburt dieser Gruppe noch ein abweichendes Verhalten. Es tritt statt der Retention von Natrium und Chlor eine Diurese ein. Außerdem wird der kräftige Abfall der Lymphocyten vermißt. Im Alter von 2—3 Monaten zeigen 5 untersuchte Probanden dieser Gruppe unter ACTH die typische Reaktionsweise.

Die Gruppe 1500—2000 g zeigt in Abb. 3 zwei Probanden im Alter von 4 Wochen. Einer davon zeigt die typische Reaktionsweise in allen Sparten, der andere demonstriert eine Na-Diurese und läßt außerdem die absolute Lymphopenie vermissen. Der Reaktionsablauf unter ACTH bei den Probanden dieser Gruppe von Unreifen erfolgt auch im zweiten bzw. dritten Lebensmonat in der abweichenden Weise. Die Entlassung der zur Aufzucht aufgenommenen Unreifen gerade in diesem Lebensalter verkleinert leider das Untersuchungsgut, so daß der genaue Zeitpunkt, wo die typische Reaktionsweise aller Probanden eintritt, nicht genau festgelegt werden kann. Die Gruppe von 1000—1500 g demonstriert auch noch im Alter von gut 4 Monaten Probanden mit einem abweichenden Verhalten. Einer davon zeigt, wenn auch nicht zu ausgeprägt, Na-Retention, ebenso die absolute Lymphopenie, bei anderen Probanden kommt es zu einer Na-Diurese, außerdem fehlt die Lymphopenie. In dieser Gruppe dauert es also noch länger bis die typische Reaktionsweise bei allen Probanden vorhanden ist.

Dieses andersartige Verhalten konnte durch eine "non response" der Peripherie, wo die unter ACTH produzierten Steroide wirken sollen, bedingt sein. Aus diesem Grunde wurde den Unreifen DOCA einerseits und Cortison andererseits verabreicht. Es zeigte sich, daß DOCA zu einer deutlichen Na-Retention führt und bei per oraler Verabreichung von Cortison ein Lymphocytenabfall eintritt.

Zur Erklärung dieses unter ACTH andersartigen, der typischen Reaktionsweise langsam Platz machenden Reaktionsablaufes bei Unreifen, ausnahmsweise auch bei ausgetragenen Neugeborenen, müssen grundsätzlich die von KLEIN skizzierten Möglichkeiten diskutiert werden. Einmal kann die Rinde ein anderes Steroidmuster produzieren — abnorme Steroide. WILKINS u. Mitarb. fanden bei der Nebennierenrindenhyperplasie unter ACTH eine Na-Diurese. Zweitens werden Steroide normaler Natur produziert, sie werden aber so metabolisiert, daß sie eine Na-Diurese entfalten und nach unseren Untersuchungen einen lymphopenischen Effekt vermissen lassen. Oder die Hormone werden in einem solchen gestörten Verhältnis sezerniert, daß eine Na-Diurese erfolgt, wie bei einem Morbus Addison, der mit DOCA eingestellt ist und dem Cortison zusätzlich gegeben wird. Die Beeinflussung der Na-Ausscheidung wurde bei Erwachsenen noch von anderen Untersuchern aufgezeigt. LIDDLE et al. zeigten, daß größere Mengen von Kaliumsalzen in der Lage sind, die durch ACTH induzierte Na-Retention zu verhindern. Dieser Faktor dürfte aber bei unseren Probanden

wegfallen, denn gleichaltrige Frühgeburten zeigen bei derselben Nahrung einmal
Natrium-Retention, wobei aber die andere Gruppe Na-Diurese aufweist. Außer-
dem hat unlängst Arnold berichtet, daß bei Versuchspersonen der typische
Reaktionsablauf unter ACTH abgewandelt wird, wenn i.v. pyrogene Substanzen

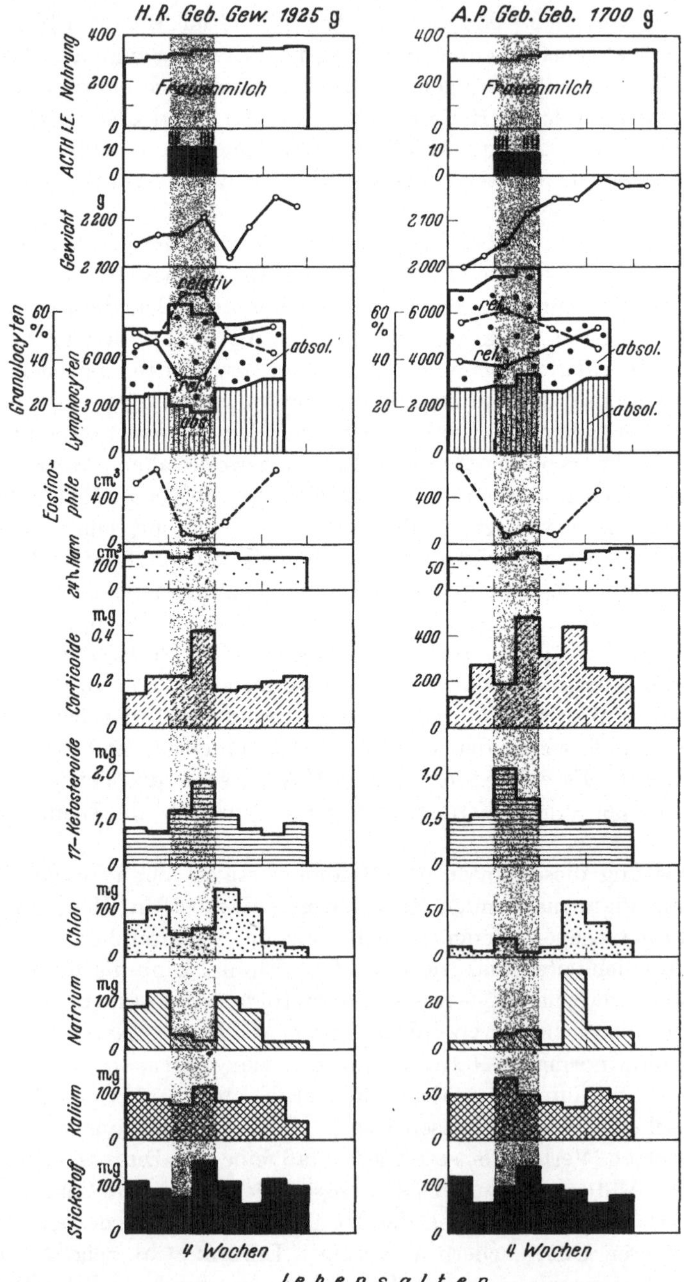

Abb. 3. Reaktionsabläufe unter ACTH-Zufuhr bei zwei Frühgeburten

zugeführt werden. Unter Typhus-H-Antigen-Zufuhr kam es dabei zu einem starken initialen Na-Verlust. In unserem Untersuchungsgut wurde aber der Stress nicht modifiziert, es kam immer nur ACTH allein zur Anwendung.

Möglicherweise kann die Klärung der Ursache dieser andersartigen Reaktionsweise durch chromatographische Analysen des Steroidspektrums im Harn bzw. Blut erfolgen.

Literatur

ARNOLD, H. L. JUN.: Postgraduade Medicine, S. 568, 1954.
BERGSTRAND, C. G., B. HILSTROM u. B. JONSSON: Acta paediatr. (Stockh.) 41, 393 (1952).
JAILER, J. W., A. S. H. WONG and E. T. ENGLER: J. Clin. Endocrin. 11, 186 (1951).
KLEIN, R.: The Pediatric Clinics of North America, Vol. 1, Nr. 2, S. 321, 1954.
— J. Clin. Invest. 30, 318 (1951).
LANMAN, J. T.: Pediatrics 12, 62 (1953).
LIDDLE, G. W., P. H. FORSHAM and L. L. BENNET: J. Clin. Endocrin. 12, 926 (1952).
NOACK, M.: Kinderärztl. Prax. 1953, Sonderh. S. 107.
RANDOLPH, T. G.: J. Allergy 15, 89 (1944).
READ, C. H., E. VENNING and M. P. RIPPSTEIN: J. Clin. Endocrin. 10, 845 (1950).
ROMINGER, E.: Schweiz. med. Wschr. 1952, 411; Dtsch. med. J. 1953, 38.
TAHKÄ, H., u. N. HALLMANN: Ann. med. int. fenniae 41, 141 (1952).
THORN, G. W.: J. Clin. Endocrin. 13, 604 (1953).
WHITE, F. P., and L. E. SUTTON: Pediatrics 5, 876 (1950).
ZEISEL, H.: Mschr. Kinderheilk. 101, 151 (1953).
— u. M. PRESSLER: Z. Kinderheilk. 72, 675 (1953).

Aus der Universitäts-Frauenklinik Freiburg i. Br.
(Kommiss. Leiter: Prof. Dr. R. ELERT)

Wechselbeziehungen zwischen Placenta, mütterlichen und fetalen Nebennieren

Von

REINHOLD ELERT

Mit 5 Abbildungen

Die Harncorticoid-Ausscheidung, vornehmlich die der Glucocorticoide, nimmt während der Schwangerschaft, besonders im Verlaufe des letzten Trimesters, erheblich zu (*11, 15, 23, 35, 36, 38, 42, 57, 61, 72, 89, 108, 111, 112, 129, 156, 167, 168, 171, 175*). Als Quelle der erhöhten Glucocorticosteroidproduktion während der Schwangerschaft kommen in Betracht:

1. Die *mütterlichen Nebennieren*, die deutlich morphologisch nachweisbare Zeichen einer Aktivitätssteigerung erkennen lassen (*1, 6, 7, 10, 24, 27, 32, 46, 48, 60, 67, 68, 69, 75, 83, 91, 96, 97, 101, 104, 105, 106, 119, 120, 121, 123, 138, 142, 150, 151, 158, 164, 166*).

2. Die *fetalen Nebennieren*. Sie enthalten außer Progesteron (*76*) Glucocorticosteroide (*157*), und zwar im 5. Embryonalmonat durchschnittlich 10 γ, bei der Geburt durchschnittlich 205 γ (*157*). Auf Grund von Tierversuchen (Epinephrektomie) und klinischen Beobachtungen (Morbus Addison) hat man angenommen, daß die fetalen Nebennieren vikariierend für die erkrankten bzw. entfernten mütterlichen Organe eintreten können (*12, 49, 136, 139*). Andere Untersucher (*40, 85, 163*) lehnen diese Möglichkeit ab.

3. Die *Placenta*. Während VENNING u. Mitarb. (*172*) mit dem Glykogendeposition-test keine Glucocorticosteroide in der menschlichen Placenta nachweisen konnten, ist dieser Nachweis mit derselben Methode anderen (*39, 90, 141*) gelungen (1,4—4,5 Glykogen-Einheiten pro Kilogramm Placenta). DE COURCY u. Mitarb. (*37*) konnten papierchromatographisch etwa 100 γ Cortison und Spuren von 17-Oxycorticosteron sowie von 3 weiteren α, β-ungesättigten 3-Ketosteroiden in der reifen Placenta nachweisen. JAILER (*84*) hat angenommen, daß die Placenta für die insuffizienten Nebennieren einer addisonkranken Frau eintreten könne.

Wir haben diese Fragen erneut einer experimentellen Prüfung unterzogen, allerdings nicht am Menschen, sondern an der trächtigen Ratte. Als Testobjekt haben wir den mütterlichen *Thymus* benutzt, da er das empfindlichste Erfolgsorgan der Glucocorticosteroidwirkung ist. Während Epinephrektomie die Thymusinvolution verhindert (*17, 18, 115, 144, 152*) oder sogar zu Thymushyperplasie führt (*65, 66, 77*), erzeugen die Glucocorticosteroide deutliche Thymusinvolution (*13, 22, 62, 79, 80, 92, 95, 135, 140, 144, 155*), die auf Mitosehemmung beruht (*160, 161*).

Wir haben bei je 6 Ratten das Thymusgewicht am 7., 13., 18. und 21. Tage der Trächtigkeit bestimmt. Im Verlaufe der *Schwangerschaft* nimmt das Thymusgewicht von Ratten durchschnittlich um etwa zwei Drittel ab, bezogen auf 100 g Körpergewicht sind es sogar drei Viertel (Abb. 1). Histologisch fanden wir das typische Bild der akzidentellen Involution.

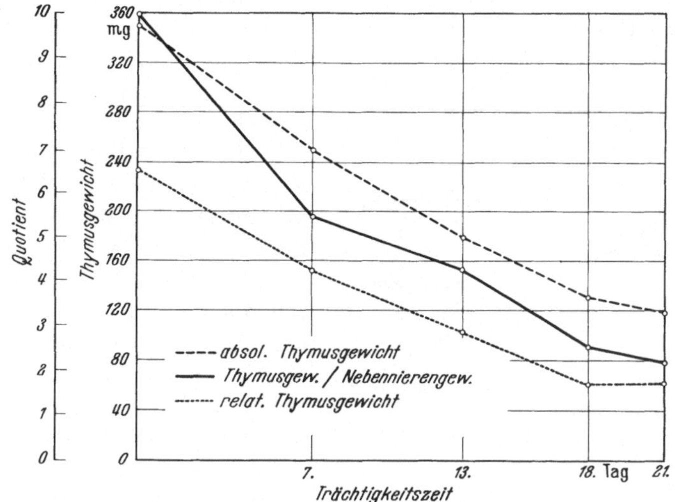

Abb. 1. Thymusgewicht trächtiger Ratten

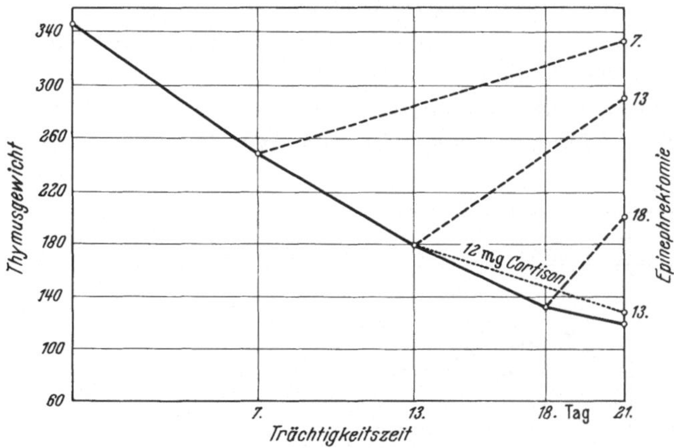

Abb. 2. Thymusgewicht trächtiger Ratten nach Epinephrektomie

In einer weiteren Reihe haben wir je 6 Tiere am 7., 13. und 18. Trächtigkeitstage *epinephrektomiert*, durch Kochsalz am Leben erhalten und am 21. Trächtigkeitstage das Thymusgewicht bestimmt. Das durch die Schwangerschaft reduzierte Thymusgewicht nimmt nach der Epinephrektomie wieder zu, und zwar um so stärker, je früher die Operation vorgenommen wurde (Abb. 2). Histologisch fanden wir als Zeichen der Regeneration reichlich Mitosen.

Verabfolgten wir den epinephrektomierten Tieren Cortison (täglich 1,5 mg), so ließ sich sowohl gewichtsmäßig wie histologisch wieder Involution nachweisen (Abb. 2).

Die Schwangerschaftsinvolution des Thymus läßt sich also durch Epinephrektomie verhindern, während sie nach Cortisongaben wieder in Erscheinung tritt. Aus den Untersuchungsergebnissen läßt sich schließen, daß die Schwangerschaftsinvolution des Thymus auf der Wirkung der Glucocorticosteroide der mütterlichen Nebennierenrinde beruht, und daß diese durch die Glucocorticosteroide der fetalen Nebennieren und der Placenta nicht ersetzt werden können.

Eine zweite Frage, die untersucht werden muß, ist die, ob die Aktivierung der mütterlichen Nebennierenrinde während der Gravidität vom Hypophysenvorderlappen oder von der Placenta ausgeht. In der Placenta sind Stoffe mit ACTH-Aktivität nachgewiesen worden (*8, 19, 127, 162, 165*), was Martinelli u. Mitarb. (*117*) allerdings nicht bestätigen konnten.

Wir haben Ratten am 7. Trächtigkeitstage hypophysektomiert und am 21. Trächtigkeitstage Nebennieren und Thymus untersucht (Abb. 3). In Bestätigung der Untersuchungen von Gardner u. Allen (*54*) an der trächtigen Maus und von Greer (*64*) an der trächtigen Ratte stellten wir fest, daß durch die Hypophysektomie die Graviditätshypertrophie der Nebennierenrinde verhindert wird. Darüber hinaus konnten wir auch ein Ausbleiben der Schwangerschaftsinvolution des Thymus beobachten.

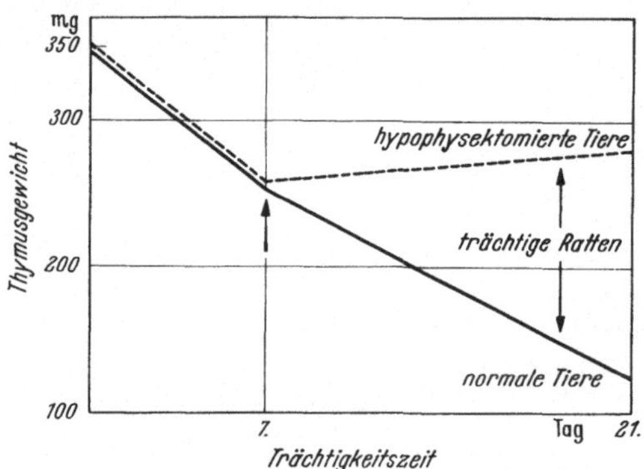

Abb. 3. Thymusgewicht trächtiger Ratten nach Hypophysektomie

Aus den Untersuchungsergebnissen läßt sich der Schluß ziehen, *daß das ACTH, das die Schwangerschaftsaktivierung der Nebennierenrinde hervorruft,*

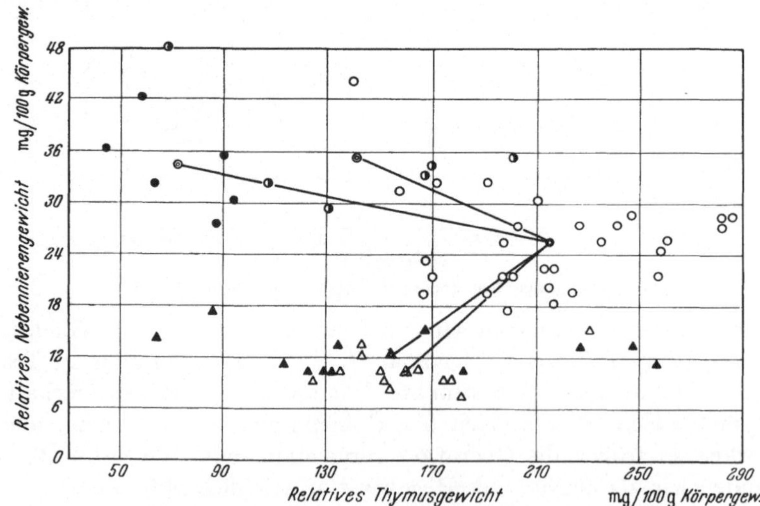

Abb. 4. ○ Nicht hypophysektomierte Ratten unbehandelt;
◖ nicht hypophysektomierte Ratten nach 6mal 0,05 mg Oestradiol;
● nicht hypophysektomierte Ratten nach 6mal 0,1 mg Oestradiol;
△ hypophysektomierte Ratten unbehandelt;
▲ hypophysektomierte Ratten nach 6mal 0,1 mg Oestradiol

nicht aus der Placenta, sondern aus dem mütterlichen Hypophysenvorderlappen stammt.

Das soll aber nicht heißen, daß der Placenta überhaupt keine Bedeutung für die Schwangerschaftshypertrophie der Nebennierenrinde und somit für die Schwangerschaftsinvolution des Thymus zukommt. Die Placenta enthält reichlich Oestrogene. Wir haben daher den *Einfluß der Oestrogene auf Nebennierenrinde und Thymus* zu prüfen.

Nach *Oestrogenzufuhr* konnten wir bei Ratten eine signifikante Zunahme des relativen Nebennierengewichtes mit den histologischen Zeichen der progressiven Transformation und sowohl gewichtsmäßig wie histologisch eine akute Thymusinvolution nachweisen (Abb. 4)[1]. Bei hypophysektomierten Ratten waren dieselben Oestrogendosen dagegen ohne Einfluß auf relatives Gewicht und histologisches Bild von Nebennieren und Thymus (Abb. 4), d. h. die durch die Hypophysektomie erzeugten Nebennierenrinden- und Thymusveränderungen blieben unbeeinflußt. Daraus folgt, daß der Nebennierenrindenstimulierende Einfluß über den Hypophysenvorderlappen verläuft, der offenbar zur ACTH-Ausschüttung veranlaßt wird (*14, 31, 45, 50, 55, 56, 58, 87, 88, 124, 131, 147, 173*). SELYE hat die Oestrogene als die wirksamsten Stressoren bezeichnet.

Aus unseren Untersuchungsergebnissen läßt sich schließen, daß die Placenta bei der Ratte die Schwangerschaftshypertrophie der Nebennierenrinde nicht *un*mittelbar (durch ACTH-Bildung), sondern mittelbar (durch Oestrogenbildung) stimuliert (Abb. 5). Ob diese Verhältnisse auch für den Menschen Gültigkeit haben, muß noch geprüft werden.

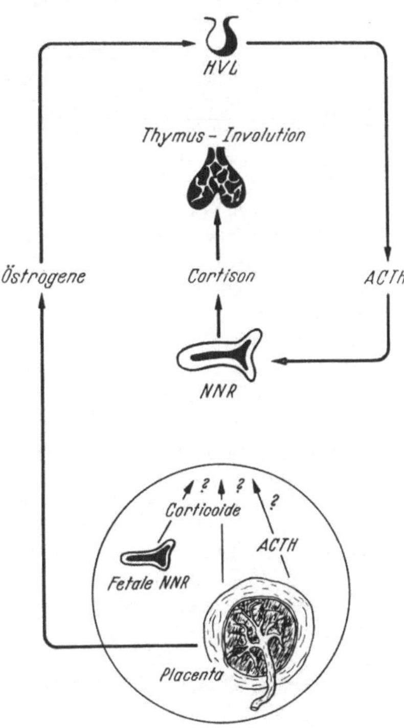

Abb. 5. Genese der Thymusinvolution während der Schwangerschaft

Literatur

1. ALEZAIS, A.: Arch. Physiol. norm. path. **1898**, 444.
2. ALLEN, B. N., and H. BERN: Endocrinology (Springfield, Ill.) **31**, 586 (1942).
3. ANDERSEN, D. H.: J. of Physiol. **83**, 15 (1935).
4. ANDERSEN, D. H., and H. S. KENNEDY: J. of Physiol. **76**, 247 (1932); **79**, 1 (1933).
5. ARVIN, G. C., and H. E. ALLEN: Anat. Rec. **38**, 39 (1928).
6. AZUMA, S.: Trans. Jap. Path. Tokio **15**, 188 (1925).
7. BACHMANN, R.: Z. mikrosk.-anat. Forsch. **45**, 157 (1939).

[1] Die Nebennierenhypertrophie nach Oestrogenzufuhr ist von vielen Untersuchern beobachtet worden (*2, 3, 4, 14, 16, 21, 25, 26, 41, 45, 47, 51, 52, 53, 55, 56, 58, 63, 77, 71, 74, 86, 87, 88, 93, 94, 98, 99, 100, 103, 107, 110, 113, 114, 116, 118, 122, 124, 125, 126, 128, 133, 134, 143, 147, 148, 149, 150, 153, 154, 169, 170, 173, 174, 176*), ebenso die Thymusinvolution (*5, 9, 20, 22, 28, 29, 30, 33, 34, 59, 62, 73, 78, 102, 109, 132, 137, 145, 146, 176*).

8. Badinand, A., R. Mallein et J. Cotte: C. r. Soc. Biol. (Paris) **147**, 323 (1953).
9. Baroni, V., and J. Petrescu: Endocrinol., Gynec. Obstetr. **3**, 124 (1939).
10. Baxter, J. S., u. J. M. Yoffey: Z. Anat. **81**, 402 (1947).
11. Bianchi, M.: Quad. Clin. Ostetr. ginec. **6**, 679 (1951).
12. Billmann, F., u. R. Engel: Klin. Wschr. **1939**, 599.
13. Bodansky, O., and W. L. Money: Federat. Proc. **13**, 337 (1954).
14. Bourne, G., and S. Zuckerman: J. Endocrin. **2**, 268, 283 (1941).
15. Braga, A.: Riv. Ann. ostetr. ginec. **74**, 8 (1952).
16. Brand, M.: Arch. Internat. Pharmacodynamie **97**, 298 (1949).
17. Brolin, S. E.: Acta anat. (Basel) **11**, 586 (1951).
18. Brolin, S. E., u. B. Hellman: Acta anat. (Basel) **20**, 155 (1954).
19. Brux, J. de, et R. du Boistesselin: C. r. Acad. Sci. (Paris) **23**, 20, 1281 (1953).
20. Bühler, F.: Z. exper. Med. **98**, 151 (1936).
21. Burrows, H.: J. of Path. **43**, 121 (1936).
22. Carrière, G., J. Morel et P. I. Gineste: C. r. Soc. Biol. (Paris) **126**, 44 (1937).
23. Carstensen: Zit. nach Dieckmann, p. 276.
24. Castaldi, L.: Arch. di Fisiol. **20**, 33 (1922).
25. Del Castillo, E. B., y E. S. Sammartino: Rev. Soc. argent. Biol. **13**, 455 (1937).
26. Del Castillo, E. B., et E. S.. Sammartino: C. r. Soc. Biol. (Paris) **129**, 870 (1938).
27. Caussade, C.: Ann. d'Anat. path. **15**, 788 (1938).
28. Chiodi, H.: C. r. Soc. Biol. (Paris) **129**, 866, 1258, 1269 (1938).
29. Chiodi, H.: C. r. Soc. Biol. (Paris) **130**, 298, 457 (1939).
30. Chiodi, H.: Endocrinology (Springfield, Ill.) **26**, 107 (1940).
31. Christensen, B. G.: Hypofysectomie og Ostrinbehandlung Diss. Kopenhagen 1944.
32. Ciaccio, C.: Anat. Anz. **23**, 401, 493 (1903).
33. Comsa, J.: Physiol. comp. oecol. **3**, 128 (1953).
34. Comsa, J.: J. de Physiol. **45**, 385 (1953).
35. Conestabile, E., e M. Volpicelli: Reumatismo (Milano) **5**, 406 (1951).
36. Cope, C. L., X. Boysen and S. McCrae: Brit. Med. J. **1951**, 762.
37. Courcy, C. de, C. H. Gray and J. B. Lunnon: Nature (London) **170**, 494 (1952).
38. Damiani, N.: Bol. Soc. ital. Biol. sper. **28**, 813 (1952).
39. Damiani, N., e G. Cagnazzo: Arch. Ostetr. **58**, 405 (1953).
40. Day, E. M. A.: Med. J. Austral **2**, 122 (1948).
41. Deanesly, R.: J. Endocrin. **1**, 36 (1939).
42. Devis, R., et M. Devis van den Eckhoudt: Ann. d'Endocrin. **11**, 22 (1950).
43. Donner, M.: Klin. Wschr. **1938**, 658.
44. Donner, M.: Roux'Arch. **140**, 345 (1940).
45. Ellison, E. T., and J. C. Burch: Endocrinology (Springfield, Ill.) **20**, 746 (1936).
46. Fauvet, E.: Klin. Wschr. **1936**, 1356.
47. Fetzer, S.: Endokrinologie **30**, 266 (1953).
48. Fieschi, A.: Boll. Soc. med. chir. Pavia **1**, 1289 (1926).
49. Firor, W. W., and A. Grollman: Amer. J. Physiol. **103**, 686 (1933).
50. Foglia, V. G., y R. M. Pinto: Rev. Soc. argent. Biol. **28**, 43 (1952).
51. Friedl, F.: Z. Geburtsh. **105**, 227 (1932).
52. Fry, E. G., M. Miller and C. N. H. Long: Endocrinology (Springfield, Ill.) **30**, 1029 (1942).
53. Gangitano, L.: Boll. Soc. ital. Biol. sper. **24**, 1 (1948).
54. Gardner, W. V., and E. Allen: Anat. Rec. **83**, 75 (1942).
55. Gemzell, C. A.: Acta endocrinol. (Copenh.) **1**, Suppl. 1 (1948).
56. Gemzell, C. A.: Acta endocrinol. (Copenh.) **11**, 221 (1952).
57. Goisi, M., e M. Ferruzzi: Minerva gynec. **4**, 41 (1952).
58. Golla, M. L., and N. J. Reiss: J. of Physiol. **100**, P1 (1941).
59. Golding, G. T., and F. T. Ramirez: Endocrinology (Springfield, Ill.) **12**, 804 (1928).
60. Gottschau, M.: Biol. Zbl. **3**, 565 (1883).
61. Goutard, L.: Thèse Bordeaux 1953.
62. Grandpié, R., et W. Raab: Circulation Res. **1**, 345 (1953).
63. Greep, R. O., and I. C. Jones: Recent Progr. in Hormone Res. **5**, 197 (1950).

64. Greer, M. A.: Endocrinology (Springfield, Ill.) **45**, 178 (1949).

65. Grégoire, C.: Arch. Internat. Pharmacodynamie **4**, 462 (1942).

66. Grégoire, C.: J. Morph. **72**, 239 (1943).

67. Guieyesse, A.: C. r. Soc. Biol. (Paris) **51**, 898 (1899).

68. Guieyesse, A.: J. d'Anat. **37**, 312, 435 (1901).

69. Guthmann, H., u. L. Voelcker: Arch. Gynäk. **154**, 591 (1933).

70. Haam, E. v., M. H. Hammel, T. E. Rardin and R. H. Schoene: Endocrinology (Springfield, Ill.) **28**, 263 (1941).

71. Hall, K.: J. of Path. **51**, 75 (1940).

72. Heard, R. D. H., H. Sobel and E. H. Venning: J. of Biol. Chem. **165**, 699 (1946).

73. Henderson, J.: J. of Physiol. **31**, 222 (1904).

74. Heskett, B. F., and J. W. Huffmann: Quart. Bull. North West. Univ. **17**, 203 (1943).

75. Hewer, E. E.: Brit. Med. J. **1922**, 138.

76. Hoffmann, Fr.: Zbl. Gynäk. **1947**, 43.

77. Houssay, B. A., E. B. del Castillo y A. Pinto: Rev. Soc. argent. Biol. **17**, 26 (1941).

78. Inay, M., and K. W. Thompson: Amer. J. Physiol. **123**, 106 (1938).

79. Ingle, D. J.: Proc. Soc. Exper. Biol. a. Med. **38**, 443 (1938).

80. Ingle, D. J.: Proc. Soc. Exper. Biol. a. Med. **44**, 174 (1940).

81. Ingle, D. J.: Endocrinology (Springfield, Ill.) **29**, 649, 838 (1941).

82. Ingle, D. J.: Amer. J. Physiol. **133**, 676, P 337 (1941).

83. Inohara, S.: Mitt. jap. Ges. Gynäk. **30**, ref. Ber. **32**, 443 (1936).

84. Jailer, J. W.: Bull. Univ. Calif. Med. Center **2**, 803 (1951).

85. Jailer, J. W., and A. I. Knowlton: J. Clin. Invest. **29**, 1430 (1950).

86. James, R. C., and N. O. Nelson: Proc. Soc. Exper. Biol. a. Med. **43**, 340 (1940).

87. James, R. C., and N. O. Nelson: Amer. J. Physiol. **136**, 136 (1942).

88. James, R. C., and N. O. Nelson: Amer. J. Physiol. **137**, 557 (1942).

89. Jayle, M. F.: Semaine Hôp. **1953**, 1790.

90. Johnson, R. H., and W. J. Haines: Science (Lancaster, Pa.) **116**, 456 (1952).

91. Keymer, E.: Bol. clin. ostetr. Univ. Chile **18**, 102 (1933).

92. Kiyonari, J.: Fol. endocrin. japan. **4**, 61 (1928).

93. Knobil, E.: Federat. Proc. **12**, 78 (1953).

94. Knobil, E.: Proc. Soc. Exper. Biol. a. Med. **83**, 769 (1953).

95. Koch, P., and C. Fortier: Rev. Canad. Biol. **10**, 76, 333 (1951).

96. Kolde, W.: Arch. Gynäk. **99**, 272 (1913).

97. Kohner, W.: Pflügers Arch. **144**, 361 (1912).

98. Korenchevsky, V., and H. Dennison: J. of Path. **38**, 231 (1934).

99. Korenchevsky, V., and H. Dennison: J. of Path. **41**, 323 (1935).

100. Korenchevsky, V., and K. Hall: Biochemic. J. **35**, 726 (1941).

101. Kulka, E.: Arch. Gynäk. **157**, 259 (1934).

102. Kunde, M., F. F. D'Amour, R. G. Gustavson and A. J. Carlson: Proc. Soc. Exper. Biol. a. Med. **28**, 122 (1930).

103. Lacassagne, A., et A. Raynaud: C. r. Soc. Biol. (Paris) **124**, 1186 (1937).

104. Laeschke, R.: Anat. Anz. **96**, 1 (1947).

105. Laeschke, R.: Z. mikrosk.-anat. Forsch. **57**, 1 (1951).

106. Landau, M.: Die Nebennierenrinde. Jena 1915.

107. Leiby, G. M.: Proc. Soc. Exper. Biol. a. Med. **31**, 15 (1933).

108. Leopardi, G., ed U. Prosdocimi: Riv. ostetr. ginec. Prat. **33**, 446 (1951).

109. Levie, L. H., J. E. Uyldert and E. Dingemanse: Acta brev. neerl. **9**, 50 (1939).

110. Levin, L.: Federat. Proc. **4**, 97 (1945).

111. Lloyd, C. W, E. C. Hughes, J. Lobotsky, J. Rienzo and G. M. Avery: J. Clin. Endocrin. **11**, 786 (1951).

112. Lloyd, C. W., E. C. Hughes, J. Lobotsky, J. Rienzo and G. M. Avery: J. Clin. Invest. **31**, 1056 (1952).

113. Loeser, A.: Z. exper. Med. **105**, 430 (1939).

114. Malandra, B.: Arch. „E. Maragliano" pat. e clin. **7**, 1023 (1952).

115. Marine, D., O. T. Manley and E. J. Baumann: J. of Exper. Med. **40**, 429 (1924).

116. Mark, J., and G. R. Biskind: Endocrinology (Springfield, Ill.) **28**, 465 (1941).

117. Martinelli, M., R. Infante y L. Montanari: Brasil. Méd. 67, 165 (1953).
118. Mazer, C., S. L. Israel and B. J. Alpers: Endocrinology (Springfield, Ill.) 20, 753 (1936).
119. Mulon, P.: C. r. Soc. Biol. (Paris) 62, 905 (1907).
120. Mulon, P.: C. r. Soc. Biol. (Paris) 72, 176 (1912).
121. Mutow, T.: Tohoku J. Exper. Med. 30, 448 (1937).
122. Nadel, E., E. S. Josephson and A. S. Mulay: Endocrinology (Springfield, Ill.) 46, 253 (1950).
123. Neumann, H. O.: Arch. Gynäk. 160, 481 (1936).
124. Noble, R. L.: Lancet 1938, 192.
125. Noble, R. L.: J. Endocrin. 1, 216 (1939).
126. Nürnberger, L.: Fortschr. Ther. 1933, 390.
127. Opsahl, J. C., and C. N. H. Long: Yale J. Biol. a. Med. 24, 199 (1951).
128. Palestini, M., y F. Fuenzalida: Bol. Soc. Biol. Santiago Chile 8, 133 (1951).
129. Parviainen, S., K. Soiva and S. Vartiainen: Acta obstetr. scand. (Stockh.) Suppl. 29, Suppl. 5 (1950).
130. Peczenik, O.: Proc. Roy. Soc. Edinburgh 62, 59 (1944).
131. Pinto, R. M.: Rev. Soc. argent. Biol. 21, 136 (1945).
132. Plagge, I. C.: Arch. of Path. 42, 598 (1946).
133. Poll, H.: Dtsch. med. Wschr. 1933, 567.
134. Poll, H.: Anat. Anz. 77, 113 (1933).
135. Ringertz, W., A. Fagråeus and K. Berglund: Acta path. scand. (Copenh.) Suppl. 93, 44 (1952).
136. Rogoff, J. M., and G. N. Stewart: Amer. J. Physiol. 79, 508 (1927).
137. Ross, M. A., and V. Korenchevsky: J. Bacter. 52, 349 (1941).
138. Sambalino, L.: Ann. Ostetr. 32, 399 (1910).
139. Samuels, L. T., G. T. Evans and J. L. McKelvey: Endocrinology (Springfield, Ill.) 32, 422 (1943).
140. Santisteban, G. A., and T. F. Dougherty: Endocrinology (Springfield, Ill.) 54, 130 (1954).
141. Sawasaki, Ch., and M. Kagayama: J. Japan. Obstetr. Gynec. Soc. 1, 159 (1954).
142. Schenk, F.: Arch. Gynäk. 155, 36 (1934).
143. Segaloff, A., and W. F. Dunning: Endocrinology (Springfield, Ill.) 36, 238 (1945).
144. Selye, H.: Brit. J. Exper. Biol. 17, 234 (1936).
145. Selye, H.: Canad. Med. Assoc. J. 42, 113 (1940).
146. Selye, H., and E. Beland: Rev. Canad. Biol. 2, 271 (1943).
147. Selye, H., and J. B. Collip: Endocrinology (Springfield, Ill.) 20, 667 (1936).
148. Selye, H., J. B. Collip and D. L. Thomson: Proc. Soc. Exper. Biol. a. Med. 32, 1377 (1935).
149. Selye, H., C. M. Harlow and J. B. Collip: Endocrinology (Springfield, Ill.) 18, 81 (1936).
150. Silva, C.: Ann. Ostetr. 55, 1023 (1933).
151. Silvestroni, E.: Riv. Biol. 26, 343 (1938).
152. Simpson, S. L., M. Dennison and V. Korenchevsky: J. Bacter. 39, 569 (1934).
153. Skelton, F. R., C. Fortier and H. Selye: Proc. Soc. Exper. Biol. a. Med. 71, 120 (1949).
154. Smith, O. W.: Endocrinology (Springfield, Ill.) 40, 116 (1947).
155. Spoerlein, M. R., and S. Margolin: Federat. Proc. 13, 407 (1954).
156. Staemmler, H. J.: Arch. Gynäk. 182, 506 (1953).
157. Staemmler, H. J.: Arch. Gynäk. 182, 521 (1953).
158. Stieve, H.: Z. Geburtsh. 127, 209 (1946).
159. Stoerck, H. C.: Endocrinology (Springfield, Ill.) 34, 329 (1944).
160. Studer, A.: Z. Rheumaforsch. 9, 337 (1950).
161. Studer, A.: Z. exper. Med. 121, 287 (1953).
162. Sulman, F. G., and F. Bergmann: J. Obstetr. 60, 123 (1953).
163. Talbot, N. B., A. N. Butler, R. A. Berman, P. M. Rodriguez and E. A. MacLachlan: Amer J. Dis. Child. 65, 364 (1943).

164. Tamura, J.: Brit. J. Exper. Biol. **4**, 81 (1926).
165. Tarrantino, C.: Fol. endocrin. jap. **4**, 197 (1951).
166. Testut, L.: Traité d'Anatomie humaine, Bd. 4, 654 ff. Paris 1901.
167. Tobian, L.: J. Clin. Endocrin. **9**, 319 (1949).
168. Tompsett, S. L., and E. G. Oastler: Glasgow Med. J. **29**, 133 (1948).
169. Tuchmann, H.: C. r. Soc. Biol. (Paris) **122**, 1239 (1936).
170. Uotila, U. Y.: Endocrinology (Springfield, Ill.) **26**, 123 (1940).
171. Venning, E. H.: Endocrinology (Springfield, Ill.) **39**, 203 (1946).
172. Venning, E. H., J. Randall and P. Gyorgy: Endocrinology (Springfield, Ill.) **45**, 430 (1949).
173. Vogt, M.: J. of Physiol. **102**, 239, 341 (1943).
174. Wattenwyl, H. v.: Follikelhormonapplikation und hormonale Tumorentstehung. Basel 1944.
175. Wilson, H., and R. Fairbanks: Federat. Proc. **12**, 291 (1953).
176. Zizine, L.: C. r. Soc. Biol. (Paris) **146**, 910 (1952).

Aus der geburtshilflich-gynäkologischen Abteilung des Evang. Krankenhauses Essen-Werden
(Chefarzt: Prof. Dr. Hoffmann)

Über die Progesteronbildung in der Nebennierenrinde von Feten und von Neugeborenen

Von

Fr. Hoffmann und G. Uhde

Mit 1 Abbildung

Vor kurzem konnte von uns (*3*) im Neugeborenenharn Progesteron mit Hilfe der intrauterinen Modifikation des Corner-Clauberg-Testes nachgewiesen werden. Wir bestätigten damit eine frühere Mitteilung von Philipp (*7*), der mit dem Standardtest in größeren Harnmengen kleinste Mengen von Progesteron nachwies.

Diese Progesteronausscheidung, die wir im späteren Leben weder in der Luteinphase noch in der Schwangerschaft finden, dürfte im wesentlichen auf folgenden zwei Besonderheiten des Progesteronstoffwechsels des Neugeborenen beruhen.

Einmal ist der Progesterongehalt des Nabelschnurblutes sehr hoch. Er beträgt nach den chemischen Analysen von Pearlman u. Thomas (*6*) sowie von Zander und v. Münstermann (*9*) 0,4—0,53 γ/cm^3 Serum und nach unserem biologischen Test 0,125 γ/cm^3 Serum (*4*).

Zweitens ergaben eigene (*4*) vergleichende Untersuchungen des Nabelschnurblutes, daß das aus dem Fet zurückfließende Blut keine oder nur eine unwesentliche Abnahme des Progesteronspiegels gegenüber dem des zufließenden Blutes zeigt. Diese Feststellung kontrastiert mit den Verhältnissen im mütterlichen Kreislauf insofern, als hier nach den Untersuchungen von Klein und Ober (*5*), Zander und v. Münstermann (*9*) und nach eigenen Ergebnissen (*4*) ein Progesteronabfall vom Uterusvenenblut zum peripheren Venenblut im Verhältnis von 1:4—1:6 besteht. Im mütterlichen Organismus ist also das Ausmaß der Progesteroninaktivierung und der Verteilung im Organismus wesentlich höher als beim Feten. Mit dieser Feststellung lassen sich bis zu einem gewissen Grade die Angaben von Zander und Sohlt (*10*), Dibbelt (*1a*) und von Diczfalusy (*1*) in Einklang bringen, daß beim Neugeborenen nach Zufuhr größerer Progesteronmengen keine Pregnandiolausscheidung im Harn erfolgt.

Aus diesen Feststellungen ergibt sich also, daß der Fet zur Zeit seiner Geburt den höchsten bekannten Progesteronspiegel und die geringste Progesteroninaktivierung aufweist. Die Progesteronausscheidung im Neugeborenenharn dürfte daher im Sinne einer überschießenden Ausscheidung aufzufassen sein.

Systematische Untersuchungen der Progesteronausscheidung ergaben nun, daß sie nach einem anfänglich steilen Abfall noch bis über den 10. Lebenstag in allerdings kleinerer Menge nachweisbar bleibt (vgl. Abb. 1). Diese zeitlich lang anhaltende Ausscheidung läßt es fraglich erscheinen, daß es sich ausschließlich um exogen zugeführtes, d. h. aus dem Placentarkreislauf übergegangenes Progesteron handelt. Wissen wir doch, daß — jedenfalls beim Erwachsenen — die

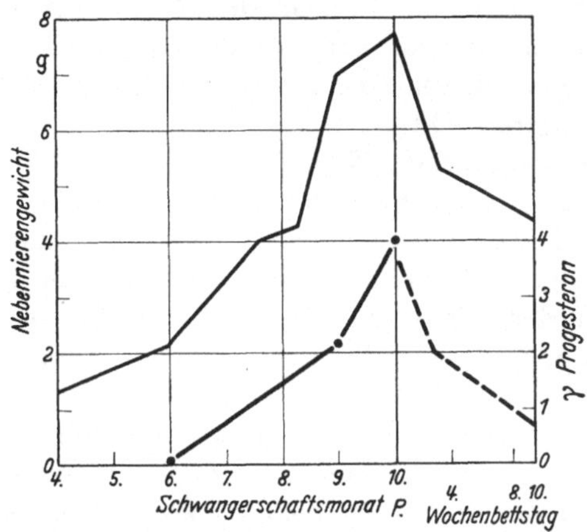

Abb. 1. Die Gewichtskurve der Nebennieren während der Fetalperiode bis zum 10. Wochenbettstag in g
(nach SCAMMON) ————;
Der Progesterongehalt der fetalen Nebennieren bis zur Geburt (γ/Drüsen) ●————●;
Die Progesteronausscheidung im Neugeborenenharn (γ/Tagesausscheidung) - - - - - -

Kastration in der Luteinphase als ein der Abnabelung gewissermaßen vergleichbares hormonales Geschehen die Pregnandiolausscheidung innerhalb von 24 Std. zum Erlöschen bringt.

Es drängt sich damit die Frage auf, ob die anhaltende Progesteronausscheidung auf eine endogene Progesteronbildung beim Neugeborenen zurückzuführen sein könnte. Als solche kommt die Progesteronbildung in der sehr großen fetalen Nebenniere in Frage. In ihr wurde 1947 von uns (2) mit dem intrauterinen CORNER-CLAUBERG-Test und 1953 von ZANDER und SOHLT (10) mit dem FORBES-HOOKER-Test Progesteron nachgewiesen. Nach unseren Analysen findet sich in der Nebennierenrinde von ausgetragenen und unter der Geburt verstorbenen Feten eine Progesteronmenge, die etwa 80% des Progesterongehaltes eines Corpus luteum der Blüte erreicht (s. Abb. 1). Unter Berücksichtigung des geringen Körpergewichtes des Neugeborenen würde also rein rechnerisch bezogen auf die gleiche Gewichtseinheit beim Feten z. Z. der Geburt eine 12—16fach höhere Progesteronbildung als in der Corpus luteum-Phase der Frau erfolgen. Die anfängliche Progesteronbildung in der Nebennierenrinde des Neugeborenen muß also als sehr hoch angesehen werden.

Unter dem Gesichtspunkt, daß die Nebenniere die Quelle der Progesteronausscheidung darstellen würde, fällt auf, daß die von WEHEFRITZ und von SCAMMON (vgl. bei SEITZ [8]) angegebene Kurve der postnatalen Gewichtsreduktion der Nebenniere in den ersten 10 Tagen eine weitgehende Übereinstimmung mit dem Verlauf der abfallenden Progesteronausscheidung zeigt. In der Abb. 1 ist die Kurve des Nebennierengewichtes während der Fetalperiode und der ersten 10 Tage des postnatalen Lebens zusammen mit dem Progesterongehalt der fetalen Nebenniere und dem Verlauf der Progesteronausscheidung nach der Geburt dargestellt.

Um nun die Frage zu klären, ob das im Harn von Neugeborenen ausgeschiedene Progesteron auf das in der Nebennierenrinde gebildete Progesteron zurückzuführen ist oder ob es sich um das aus dem Placentarkreislauf zugeführte Progesteron handelt, haben wir im Moment der Geburt die placentare Progesteronzufuhr durch eine zusätzliche Progesteron-Injektion erhöht und haben anschließend den Einfluß dieser Maßnahme auf den Ablauf der Progesteronausscheidung im Harn untersucht.

Es wurden bei männlichen Neugeborenen 10 mg Progesteron in Urethan gelöst (Lutocyclin i.v.) in die Vene der noch pulsierenden Nabelschnur injiziert. Unmittelbar darauf wurde abgenabelt. Diese zusätzliche Progesteronmenge muß bei dem geringen Blutvolumen des Neugeborenen als eine ziemlich hohe Dosis angesehen werden. Es zeigte sich nun, daß trotzdem innerhalb der nächsten 10 Tage keine Zunahme der Progesteronausscheidung gegenüber der Norm erfolgte.

In einer zweiten Untersuchungsreihe wurden 10 mg Progesteron in öliger Lösung unmittelbar nach der Geburt in zwei intraglutealen Depots injiziert. Bei der Prüfung der Zehntage-Ausscheidung wurde auch jetzt keine Abweichung von der Norm gefunden.

Aus diesen Befunden geht also hervor, daß eine wesentliche Zunahme der exogenen Progesteronzufuhr im Moment der Geburt zu keiner erfaßbaren Erhöhung der Progesteronausscheidung beim Neugeborenen führt, und daß also unter physiologischen Verhältnissen die Menge des aus der Placenta übergegangenen Progesterons keinen oder zumindest keinen wesentlichen Einfluß auf die Dauer und die Größe der Progesteronausscheidung haben kann. Die anhaltende Progesteronausscheidung des Neugeborenen muß vielmehr im Zusammenhang mit der fehlenden oder stark verminderten Progesteroninaktivierung auf die hohe endogene Progesteronbildung in der ersten Phase des postnatalen Lebens zurückgeführt werden, als deren Quelle nur die Nebenniere in Frage kommen kann.

Literatur

1. Diczfalusy, E.: 3. Symposion der Gesellschaft für Endokrinologie, 5. 3. 1955.
1a. Dibbelt: Marburger Symposion 25. 6. 1954.
2. Hoffmann, Fr.: Zbl. Gynäk. 1, 43 (1947).
3. Hoffmann, Fr., u. G. Uhde: Zbl. Gynäk. 1954, 2196.
4. Hoffmann, Fr., u. G. Uhde: Arch. Gynäk. 185, 469 (1955).
5. Klein, I., u. K. G. Ober: Klin. Wschr. 1954, 464
6. Pearlman, W. H., and E. Thomas: Endocrinology (Springfield, Ill.) 52, 590 (1953).
7. Philipp, E.: Zbl. Gynäk. 60, 86 (1936).
8. Seitz, L.: Wachstum, Geschlecht und Fortpflanzung, S. 51. Berlin: J. Springer 1939.
9. Zander, I., u. M. v. Münstermann: Klin. Wschr. 1954, 894.
10. Zander, I., u. K. Sohlt: Klin. Wschr. 1953, 317.

Aus der Universitäts-Frauenklinik Kiel

Die Morphologie
der Neugeborenenovarien toxicotischer Mütter
und ihre Beziehungen zum polycystischen Ovar

Von

H. H. STANGE

Mit 3 Abbildungen

Beim normalen Neugeborenenovar ist die Peripherie der Rindenzone gleichmäßig mit Primordial- und Primärfollikeln angefüllt und nur die tieferen Partien enthalten in der Regel einige wachsende Follikel. Nun ist es aber bekannt, daß der fetale Eierstock bereits in den letzten Schwangerschaftsmonaten unter dem Zeichen funktionellen Geschehens stehen kann. Unsere seit längerer Zeit systematisch durchgeführten Untersuchungen zeigten, daß der Grad der Stimulation variabel ist. Irgendwelche Gesetzmäßigkeiten schienen nicht zu bestehen. Als wir jedoch unser Augenmerk auf die Ovarien von Neugeborenen eklamptischer und toxämischer Mütter richteten, waren wir von den Befunden überrascht. Diese Eierstöcke sind fast ausnahmslos wesentlich größer und von zahlreichen Bläschenfollikeln, Follikeln mit Blutkern sowie cystischen und in bindegewebiger Organisation begriffenen atretischen Follikeln durchsetzt. Weiter fallen starke Gefäßinjektion, eine bereits zu diesem Zeitpunkt ausgebildete Tunica albuginea, Hyperplasie der Zwischenzellen, Armut an Primordialfollikeln sowie eine erhebliche Thekahyperplasie und Luteinisierung auf. In der Nähe des Rete ovarii trifft man größere Hiluszellkomplexe (Abb. 1 u. 2).

Wenn wir dem Gedanken näher treten, daß diese sich praktisch wie bei der jugendlichen Maus im Schwangerentest vollziehende fetale Stimulation durch vermehrte Gonadotropinaktivität zustande kommt, dann kann dieses Hormon nach den eingehenden Untersuchungen von PHILIPP nur aus der Placenta stammen.

In letzter Zeit haben mehrere namhafte Forscher, vor allem LAX, zeigen können, daß bei der Schwangerschaftstoxicose weit die Norm überschreitende Mengen Choriongonadotropins im Harn vorhanden sind. Da das placentäre Proteohormon vornehmlich die Komponente LH enthält, wird auch der hohe Grad der Theka-Hyperplasie und Luteinisierung in diesen Ovarien verständlich. Die gleichzeitig vorhandene FSH-Wirkung in Form der Antrumbildung wird durch die chemische Isolierung dieser Komponente aus dem Choriongonadotropinkomplex (DRESCHER) sowie durch den Nachweis ihrer biologischen Wirksamkeit an hypophysektomierten Ratten (DRESCHER und STANGE) hinreichend erklärt.

Bei der Frage nach dem Schicksal dieser Eierstöcke drängt sich die Vorstellung auf, daß dieses bereits im fetalen Leben durch überstürzte Entwicklungsbildung geschädigte Ovar den Anforderungen, welche die Geschlechtsreife mit den verschiedenen hormonalen Impulsen stellt, je nach Grad der Schädigung nicht oder nur z. T. gewachsen ist. So wäre denkbar, daß es auf dem Boden einer

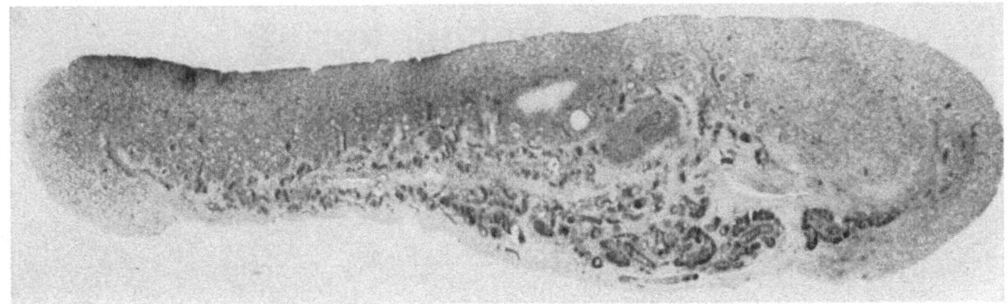

Abb. 1. Normales Neugeborenenovar

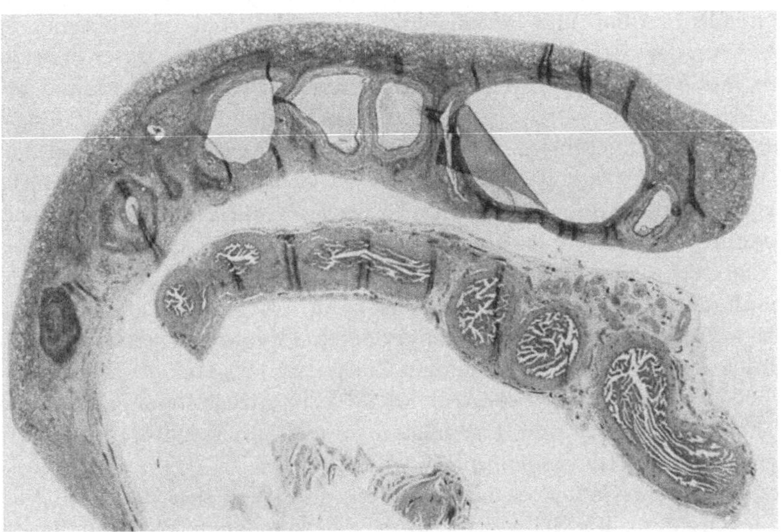

Abb. 2. Neugeborenenovar bei Präeklampsie der Mutter

sekundären Korrelationsstörung zwischen Ovar und Hypophysenvorderlappen zu einer vorzeitigen oder frühzeitigen Erschöpfung kommt. Nun finden wir in den erst kürzlich von Philipp und Stange eingehend beschriebenen großen grauen oder polycystischen Ovarien (Stein-Leventhal-Syndrom) jüngerer Frauen gewissermaßen ein Ebenbild (Abb. 3).

Die funktionellen Störungen dieses Syndroms äußern sich in primärer oder sekundärer Amenorrhoe, in Oligomenorrhoe oder rezidivierender Dauerblutung. Darüber hinaus sind in der Regel Unterentwicklung des Genitale, Sterilität, Störungen der Vita sexualis sowie des Oestrogen-Androgengleichgewichtes vorhanden. Interessanterweise gehen die anatomischen Veränderungen der Ovarien in ihrem Ausmaß weitgehend mit der Symptomatologie parallel. Es

ist der Hinweis von Bedeutung, daß es sich bei unseren Probandinnen mit polycystischen Ovarien meistens um das erste oder einzige Kind handelt. Zahlreiche
Mütter der Patienten gaben an, in der betreffenden Schwangerschaft wegen
einer Toxikose behandelt worden zu sein. Vieles deutet also darauf hin, daß die
durch placentare Dysregulation bedingte fetale Stimulation den Boden für das
Zustandekommen polycystischer Ovarien geschlechtsreifer Frauen vorbereitet.

Das STEIN-LEVENTHAL-Syndrom wäre demnach eine hormonale Fehlbildung.

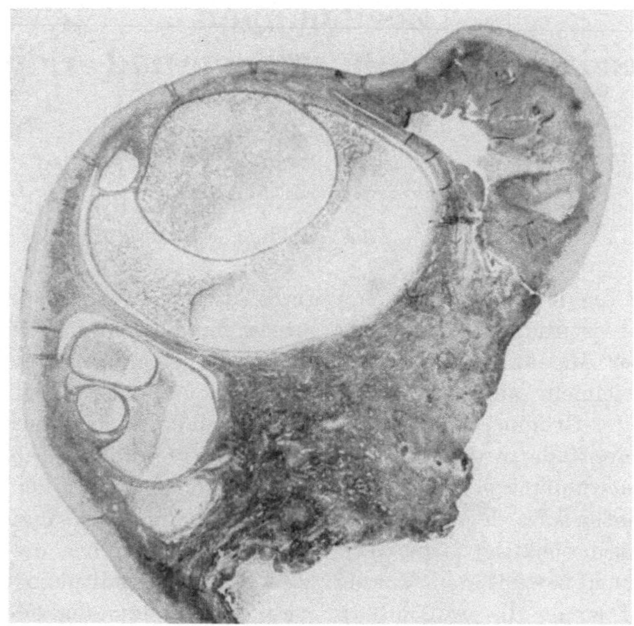

Abb. 3. Polycystisches Ovar (Keilexcision)

Diskussion

A. JORES (Hamburg-Eppendorf):

Ich hätte noch die Frage, Herr STANGE: Wie sieht das eigentlich quantitativ aus mit der
vermehrten Gonadotropin-Ausscheidung bei Schwangerschaftstoxicosen? Ist es in allen
Fällen vorhanden?

H.-H. STANGE (Kiel):

Die Gonadotropinausscheidung ist nicht in allen Fällen erhöht.

A. JORES (Hamburg-Eppendorf):

Und wie sieht das quantitativ aus? Kann man darüber etwa aussagen?

H. STANGE (Kiel):

LAX hat auf dem Kongreß in München zeigen können, daß in über 75% aller Fälle die
Ausscheidung des Choriongonadotropins bei allen Toxikosen vermehrt ist.

A. PRADER (Zürich):

Darf ich fragen, Herr STANGE: Haben Sie etwas Besonderes an den Nebennieren beobachtet?

H.-H. STANGE (Kiel):

Die Nebennieren habe ich nicht untersucht.

Aus dem Physiologisch-chemischen Institut der Universität Bonn/Rhein
(Direktor: Prof. Dr. Dr. W. DIRSCHERL)

Beziehungen
zwischen Steroidhormonen und Aldolase

Von

W. DIRSCHERL und H. SCHRIEFERS

(Vorgetragen von H. SCHRIEFERS)

Mit 1 Abbildung

Die Frage, die die Arbeitsrichtung unseres Institutes seit Jahren kennzeichnet und bestimmt, ist die nach der Wirkungsweise der Steroidhormone (DIRSCHERL, 1954a). Unser Augenmerk ist dabei weniger auf die morphologischen Erscheinungen als vielmehr auf ihre stoffwechselphysiologischen Ursachen gerichtet. Das ist einer der Gründe, weshalb wir zu den Sexualhormonen auch die Hormone der Nebennierenrinde in den Kreis unserer Untersuchungen einbezogen haben.

Dieser Fragestellung gemäß haben wir uns in einer Reihe von Arbeiten auch mit der Beeinflussung der Glykolyse durch Sexualhormone und Nebennierenrindenhormone beschäftigt (DIRSCHERL, 1954b). Dabei gaben wir zunächst dem in vitro-Versuch bewußt den Vorzug, weil er die Verhältnisse übersichtlicher gestaltet und somit die Auffindung etwaiger Gesetzmäßigkeiten erleichtert, deren Anwendbarkeit auf das Geschehen in vivo heute zu einem unserer Hauptdiskussionsgegenstände geworden ist.

Die Frage nach dem Angriffspunkt der Hormone in der Fermentkette der Glykolyse erhebt sich nun, und es lag nahe, zunächst die Aldolase zu untersuchen, die auf Grund ihrer bemerkenswert kleinen Wechselzahl als das sozusagen langsamste Ferment der Glykolyse gilt und unter diesem Gesichtspunkt als das geschwindigkeitsbestimmende angesehen werden könnte. Die Aldolase katalysiert im Verlauf der Glykolyse die Spaltung von Fructose-1,6-diphosphorsäure in zwei Moleküle Triosephosphat. Die Reaktion ist eine echte Gleichgewichtsreaktion, deren zeitlichen Verlauf wir mit und ohne Zusatz von Hormonen nach einer von DOUNCE und BEYER (1948) angegebenen Methode gemessen haben. Es wird dabei der weitere Abbau von Triosephosphat durch Jodessigsäure gehemmt, und die sich dadurch anhäufenden Trioseester führt man mit konzentrierter Schwefelsäure in Acetaldehyd über, den man nach BARKER und SUMMERSON (1941) colorimetrisch bestimmt.

Am Acetontrockenpräparat aus Kaninchenmuskulatur und an kristallisierter Aldolase wurden geprüft: von den Corticosteroiden Desoxycorticosteron und Cortison, von den Androgenen Testosteron, den Oestrogenen Oestron und Diäthylstilboestrol. Oestron war unwirksam, während die übrigen Steroide die Aldolasereaktion, wenn auch in unterschiedlichen Graden, hemmten. Es ist wichtig festzustellen, daß dieses Ergebnis sowohl mit den noch rohen Acetontrockenpräparaten als auch mit kristallisiertem Ferment erhalten wurde, ein Ergebnis, das den Angriffspunkt des Hormons am Fermentmolekül suchen läßt, will man nicht annehmen, daß selbst das kristallisierte Ferment noch geringste Mengen wirksamer Begleitstoffe enthält.

Bei Prüfung der Abhängigkeit der Hormonwirkung von Ferment-, Hormon- und Substratkonzentration treten folgende Zusammenhänge zutage:

Bei konstanter Substrat- und Hormonkonzentration nimmt mit steigender Fermentkonzentration die Hemmung nach der in Abb. 1 dargestellten Verlaufsform ab.

Bei konstanter Substrat- und Fermentkonzentration nimmt der Grad der Hemmung mit steigender Hormonkonzentration zu.

Beide Ergebnisse stehen miteinander unmittelbar im Zusammenhang; denn offensichtlich ist das Ausmaß der Hormonwirkung abhängig vom quantitativen Verhältnis Ferment:Hormon. Mit der Verschiebung dieser Relation zugunsten des Hormons muß dessen Wirkung zunehmen und umgekehrt. Die Bedeutung dieser Relation wird noch besonders unterstrichen, wenn wir feststellen, daß man die Fermentkonzentration nur genügend klein zu wählen braucht, um auch noch mit Hormondosen von 1 und 10 γ/ml, die den physiologischen Konzentrationen schon näher kommen, meßbare Effekte zu erzielen.

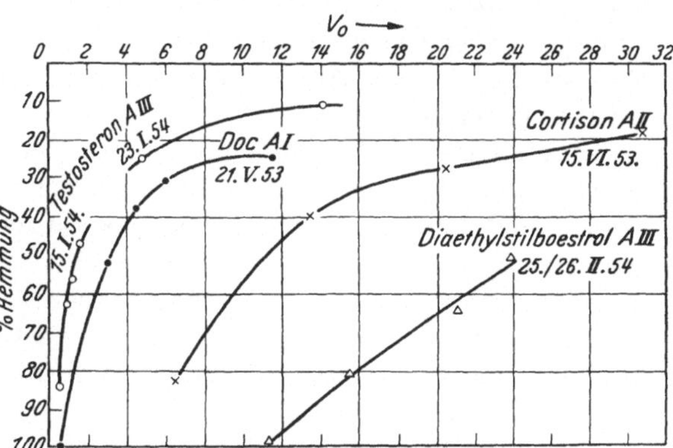

Abb. 1. *Abhängigkeit der Hormonwirkung auf die Aldolaseaktivität von der Initialgeschwindigkeit Vo.* Acetontrockenpräparate A I—III, Na_2HPO_4/HCl-Puffer p_H 7,2. Endkonzentrationen: an Fructose-1,6-diphosphat 10^{-3} m, an Phosphat $9 \cdot 10^{-2}$ m, an Hormon 100 γ/ml. 37°. $Vo = \gamma$ Triosephosphat/ml/min

Arbeitet man unter den Bedingungen konstanter Hormon- und Fermentkonzentrationen, variiert aber die Menge des Substratzusatzes, so bleibt im untersuchten Substratkonzentrationsbereich die Hemmungsgröße unverändert. Wir konnten diese Beobachtungen mit DOC sowohl als auch mit Testosteron, an Acetontrockenpräparaten wie auch am kristallisierten Ferment machen.

Ohne zunächst auf eine nähere kinetische Untersuchung einzugehen, läßt die Unabhängigkeit des Hemmungsgrades von der Substratkonzentration an das Vorliegen einer nicht-kompetitiven Hemmung denken, an einen Mechanismus also, bei dem im Gegensatz zur kompetitiven Hemmung, wo Substrat und Steroidinhibitor um den Platz an der Substrathaftstelle des Fermentmoleküls konkurrieren, der Inhibitor an einer anderen Stelle angreift. Bei Anwendung der zur Analyse kompetitiver und nichtkompetitiver Hemmungen gebräuchlichen Verfahren zeigte es sich, daß unsere Meßergebnisse den mathematischen Formulierungen der nicht-kompetitiven Hemmung entsprechen. Es läßt sich eine Dissoziationskonstante für den Ferment-Inhibitor-Komplex definieren, wie eine solche auch angegeben wurde von Aldman, Diczfalusy, Högberg und Rosenberg (1951) für die nicht-kompetitive Hemmung der alkalischen Nierenphosphatase durch Oestradioldiphosphat.

Eine Erscheinung verdient noch besonders hervorgehoben zu werden: Wir beobachteten eine mit der Alterung des Präparates einhergehende Abnahme seiner Hemmbarkeit, wobei die Grundaktivität sich nicht änderte. Die Erscheinung läßt sich unseres Erachtens nur so deuten, daß mit der Lagerung des Präparates seine Substratbindungsfähigkeit erhalten bleibt, jedoch sein Vermögen, Steroid zu binden, mit der Zeit verlorengeht. Daraus folgt auch, daß die von uns errechneten Dissoziationskonstanten nur eingeschränkt Geltung haben können; ihre Aussagen bezüglich der Affinität des Inhibitors zum Ferment können nur unter Berücksichtigung des Alters des Präparates und der jeweiligen Fermentkonzentration verwertet werden.

Unsere Untersuchungen dehnten wir in der Folgezeit auch auf Organhomogenate von Maus und Ratte aus. Versuche wurden ausgeführt mit Muskulatur, Uterus, Gehirn und Leber und die Homogenatkonzentration wurde so gewählt, daß ihre Aldolaseaktivitäten sich in dem Bereich hielten, in dem wir, unseren Ergebnissen an rohen und reinen Fermentpräparaten zufolge, Wirkungen bei Zusatz von Steroidhormonen erwarten konnten. Das Ergebnis war zunächst überraschend; die zugesetzten Hormone waren alle wirkungslos, selbst in Konzentrationen von 200 γ/ml und mehr.

Hier drängt sich die Annahme einer Ablenkung des Hormons vom Fermenteiweiß durch die im Vergleich zu den Fermentpräparaten in ungleich größerer Menge anwesenden Begleitstoffe auf und damit dürfte auch feststehen, daß die Affinität der Steroidhormone zum Aldolaseeiweiß keine spezifische ist.

Wir greifen nun die eingangs gestellte Frage nach dem Angriffspunkt der Steroidhormone in der glykolytischen Fermentkette nochmals auf. Wenn wir bisher festgestellt haben, daß die Aldolase, das vielleicht geschwindigkeitsbestimmende Ferment der Glykolyse, prinzipiell durch Steroide beeinflußbar ist, dann ist jetzt über die Versuche zu sprechen, die an überlebenden Uterusschnitten von Ratten unter gleichzeitiger Messung von Glykolyse und Aldolaseaktivität mit und ohne Zusatz von Desoxycorticosteron, Testosteron und β-Oestradiol in Konzentrationen von 1—100 γ/ml vorgenommen wurden. Die Untersuchung der Glykolyse wurde von Herrn Dr. Breuer durchgeführt.

Zunächst die Ergebnisse, die am Uterusschnitt normaler, geschlechtsreifer Ratten erhalten wurden:

DOC und Testosteron hemmten die Glykolyse, und zwar zunehmend mit steigender Hormonkonzentration, unabhängig vom Glykolysequotienten. Die gleichen Hormone beeinflußten in Konzentrationen von 25—100 γ/ml die Aldolaseaktivität in nivellierender Weise (Tab. 1): vorwiegend Aktivierung bei niedrigen Grundaldolaseaktivitäten, vorwiegend Hemmung bei höheren Grundaldolaseaktivitäten. Eine solche nivellierende Wirkung der Steroidhormone ist von Dirscherl u. Mitarb. (Dirscherl, 1954a) mehrfach beschrieben worden. Die von uns an Uterusschnitten normaler Ratten erhaltenen Ergebnisse, hinsichtlich der Abhängigkeit der Wirkungsrichtung der Hormone von der Höhe der Grundaldolaseaktivität finden ihre Bestätigung am Uterusschnitt des kastrierten Tieres. Hier war die Fermentaktivität auf etwa ein Zehntel der mittleren Aktivität normaler Tiere abgesunken, und Desoxycorticosteron und Testosteron wirkten in Konzentrationen ab 10 γ aufwärts im Sinne einer Aktivierung (Tab. 1), während die Glykolyse, deren Quotient auch nach Kastration unverändert geblieben war, nach wie vor gehemmt wurde.

Vom β-Oestradiol ist zu sagen, daß es auf Glykolyse und Aldolase nur vereinzelt schwache Wirkungen ausübte, meist sogar wirkungslos war.

Tabelle 1. *Einwirkung von zugesetztem Desoxycorticosteron und Testosteron (25—100 γ/ml) auf die Aldolaseaktivität des Uterus normaler und kastrierter Ratten in vitro*
Aldolaseaktivität: γ Triosephosphat/mg Trockengewicht / 60 min / 10 ml. 37°

| | Aldolase-aktivität | Zahl der Versuche | | | | | |
| | | Desoxycorticosteron | | | Testosteron | | |
		Akti-vierung	Hemmung	keine Wirkung	Akti-vierung	Hemmung	keine Wirkung
Normale	47—98	8	0	2	4	0	4
	101—445	1	6	2	1	5	6
Kastraten	11—20	3	0	3	5	0	2

Tabelle 2. *Verhalten von anaerober Glykolyse und Aldolaseaktivität des Uterus kastrierter Ratten*
a) Unbehandelt.
b) 24 Std. nach einmaliger Injektion von 5 γ β-Oestradiol.
In Klammern: Anzahl der Tiere. Aldolaseaktivität s. Tab. 1

	Mittleres Uterus-trockengewicht in mg	σ	Mittlerer $Q_M^{N_2}$	σ	Mittlere Aldolaseaktivität	σ
a	13,6 (8)	4,45	6,6 (4)	2,58	7,0 (4)	0,72
b	18,8 (10)	2,14	8,2 (5)	0,66	38,2 (5)	20,5

Es ist nun noch auf die in vivo-Versuche einzugehen (Tab. 2). Wir verglichen Glykolysequotienten und Aldolaseaktivitäten zweier Kollektive kastrierter Ratten, von denen die Tiere des einen Kollektivs 24 Std. vor der Tötung 5 γ β-Oestradiol je Tier erhalten hatten. Der Glykolysequotient war unbeeinflußt, die Aldolaseaktivität jedoch im Mittel auf das 5fache angestiegen.

Fassen wir zusammen, so sind diese Ergebnisse vor allen herauszuheben: Für die Beeinflussung der Glykolyse von Uterusschnitten in vitro unter Zusatz von Desoxycorticosteron und Testosteron fällt als allein maßgeblicher Angriffspunkt die Aldolase außer Betracht. Denn die nivellierende Wirkung dieser Hormone auf die Aldolaseaktivität findet in der einseitig hemmenden Wirkung auf die Glykolyse keine Entsprechung.

Die Aldolase liegt im Uterus der normalen Ratte, ja selbst des kastrierten Tieres, in so großem Überschuß vor, daß ihre durch Zusatz von Desoxycorticosteron und Testosteron bedingte Aktivitätsminderung oder -steigerung sich auf den Glykolysequotienten nicht entsprechend auszuwirken vermag.

Dazu verdient noch dies festgehalten zu werden: Der sehr schwachen Wirkung von β-Oestradiol auf die Aldolase von Uterusschnitten in vitro steht die gute aktivitätssteigernde Wirkung in vivo gegenüber. Diese Aktivierung dürfte sehr wahrscheinlich nicht durch eine direkte Beeinflussung der Fermentwirkung, sondern der Fermentbildung zustande kommen. Dabei bleibt auch hier die Glykolyse unbeeinflußt.

Literatur

Aldman, B., E. Diczfalusy, B. Högberg and T. Rosenberg: Biochemic. J. **49**, 218 (1951).

Barker, S. B., and W. H. Summerson: J. of Biol. Chem. **138**, 535 (1941).

Dirscherl, W.: (a) Über die Wirkungsweise der Steroidhormone. 5. Colloquium der Ges. für Physiol. Chem. in Mosbach, S. 162. Berlin-Göttingen-Heidelberg: Springer-Verlag 1954.

— (b) Gewebestoffwechsel und Steroidhormone. 2. Tagung der Dtsch. Ges. f. Endokrinologie in Goslar. Berlin-Göttingen-Heidelberg: Springer-Verlag 1954.

Dounce, A. L., and G. T. Beyer: J. of Biol. Chem. **173**, 159 (1948).

II. Medizinische Universitätsklinik München
(Direktor: Prof. Dr. Dr. G. BODECHTEL)

Experimentell erzeugte Vergrößerung der Langerhansschen Inseln beim Meerschweinchen

Von

HELMUT MASKE

Im Verlauf von Versuchen über den experimentellen Diabetes beim Meer schweinchen untersuchten wir auch den Steroiddiabetes. Es wurde u. a. versucht mit Hilfe von längerdauernden Cortisongaben bei dieser Tierart einen Diabetes zu erzeugen. Über die Stoffwechselvorgänge, die an der Entstehung eines Steroiddiabetes beteiligt sind, ist in der Literatur wenig zu finden. Nachgewiesen wurde bei Cortison-behandelten Tieren mit Sicherheit eine vermehrte Gluconeogenese, vor allem aus Eiweiß anhand der vermehrten Stickstoffausscheidung im Harn. Gefunden wurde weiter eine Zuckerverwertungsstörung und eine herabgesetzte Insulinempfindlichkeit. Über die Angriffspunkte des Cortisons finden sich in der Literatur zwar eine Reihe von Angaben, diese sind jedoch nicht einheitlich und bis heute auch nicht überzeugend (*1, 2, 5*).

Etwa 500 g schwere Meerschweinchen erhielten zunächst 2—5 mg Cortison täglich. Die Dosis wurde etwa alle 2—3 Tage bis auf 20 bzw. 50 mg täglich gesteigert. Während dieser Zeit war der Blutzucker bei den untersuchten Tieren bis auf Werte um 200 mg-% angestiegen. Die gesamte Behandlungsdauer betrug durchschnittlich 2—3 Wochen. Wenige Tage nach dem Absetzen des Cortisons fielen die Blutzucker wieder auf normale Werte. Während das Blutzuckerverhalten nach Cortison auch von anderen Tierarten bekannt ist, fanden wir überraschenderweise Neubildungen von Inseln und eine erhebliche Vermehrung des Inselgewebes. Auf die Neubildung schließen wir aus dem vermehrten Vorkommen von kleinsten Inseln mit 2—3 und mehr Inselzellen. Die Vermehrung des Inselvolumens konnte mit Hilfe eines Integrationsoculars objektiviert werden. In Pankreasschnitten normaler Meerschweinchen fanden wir zwischen 0,87 und 1,36% Inselgewebe, in den Drüsen Cortison-behandelter Tiere betrug der Inselanteil dagegen bis zu 9%. Dabei handelt es sich um Minimalwerte, wenn man berücksichtigt, daß die Schnittflächen der Inseln nicht immer den größten Durchmesser betreffen, sondern daß der größte Durchmesser im allgemeinen größer angenommen werden muß, als die ausgemessenen Flächen. Dabei betrug der Anteil der A-Zellen 11—16% gegenüber 20% bei normalen Tieren (nach FERNER). Die A-Zellen liegen also an der unteren Grenze der Norm bzw. darunter.

Eine Vermehrung des Inselgewebes wurde bereits von HAUSBERGER u. a. beschrieben (*4*). Es wurden jedoch keine Messungen durchgeführt, und es wurden auch keine Neubildungen von Inseln beobachtet.

Nachdem von HAIST u. Mitarb. festgestellt wurde, daß die Inseln unter den Bedingungen des Steroiddiabetes zunächst eine vermehrte Aktivität zeigen (*3*), muß man die eben beschriebenen Veränderungen nicht nur als eine anatomische, sondern auch als eine funktionelle Hypertrophie der Inselzellen bezeichnen. Wir kennen eine ähnliche Reaktion der Inseln nach der teilweisen Pankreatektomie und bei der Embryopathia diabetica. Damit erscheint eine unmittelbare negative Wirkung des Cortisons auf die LANGERHANSschen Inseln so gut wie ausgeschlossen. Man muß vielmehr annehmen, daß durch die antagonistische Stoffwechselwirkung eine vermehrte Insulinproduktion notwendig wird, die in der anatomischen Veränderung ihren Ausdruck findet.

Literatur

1. CONN, J. W.: The Effects of Adrenal Cortical Steroids on Carbohydrate Metabolism. Experimental Diabetes. Oxford: Blackwell Scientific Publications 1954.
2. DIRSCHERL, W.: Über die Wirkungsweise der Steroidhormone. 5. Colloquium der Ges. physiol. Chem. Moosbach 1954. Berlin-Göttingen-Heidelberg: Springer-Verlag 1955.
3. HAIST, R. E.: Amer. J. Med. 7, 585 (1949).
4. HAUSBERGER, F. X., and A. J. RAMSAY: Endocrinology (Springfield, Ill) 53, 423 (1953).
5. LONG, C. N. H.: The Endocrine Regulation of Carbohydrate Metabolism. Proc. of the Symposion on Diabetes, New York Diab. Assoc., Okt. 1953. Edit. Nat. Vit. Found. Inc., 15 East 58th Street New York 22, N. Y., 1954.

Diskussion

H. FERNER (Hamburg):

Noch eindrucksvoller als die Inselvergrößerung, die jeweils schwer zu beurteilen ist, ist für mich die aus den Bildern ersichtliche Vergrößerung der B-Zellen überhaupt, und die doch relativ starke Entgranulierung dieser B-Zellen. Beides spricht für eine große Aktivität der C-Zellen und die Ausschüttung von Insulin, soweit wir Morphologen also Kriterien haben. Ich möchte Herrn MASKE bei seiner Deutung zustimmen.

J. BIERICH (Hamburg-Eppendorf):

Ich habe die Gründe von Herrn MASKE nicht ganz verstanden. Nehmen Sie einen peripheren Antagonismus des Insulins mit dem Steroid an?

H. MASKE (München):

Ich habe mich vielleicht nicht ganz richtig ausgedrückt. Es ist doch so, daß durch Cortison die Insulinempfindlichkeit herabgesetzt wird, und daß allein dadurch vom Organismus mehr Insulin benötigt wird als normalerweise. Ich weiß allerdings nicht, ob die Blutzuckersteigerung allein ausreicht, um die vermehrte Insulinausschüttung hervorzurufen. Vielleicht ist es zu früh, darüber zu diskutieren.

A. JORES (Hamburg-Eppendorf):

Darf ich Herrn MASKE auch einmal fragen: Haben Sie die Tiere längere Zeit überleben lassen? Dann sollte man ja eigentlich annehmen, daß sie hypoglykämisch werden.

H. MASKE (München):

Ich habe sie nicht länger als einen Monat überleben lassen. Wir haben bei den Meerschweinchen laufend Blutzuckerbestimmungen gemacht. Aber wenn man nur einen Blutzucker am Tage macht, dann sieht man nicht immer gerade extreme Blutzuckerschwankungen.

A. Jores (Hamburg-Eppendorf):

Ja, natürlich.

J. Kracht (Hamburg):

Ich habe in Goslar schon über ähnliche Befunde beim Steroiddiabetes der Ratte berichtet und ähnliche histologische Bilder zeigen können. Typisch ist die Vergrößerung der B-Zellen, wobei Kern und Cytoplasma beteiligt sind, eine Entgranulierung, vermehrte Mitosen und Inselhyperämie.

Als Ergänzung darf ich Ihnen eine Tabelle zeigen über weitere Untersuchungen zur Frage der hormonalen Beeinflußbarkeit des Inselzellsystems (Tab.). Man sieht, daß die B-Zellen dem regulierenden Einfluß der Nebennierenrinde unterliegen, wie die Befunde nach Adrenalektomie, ACTH und Cortisongaben zeigen. Nach DOCA verändern sich die B-Zellen wie nach Cortisonzufuhr, auffallend ist außerdem eine ungewöhnlich starke Stimulierung der A-Zellen, die in gleicher Weise nur noch mit Insulin und Adrenalin erreicht wird. Zum Mechanismus kann ich nichts sagen, es wird hiermit aber die Frage der Glucocorticoidwirkung der Mineralcorticoide berührt.

Tabelle 1. *Größenverhältnisse von A- und B-Zellkernen im Inselapparat der Ratte*
0 = Normalzustand; + = Kernschwellung; — = Kernatrophie

	A	B
ACTH	0	+ +
STH	0	+
TSH	(+)	+
Hypophysektomie, kurz . .	—	0
Hypophysektomie, lang . .	—	—
Adrenalektomie beidseitig .	0	—
Adrenalektomie, halbseitig	0	+
Teilpankreatektomie . . .	0	+
Cortison	0	+ +
Doca	+ +	+ +
Insulin, kurz	+ +	+ +
Insulin, lang	+ +	—
Glucagon	—	+
Adrenalin	+	+
Alloxan	+ oder 0	(+)

H. Maske (München):

Ich wollte Herrn Kracht noch fragen, ob er dabei die A- und B-Zellen gezählt und gegeneinander aufgegliedert hat, und ob er die Größe der Inseln gemessen hat.

J. Kracht (Hamburg):

Nein, meinen Ergebnissen liegen im wesentlichen karyometrische Befunde zugrunde.

H. Maske (München):

Und zu welchem Zeitpunkt haben Sie die verschiedenen Substanzen ausgetestet?

J. Kracht (Hamburg):

Die Inselzellveränderungen nach Cortison sind bereits nach 10 Tagen deutlich und steigern sich weiter. Wird dann abgesetzt und die Tiere im variierenden Abstand getötet, so ist man über die Persistenz der Veränderungen erstaunt. Nach dem Absetzen von Cortison habe ich noch nach 6 Wochen deutliche Aktivierung der B-Zellen nachweisen können.

H. Maske (München):

Der Blutzucker war wahrscheinlich schon wieder normal?

J. Kracht (Hamburg):

Der Blutzucker hatte sich schon längst wieder normalisiert.